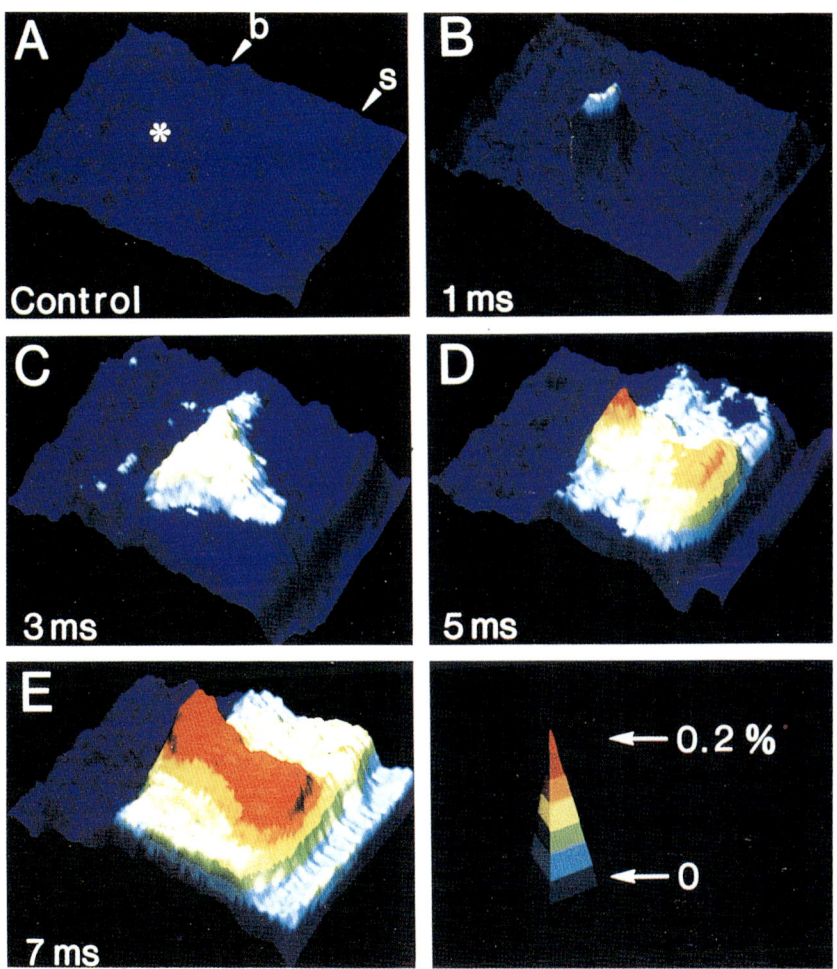

口絵1 光学的記録でとらえられた大脳皮質視覚野の興奮伝播(Toyama *et al.*, 1996)〔p.104〕
A〜E：白質刺激(星印)によりひき起こされた視覚野の興奮の time-lapse image.
各図に示された数値は白質刺激後の時間を示す．白質刺激により生じたインパルスが4層，2/3層，5層，6層に伝えられる．sは視覚野の表面，bは視覚野と白質の境界を示す．

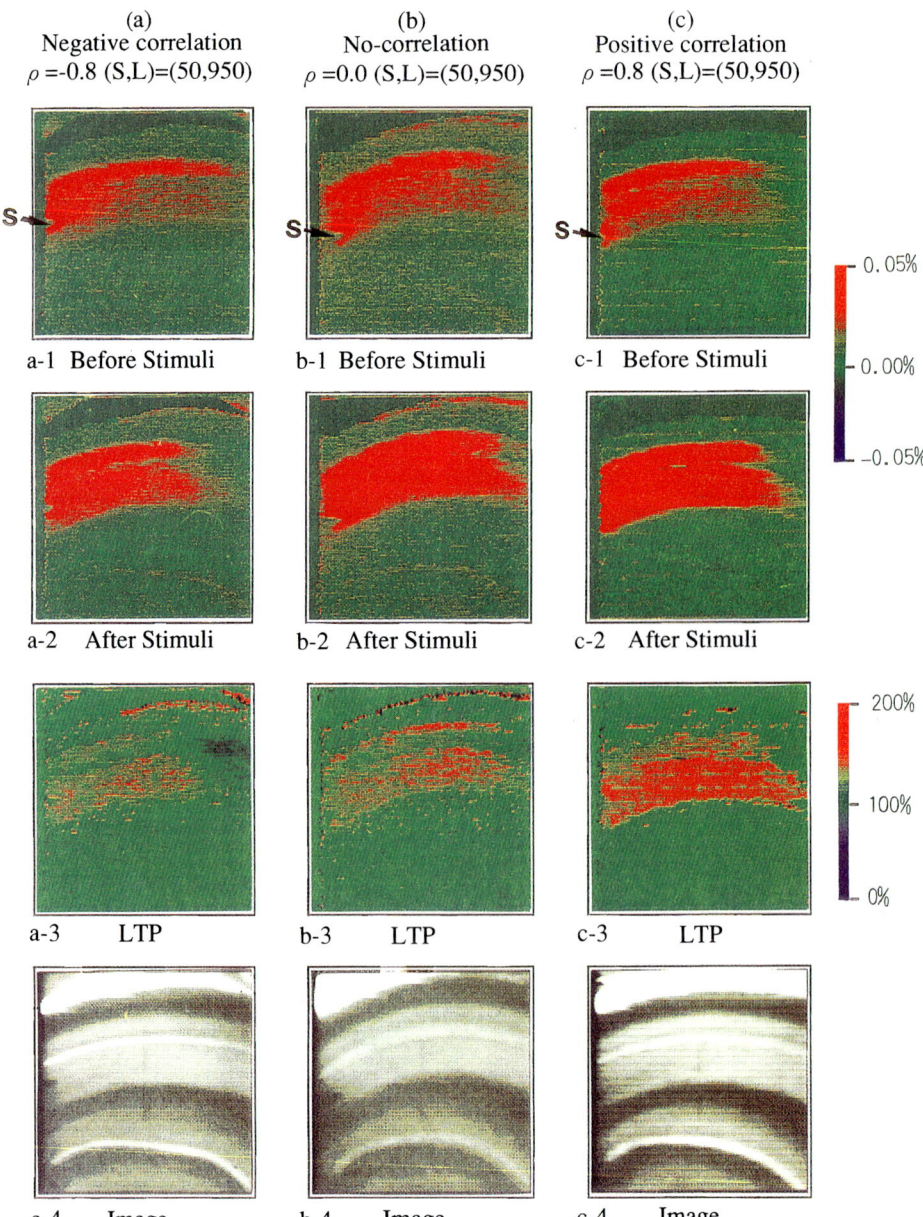

口絵2 三つの典型的なマルコフ刺激で誘導される LTP のオプティカルレコーディング結果〔p.114〕
図中の S → は刺激位置を示す．列 (a)：負の相関，列 (b)：無相関，列 (c)：正の相関に対する 1 行目はコントロール刺激の応答，2 行目は刺激後のテスト刺激の応答，3 行目は LTP，4 行目は海馬 CA1 領域の層構造写真をそれぞれ示してある．

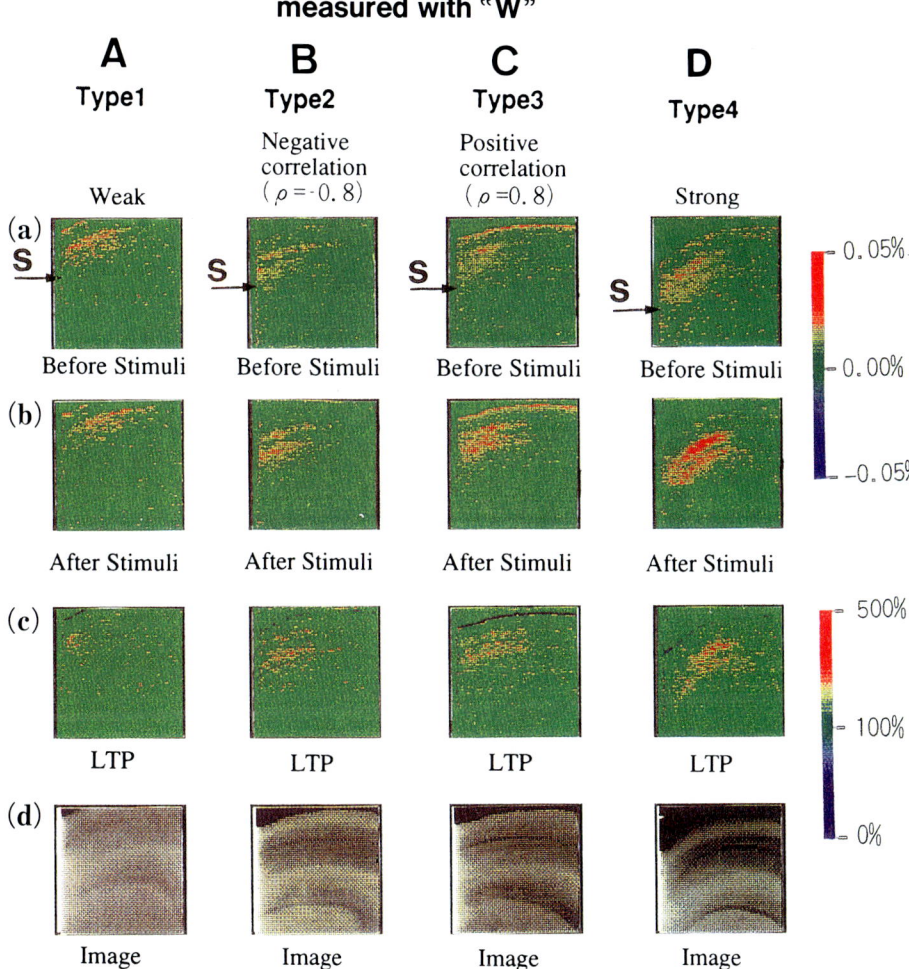

口絵3 四つの時空間刺激(A〜D)によって誘導された長期増強(LTP)のオプティカルレコーデング〔p. 118〕
テスト刺激 W を用いて計測された W 刺激領域の LTP のみを示す．
図中の S → は刺激位置を示す．
(a) 刺激前のテスト刺激 W に対する応答
(b) 刺激後のテスト刺激 W に対する応答
(c) LTP(刺激前と後の％変化)の空間分布
(d) CCD カメラによる海馬 CA1 領域の層構造写真
赤は強い LTP，青は強い LTD を示している．

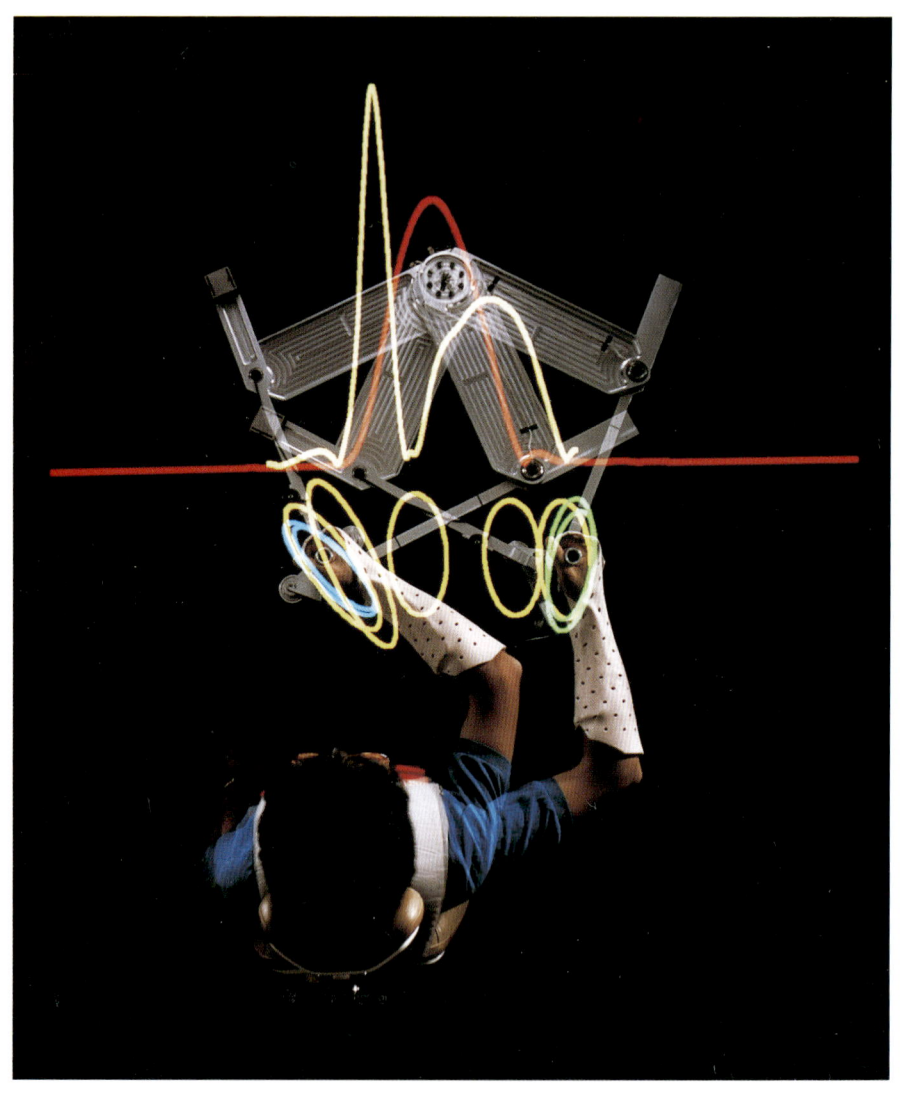

口絵 4 運動中の剛腕性を計測し，それに基づいて仮想軌道を推定する実験の様子〔p. 261〕
運動の始点と終点における腕とマニピュランダムの姿勢を二重写しにしている．楕円は中心に手先があったときの剛性楕円体を示しており，黄色が運動中，青が開始前，緑が終了後を示す．赤は実際の軌道の接線方向の速度，黄色は仮想軌道の接線方向の速度を示す．

執筆者

外山敬介	京都府立医科大学・教授
櫻井芳雄	京都大学大学院文学研究科・教授
坂上雅道	玉川大学学術研究所脳科学研究施設・教授
甘利俊一	理化学研究所国際フロンティア・グループディレクター
村田 昇	理化学研究所国際フロンティア・研究員
Klaus R. Müller	GMD First, Senior Researcher
森田昌彦	筑波大学機能工学系・助教授
塚田 稔	玉川大学脳科学研究施設（工学部）・教授
平野丈夫	京都大学大学院理学研究科・教授
黒谷 亨	京都府立医科大学・講師
山本亘彦	大阪大学基礎工学部・助教授
合原一幸	東京大学工学部・助教授
安達雅春	東京電機大学工学部・助教授
酒田英夫	日本大学医学部・教授
田中啓治	理化学研究所・主任研究員
三上章允	京都大学霊長類研究所・教授
乾 敏郎	京都大学大学院文学研究科・教授
杉江 昇	名城大学理工学部・教授
彦坂興秀	順天堂大学医学部・教授
丹治 順	東北大学医学部・教授
木村 實	大阪大学健康体育部・教授
川人光男	㈱エイ・ティ・アール人間情報通信研究所・室長
笠井 健	大阪大学健康体育部・教授

（執筆順）

脳と計算論

外山敬介 編
杉江　昇

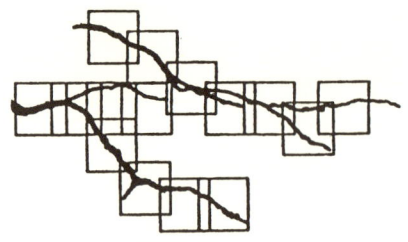

朝倉書店

はじめに

　認知，記憶，思考，意志，行動などの脳の高次機能は人文科学の研究対象であり，自然科学ではアプローチできない領域とされてきた．しかしながら，この10年の間に脳研究の新しい手法や方法論が次々と開発され，脳の自然科学的研究は急速に進展し，高次脳機能に迫ろうとしている．実験的神経科学については，遺伝子と学習の相互作用の理解が進み，大脳皮質，海馬，小脳のさまざまな領野の認知・記憶・運動制御の情報処理の基本様式が明らかにされるなど，要素とシステムの両面で大きな進歩があった．さらに特筆すべきこととして，脳の計算論的神経科学の研究の進展が挙げられる．人工知能と心理学の学際分野として生まれた認知科学により，認知，記憶，言語，思考，意志決定の情報論的構造が明らかにされつつあり，これらの機能の獲得機構が神経回路の学習理論として研究されている．さらに，二つの学問分野を統合して脳を理解しようとする試みがすでに世界各国で始まっている．

　このような学問的雰囲気を背景として，平成5年から7年度にかけて実施された文部省重点領域研究では，日本を代表する脳の実験と理論の研究者が脳のシステム的理解を目指し，スパースコーディング（表現），コバリアンス学習，認知の順逆変換，運動制御の順逆変換などの四つの作業仮説を中心にして共同研究を行った．遺伝子工学，光学的神経活動記録法，高度な知的作業課題による脳活動解析など，最新の実験技術を駆使した実験的研究と深い洞察に基づく理論的研究の成果がそれぞれの編に鏤められている．

　脳の情報表現については，一つの細胞が一つの情報を表現するとする"おばあさん"細胞説と多数の細胞の活動パターンが情報を表現するとするアンサンブル表現説の論争があったが，現在では，比較的少数の細胞で情報を表すスパース表現が最も効率的な情報表現形式であることが理論的に示されている．これが脳でも使われ，そのための神経回路が学習によりつくられることを示す実験と理論が，それぞれ，スパース表現とコバリアンス学習の編で示されている．

　目などの感覚受容器で受け取られた感覚情報は一次感覚野から高次感覚野を

経由して連合野に至り，それが認知される．連合野で生じた運動の意図は逆に高次運動野を経て一次運動野に至り，運動が生じる．脳の階層構造に特徴的なことは，認知，運動のいずれの系にもトップダウンとボトムアップの情報処理経路が対になって存在していることである．これは脳の情報処理に関する最も大きな謎の一つであった．認知と運動の順逆変換仮説はその謎を解き明かしつつある．これらの仮説は，認知のボトムアップとトップダウンの経路は情報の解釈と解釈の正しさの検証のために，運動のトップダウンとボトムアップの経路は運動イメージの運動命令への変換とその結果の検証のためにそれぞれ用いられると主張する．これを支持する実験と理論が認知と運動の順逆変換の編で示されている．

　本重点研究の試みは世界的にも注目され，本書で紹介された研究成果の多くのものはエルゼビア社刊行の国際誌 *Neural Networks* の特集号(平成8年10月発行)に掲載されている．本書は世界の脳研究の流れと重点研究の成果をわかりやすく紹介することを目指して出版された．本書がきっかけとなって，多くの若い人々が脳研究に加わり，日本の脳研究が一層の飛躍を遂げることを願っている．

1997年3月

外 山 敬 介
杉 江 　 昇

目　次

I.　スパースコーディング仮説 ………………………〔外山敬介〕…1

1.　記憶情報処理と動的神経回路──基本コードとしてのセルアセンブリー
　　　　　　　　　　　　　　　　　　　　　　　　　〔櫻井芳雄〕…3
　1.1.　はじめに ……………………………………………………………3
　1.2.　ニューロン活動の記録実験の目的──脳は多数決機関か？── …3
　1.3.　単一ニューロン活動は基本コードとなりうるか？ ………………4
　1.4.　セルアセンブリとスパースコーディング …………………………7
　1.5.　実験的研究のストラテジー …………………………………………8
　1.6.　状況証拠を示す実験例1──作業記憶と参照記憶── …………10
　1.7.　状況証拠を示す実験例2──異なる刺激(聴覚単純，視覚単純，視聴
　　　　覚複合)の記憶── ………………………………………………14
　1.8.　情報処理の共通基本コードとしてのセルアセンブリ ……………18

2.　前頭前野における行動的意味の情報処理……………〔坂上雅道〕…21
　2.1.　はじめに ……………………………………………………………21
　2.2.　前頭前野と意味 ……………………………………………………21
　2.3.　前頭前野の行動的意味をコードするニューロン …………………22
　2.4.　行動的意味情報の階層構造 …………………………………………24
　2.5.　脳内ネットワークの中の前頭前野 …………………………………31
　2.6.　前頭前野とポピュレーションコーディング ………………………33
　2.7.　おわりに ……………………………………………………………35

3.　学習の数理モデル──汎化能力と過学習──
　　　　　　　　　　　　　　　〔甘利俊一・村田　昇・Klaus R. Müller〕…37
　3.1.　はじめに ……………………………………………………………37
　3.2.　汎化誤差と訓練誤差 …………………………………………………37

3.3. 汎化誤差と訓練誤差の統計解析 ―モデル選択の理論― ……………39
   3.4. 学習と途中停止 ……………………………………………………………41
   3.5. 過学習と途中停止のメカニズム …………………………………………42
   3.6. 例題数がきわめて少数の場合 ……………………………………………44
   3.7. Bayes 理論による正則化 …………………………………………………47
   3.8. 学習性能の漸近解析 ………………………………………………………50
   3.9. おわりに ……………………………………………………………………52

4. 学習・記憶の神経回路モデル………………………………………〔森田昌彦〕…54
   4.1. はじめに ……………………………………………………………………54
   4.2. 従来のモデルの問題点 ……………………………………………………55
   4.3. 原理的モデル ………………………………………………………………57
   4.4. 現実的モデル ………………………………………………………………60
   4.5. 脳との関係 …………………………………………………………………65

II. コバリアンス学習仮説 ………………………………………………〔塚田　稔〕…71

1. 可塑性の分子メカニズム……………………………………………〔平野丈夫〕…73
   1.1. シナプス可塑性と学習 ……………………………………………………73
   1.2. 海馬の長期増強・長期抑圧と学習 ………………………………………74
   1.3. 小脳の長期抑圧と発現機構 ………………………………………………77
   1.4. 小脳の長期抑圧に関わるグルタミン酸受容体サブタイプ ……………80
   1.5. グルタミン酸受容体欠損ミュータントマウス …………………………82
   1.6. 長期抑圧発現の分子機構 …………………………………………………84
   1.7. シナプス可塑性・学習とミュータントマウス …………………………86
   1.8. おわりに ……………………………………………………………………87

2. 大脳皮質神経回路の形成機序 ―遺伝子と学習の役割―
   …………………………………………〔外山敬介・黒谷　亨・山本亘彦〕…90
   2.1. はじめに ……………………………………………………………………90
   2.2. 層状細胞配列の生後発達 …………………………………………………90
   2.3. 層特異的神経結合の制御機構 ……………………………………………93
   2.4. 領野特異的神経結合の制御機構 …………………………………………98

	2.5.	柱状構造の生後発達 …………………………………… 100
	2.6.	おわりに ……………………………………………… 105

3. 記憶回路への情報の書き込み ……………………〔塚田 稔〕…108
 3.1. はじめに ……………………………………………… 108
 3.2. 神経細胞集団のダイナミクスと情報表現 …………… 108
 3.3. 記憶の文脈構造と学習則 …………………………… 110
 3.4. おわりに ……………………………………………… 121

4. 記憶の想起と非線形ダイナミクス—カオス・複雑系としての脳とそのモデリング— ……………………………〔合原一幸・安達雅春〕…124
 4.1. カオス・複雑系としての脳 ………………………… 124
 4.2. 連想記憶とそのモデル ……………………………… 126
 4.3. カオスニューラルネットワークと記憶の想起 …… 127
 4.4. ダイナミカルセルアセンブリーと記憶の想起 …… 134
 4.5. おわりに ……………………………………………… 136

III. 認知の順逆変換仮説 ………………………………〔酒田英夫〕…141

1. 視覚認知の高次情報処理—コラム仮説と組合せ表現— ……〔田中啓治〕…144
 1.1. はじめに ……………………………………………… 144
 1.2. TE野の細胞の刺激選択性 ………………………… 145
 1.3. 位置,傾き,大きさに対する不変性あるいは選択性 ………… 149
 1.4. TE野のコラム構造 ………………………………… 151
 1.5. TE野への入力の構造 ……………………………… 155
 1.6. TE野コラム構造の光計測法による画像化 ……… 160
 1.7. TE野コラムの機能 ………………………………… 164

2. 知覚と記憶のインターフェース— 側頭葉先端部における情報処理— ………………………………………………〔三上章允〕…170
 2.1. 背 景 ………………………………………………… 170
 2.2. 遅延非見本合わせ課題 ……………………………… 171
 2.3. 認知過程に関連したニューロン活動 ……………… 174

目次

- 2.4. 記憶過程に関連したニューロン活動 …………………179
- 2.5. オシレーション …………………………………………183
- 2.6. 上側頭溝，扁桃核，前頭眼窩回との比較 ……………187
- 2.7. 知覚から記憶へのインターフェース …………………190

3. パターンの類似性空間と順逆変換 〔乾 敏郎〕…194
- 3.1. はじめに …………………………………………………194
- 3.2. 下側頭葉 …………………………………………………195
- 3.3. 文字パターンの構成する心理空間 ……………………196
- 3.4. ニューラルネットワークによるシミュレーション …198
- 3.5. 顔の類似性空間 …………………………………………202
- 3.6. 順逆変換 …………………………………………………209

4. 視聴覚情報処理の計算論 〔杉江 昇〕…213
- 4.1. はじめに …………………………………………………213
- 4.2. 理論 ………………………………………………………213
- 4.3. 物体の表現と認識 ………………………………………221
- 4.4. 理論・アルゴリズム・実現 ……………………………223
- 4.5. おわりに …………………………………………………223

IV. 運動の順逆変換仮説 〔彦坂興秀〕…225

1. 大脳高次運動領野の情報処理 〔丹治 順〕…228
- 1.1. 高次運動領野とは ………………………………………228
- 1.2. 高次運動領野の機能概観 ………………………………229
- 1.3. 頭頂葉からの情報の流れ ………………………………232
- 1.4. 前頭前野からの情報の流れ ……………………………232
- 1.5. 辺縁系からの情報の流れと運動の内的発動 …………233
- 1.6. 一次運動野から高次運動野へ …………………………234
- 1.7. 運動のメンタルイマジェリー …………………………235
- 1.8. シリアル仮説とパラレル仮説 …………………………236
- 1.9. 新しく発見された領野の特性 …………………………236
- 1.10. 運動前野における情報変換の可能性 …………………239

- 1.11. おわりに …………………………………………………………240

2. 行動の学習と大脳基底核 …………………………………〔木村　實〕…242
    - 2.1. はじめに …………………………………………………………242
    - 2.2. 大脳基底核の神経回路 …………………………………………242
    - 2.3. 大脳基底核と手順の学習 ………………………………………246
    - 2.4. 大脳基底核と強化学習 …………………………………………250
    - 2.5. 大脳皮質-基底核機能連関 ……………………………………255
    - 2.6. おわりに …………………………………………………………257

3. 階層的運動学習の計算論 …………………………………〔川人光男〕…260
    - 3.1. はじめに …………………………………………………………260
    - 3.2. 内部モデル ………………………………………………………260
    - 3.3. 運動規範と軌道計画の空間 ……………………………………266
    - 3.4. 双方向性理論 ……………………………………………………269
    - 3.5. おわりに …………………………………………………………273

4. 運動における位置情報の内部表現 ………………………〔笠井　健〕…277
    - 4.1. はじめに …………………………………………………………277
    - 4.2. 空間情報の内部表現 ……………………………………………278
    - 4.3. 視覚性空間と運動性空間 ………………………………………285

索　引 ……………………………………………………………………………299

I. スパースコーディング仮説

　脳は神経細胞を計算素子とするコンピュータである．神経細胞は情報を電気パルスで表し，計算処理を行う．神経細胞の情報表現の様式については，細胞集団の発火の空間パターンで情報が表現されるとするアンサンブル表現説，個々の情報が1個の細胞の発火で表現されるとするおばあさん(認知)細胞説の論争がある．アンサンブル表現説が正しいとすれば，神経細胞は鈍い反応選択性をもち，広範囲の情報に対応して活動するはずである．このような反応選択性は低次の認知系や運動系で見出される．おばあさん細胞説が正しいとすれば，神経細胞は鋭い反応選択性を備え，一つの情報にのみ反応する．このような反応性を備えた細胞は高次の認知系や運動系で報告されている．これらのことから，低次の系ではアンサンブル表現が，高次の系ではおばあさん細胞表現がとられていると現在では考えられている．

　しかしながら，おばあさん細胞表現では情報と細胞の間に1対1の対応があり，100億といわれる脳の細胞で果たしてヒトが体験するすべての情報をまかなうことができるであろうか，また，一日に数十万個の脳細胞が死ぬといわれているが，老化の過程で特定の文字やヒトの顔がある日突然認識できなくなるということはない．このようなことを考えると高次系でおばあさん細胞表現がとられているとする考えにも疑問が残る．

　このジレンマを解決するものとして，最近登場したのがスパース表現説(スパースコーディング仮説)である．スパース表現とは少数の鋭い反応選択性を備えた細胞の発火の空間パターンで情報を表現するやり方である．サルの下側頭連合野にはヒトやサルの顔に選択的に反応する顔細胞があり，これがおばあさん細胞説の有力な証拠とされてきたが，これらの細胞は特定の顔というよりは，顔の部品である目，鼻，口などの特徴に対して反応選択性を備えていること，また，サルに多数の図形を学習させると，下側頭連合野にそのうちの数個の図形に対して鋭い反応選択性を備えた細胞が生じることなどスパース表現を

支持する実験的証拠が見出されつつある．

　鋭い反応選択性を備えた少数の細胞の組合せによって情報が表現されるとすれば，表現する情報に応じてこれらの細胞を結ぶ神経回路が動的に変化する必要がある．本編の実験的研究の章では，動的神経結合に関する二つの研究が紹介されている．いずれも連合学習に関するものである．ネズミに複数の刺激の連合(関連)を学習させると，大脳皮質や海馬の神経結合が動的に変化する．また，サルの前頭連合野には，刺激の物理的な性質よりもそれが表す意味に対して反応選択性を備えた細胞がある．たとえば，丸が GO，三角が NOGO を意味する状況(文脈)下では，細胞は丸に対して反応し，逆に，三角が GO，丸が NOGO を意味する状況下ではその細胞は反応性を逆転させ，三角に対して発火するようになる．このように文脈に依存して反応性が劇的変化することは，前頭連合野の神経結合が動的に変化することを意味している．

　理論的研究では二つの異なるトピックが紹介されている．その一つは汎化と過学習の問題である．汎化とは例題を学習することにより，そこに含まれる一般的な法則性を知り，未学習の課題に対しても適切な答えを出す能力で，ヒトらしい知能に求められる重要な機能である．バックプロパゲーションモデル以後，例題誤差を最小にすることは必ずしも汎化誤差を最小としない．つまり，偏った例題を過度に学習すると汎化の能力が低下することが明らかになった．受験の天才は真の天才にあらずというわけで，きわめて興味ある問題である．この問題が統計数理の観点から理論的に取り扱われている．

　他の一つは神経回路網理論へのダイナミクスの導入である．これまでの神経回路網モデルは静的なものが主流であったが，最近では神経興奮のダイナミクスを取り入れた動的神経回路網の研究が盛んになってきた．ここでは興奮と抑制が対になった強い非線型性をもつ神経回路網にダイナミクスを導入し，スパース表現による動的な記憶の読み込みと読み出しを実現するモデルが提案されている．最近の脳研究の進歩には著しいものがあり，認知，記憶，学習，運動，行動の様相が次々と明らかにされている．しかしながら，脳研究の出発点である情報表現の基本様式については，おばあさん細胞説，スパース表現，アンサンブル表現あるいはスパイク数表現説，時間パターン表現説などの論争がある．ここに紹介したアプローチによりこれらの問題が早急に解決されることを期待したい．

〔外山　敬介〕

1

記憶情報処理と動的神経回路
―基本コードとしてのセルアセンブリ―

1.1. はじめに

　高次機能としての認識，記憶，思考，運動，等々―脳はこれらの情報処理をどのように実現しているのであろうか？　この誰でも思いつきそうな問いは，実際に脳を研究する立場からは意外と意識されていない．現在隆盛の一途をたどる脳の実験的研究は，ある機能にどの伝達物質が関わっているのか(what)，あるいは，ある機能にどの部位が関わっているのか(where)に関するものが圧倒的に多い．ある機能がどのように処理され実現されているのか(how)に焦点を当てた実験的研究はきわめて少ない．何よりも，脳内では何が情報処理の基本コードであるのか，つまり情報表現(符号化)の基本的単位さえもまだ明らかではない．それをまず明らかにし，そこから情報処理様式について解明していくことこそ，ミクロな伝達物質からマクロな機能地図にまたがる，さまざまなレベルの研究成果を統合していく鍵であることは間違いない(櫻井，1994；1995)．またそれは，脳の実験的研究と，急速に進展しつつある脳の理論的研究との協調と統合をめざす試みでもある．

1.2. ニューロン活動の記録実験の目的―脳は多数決機関か？―

　脳機能の中でも特に高次な情報処理の研究となると，脳のどこが関与しているかという，マクロな機能地図の解明がまず先行する．事実，サルの破壊実験やヒトの脳損傷例から，さまざまな情報処理に関与する特定の脳部位の存在が次第に明らかになってきた．脳損傷をつくる破壊実験は，脳と行動とを対応させる研究の古典的かつ基本的方法であり，最近開発が進んでいる脳活動の非侵襲的計測法の結果と対応させることで，マクロな機能地図に関する多くの知見

を今後も提供してくれるはずである．一方，そこで明らかになった特定の脳部位内での情報処理の動態について直接測定し解析する方法が，微小電極による単一ニューロン活動の記録である．この技術はすでに1950年代に開発されており，その後現在に至るまで，刺激を見たり，運動をしたり，記憶を働かせている動物の脳から多くのニューロン活動が記録されてきた．そしてそれら膨大な研究結果から，各ニューロンはそれぞれ個性的であり，その個性も脳の部位ごとに異なることがわかった．

ところが，そのような研究で主に用いられるロジックは，「○○には△△の特性をもつニューロンが多く存在した．よって○○は△△に関与する」というものである．もちろんこのような知見も十分に意義がある．しかし，せっかく脳というシステムを構成するニューロンの動態をリアルタイムで計測していながら，破壊実験と同様にマクロな機能地図の作成だけをめざすとしたら，何とももったいない．さらにいうまでもなく，脳部位の機能はそこでの超複雑な回路網の働きにより実現されている．にもかかわらず，ある特性をもつニューロンが多いか少ないかでその部位の主な機能が決まるとしたら，脳はニューロンという有権者による単なる多数決で各部位の機能を決めていることになる．ニューロン回路網の中での個性の相互作用や協調自体には，果たして意味がないのであろうか？　ニューロン活動の記録実験にとって今後必要なことは，超複雑な回路網の構成単位を対象としていることを意識しながらその動態を解析することであり，さらにそこから脳の情報処理様式の解明へと進むことである．

1.3．単一ニューロン活動は基本コードとなりうるか？

ニューロン活動の解析から脳の情報処理様式の解明へと進む際，まずはじめに明らかにしておかねばならない大問題がある．単一ニューロンの活動と複数ニューロン集団の活動の，どちらが情報の基本コードかである．すべての情報や事象はそれぞれに対応した特定のニューロンにより表現されるというのが，単一ニューロン主義(single neuron doctorine)である(Barlow, 1972)．外界刺激の認識に関しては，認識細胞説やおばあさん細胞説などともいわれる．もちろんこの場合の単一とは，ある情報を表現するニューロンが脳内に一つだけあるという意味ではない．そのようなニューロンは多数存在するが，情報を表現する単位は個々のニューロンという意味である．

たとえば，動物にさまざまな刺激を見せながらニューロン活動を記録したと

1 記憶情報処理と動的神経回路

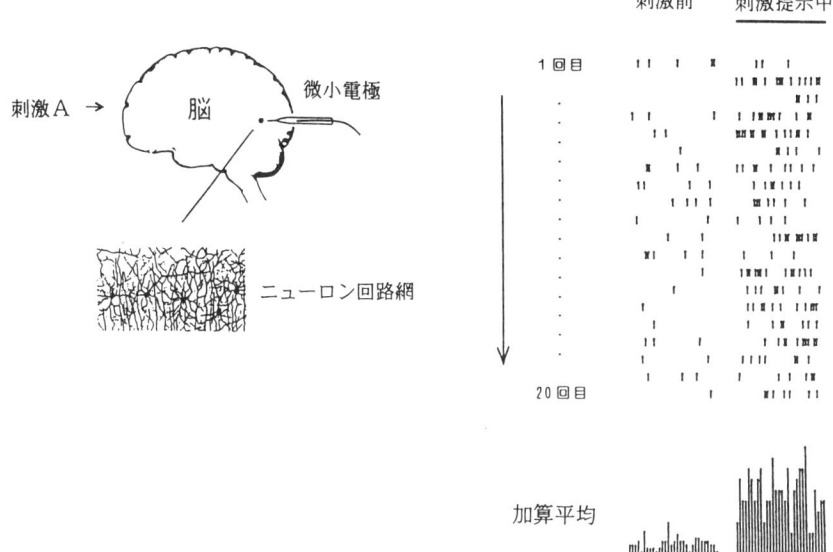

図 I.1.1 ニューロン活動を示す実験データ例
刺激 A を見せたときのニューロン活動を微小電極で記録する(左図)．右図における点の列は，刺激 A を 20 回見せたときのニューロン発火を，各回ごとに刺激前と刺激提示中に分けて示したもの(ラスター表示)．一番下は，それらニューロンの発火を 20 回分足し合わせた加算平均ヒストグラム．

する(図 I.1.1 左)．そのとき，刺激 A に対して発火をより増大させたニューロンがあったとしたら，それは脳内で A を表現するニューロンと解釈される．普通このような実験では，同じ刺激を数回から数十回繰り返し提示し，そのつどの活動をすべて足し合わせた加算平均ヒストグラムによりニューロン活動を表す(図 I.1.1 右)．しかしその動物やわれわれが A を認識するには，よほど注意散漫でないかぎり，繰り返し加算は必要ないのである．つまり，このような不安定なニューロンが単独で A を表現しきれるとはとても考えられない．ほとんどのニューロンは常に不規則な自発発火を繰り返しており，発火間隔の変動を表すその標準偏差は平均値とほぼ同じできわめて大きい．たしかに切片標本を用いた最近の研究は，ニューロン自体には正確なタイミングで発火する能力があることを示している(たとえば，Mainen and Sejnowski, 1995)．しかし膨大な数のニューロンが回路網をつくる実際の脳では，一つのニューロンが他のニューロンからのシナプスを数千から 1 万ももっている．となると，個々のシナプス入力がまれで，それによる個々の膜電位変化が小さくとも，これだ

け膨大な数のシナプスから入力を受け取っていると，細胞全体の膜電位には常に脳波のようなランダムな変化が生じてしまう．そしてそれが不規則にいき値をこえることでランダムな自発発火を繰り返す．それでも，特定の事象に対したときのみきわめて高頻度に発火すれば，SN比(信号雑音比)はよくなりうる．しかし，そのような発火を受け取る次のニューロンのシナプス後膜の応答性は鈍く，15 Hz以上の発火系列はそこでゆがんでしまい，あまり意味をなさないという．結局，単一のニューロンはどれもSN比の悪い不安定なしろものであり，情報を十分に表現する単位にはなりえない(Douglas and Martin, 1991 ; Arieli et al., 1995)．

さらに単一ニューロン主義については次の問題点もよく指摘される．① 単一ニューロンの発火は，次のニューロンの細胞膜にきわめて小さい変化しか起こしえず，単独ではほとんど無力である．② 実験場面で恣意的に選んだ事象の中でさえ，一つのニューロンがそれらのうちの複数に応答することも多い．③ ある特定の機能に関わる脳領域が壊れた際，他の部位がその機能を代行することがある(ニューロンの機能変化による代償)．また，実験事実に基づかなくとも以下の問題点は容易に思いつく．① 事象の組合せは新たな事象を生み(おばあさん→帽子をかぶったおばあさん→帽子をかぶって自転車に乗っているおばあさん)，それは無数につくれるが，有限な個々のニューロンでこのほぼ無限な事象に対応できるか(組合せ爆発の問題)．② 情報間の連合，分離，類似度，構造化などを個々のニューロンで十分に表現できるか．③ 多数のニューロンが毎日死滅しているにもかかわらず，脳内の情報が次々死滅していかないのはなぜか．

これらのことから，何らかのニューロン集団が協調的に働くことにより情報を表現するという，集団的かつ協調的符号化(population ensemble coding)をどうしても考えざるをえない．ただしここでの集団とは，個々のニューロンが無個性で均質であり集団となってはじめて意味をもつ，ということではない．ニューロンが個性的であることはすでにわかっている．それら個性の協調が情報を表現するということである．つまり，単一ニューロンの個性を生かしつつ少数の局所集団から膨大な大集団までのすべてを含みうる，連続性のある動的な回路を，脳内情報を表現する基本的単位と考えるべきであろう．ニューロン活動の記録実験は，個々のニューロンの特異性を明らかにするだけでなく，それらに基づく動的神経回路の実態についても検討していくべきである．

1.4. セルアセンブリとスパースコーディング

情報を担いうる連続性のある動的な回路は何かとなると，かつて心理学者Hebbが唱えたセルアセンブリ(cell assembly，細胞集成体：Hebb, 1949)をまず思いつく(図I.1.2)．セルアセンブリとは，協調的ニューロン集団により随時形成される機能的回路である．個々のニューロンが機能の異なる複数の回路に結合し，必要な情報処理に応じて回路内や回路間の結合を変化させ，大小の閉回路を随時形成する．複数の情報処理の同時進行が可能なわけで，まさしく脳独特の並列分散処理の実現である．同じ性質のニューロンが単に集まるだけの量作用説(mass action)とは異なり，回路内の個々のニューロンもある程度の個性をもっている．回路を構成するニューロンを結合するシナプス強度の増減は，Hebb則，つまりシナプス前ニューロンと後ニューロンの活動相関により制御される．

セルアセンブリの主な特徴は二つである．異なる回路間でのニューロンの重複(neurons overlapping)と，機能的シナプス結合の変化による回路自体の動的な変化(connection dynamics)である．特に前者のニューロン重複は，セルアセンブリを検討する上の前提ともいえる．もし互いに重複しないニューロン回路が基本単位であるとしたら，それは上記の単一ニューロン主義の欠点をそのままもちながら，なおかつ表現できる情報量を減少させただけの，いわゆる巨大ニューロン(giant neuron)仮説となる．たとえば，脳全体でニューロンがN個あり，セルアセンブリがn個のニューロンでそれぞれつくられているとする．いうまでもなく，重複を許さなければN/n個のセルアセンブリしかつくれず，それぞれで表現できる情報量はニューロン総数よりも少ない．ところ

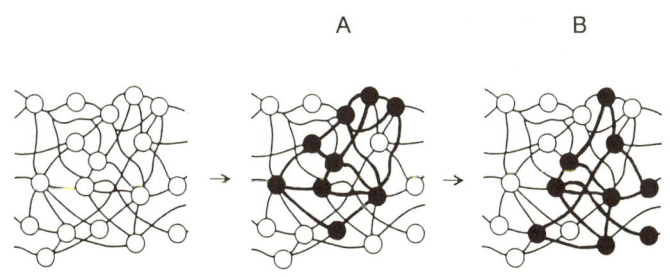

図I.1.2 セルアセンブリの概念図
情報の違いに対応して機能的シナプス結合が変化し，異なるセルアセンブリ(A，B)がつくられる．その際，どちらの回路にも重複して関わるニューロンがある．

が重複を許せば，ニューロン総数よりもはるかに多い $N!/(n!(N-n)!)$ 個のセルアセンブリが形成可能である．より多くのセルアセンブリをつくるには重複部分をより大きくとればよいが，それが大きくなりすぎると，情報の相違度の表現，つまり弁別が困難となる．そこで弁別性を高く保ちながら，なおかつより多くのセルアセンブリをつくる方式が必要となる．それが部分的かつ適度な重複(sparse overlapping)による符号化，つまりスパースコーディングである(Palm, 1993 ; Kanerva, 1988 ; Meunier et al., 1991 ; Wickelgren, 1992)．

簡単な例を示す(Wickelgren, 1992)．もしニューロン総数が10であり，情報を表現するセルアセンブリが重複可能な3個のニューロンで成り立っているとする．すると，最大限つくりうるセルアセンブリの種類は120個となり，ニューロン総数よりはるかに多い120の情報を表現できる．しかしこの場合，個々の情報を弁別するにはセルアセンブリを構成する三つのニューロンが常に必要であり，ただ一つ欠けたり加わったりしても，その情報は一切弁別できない．類似度などの程度の表現も困難であり，ノイズに弱く，機能代償もむずかしい．そこでセルアセンブリ間の重複を一つのニューロンに限定し，残りの二つのニューロンだけでも情報を弁別できるようにすると，これらの欠点はほぼ解消する．10個のニューロンに通し番号を付けてみると，それにより合計12個のセルアセンブリをつくれることがわかる(012, 034, 056, 078, 135, 146, 179, 236, 247, 258, 389, 459)．各セルアセンブリの一部だけでも弁別可能であり，なおかつニューロン総数よりも多い情報を表現できる．もちろんこれは，スパースコーディングを極端に単純化した理論例であり，もしニューロン総数より2割だけ多いセルアセンブリしかつくれないとしたらあまり意味がない．しかし実際の脳には億のオーダーのニューロン数があり，しかも部位ごとに異なる個性的なニューロンが混在している．そこではより多くのセルアセンブリと高い弁別能の両者を満たすようなスパースコーディングが実現されているはずである．そしてそれを確かめるためには，セルアセンブリの存在と実態について，実際に情報処理をしている脳を用いて実験的に検討してみなければならない．そこから，スパースコーディングにおける「部分的で適度な重複」とはどの程度なのかについても明らかになるはずである．

1.5. 実験的研究のストラテジー

それでは，脳にどのような情報処理をさせることが，セルアセンブリの実態

を探る実験として最もふさわしいのであろうか．先に少し述べたように，セルアセンブリは多数情報の表現，情報の類似度や相違度の調節，連合・連想や再生・再認の実現，概念の形成などにとって特に都合がよい．そしてこれらの機能がすべて関係するのが記憶情報処理である．つまり，記憶情報処理からセルアセンブリの実態に迫ることが，実験研究のストラテジーとしてより適切と思われる (Palm, 1990)．

次の問題は，セルアセンブリという「情報処理にあわせて結合を動的に変化させる機能的な回路」というものを，どのように測定するかである．いうまでもなく，これを構造の研究から同定することは不可能である．また，実際に動物が情報処理をしているときのみこの機能的回路は働くわけであるが，そのとき回路全体を直接可視化し測定することも，現在の技術ではむずかしい．しかし，部分的であれいくつかの状況証拠を得ることができれば，このような回路が働いていることは十分示唆しうる．仮説的な対象を直接測定できないときは，部分的な状況証拠を集めることでその存在を証明する，という方法は，物理学や天文学の例をだすまでもなく，サイエンスの基本である．そこで図 I.1.2 において，ある記憶情報処理にはセルアセンブリ A が，別の記憶情報処理においてはセルアセンブリ B が，それぞれ基本コードとして働いていると仮定してみる．まず個々のニューロンの活動についてみてみると，重複部分に属しているニューロンは，どちらの記憶情報処理中にも，それらに関連した特異的活動を示すはずである．また重複部分以外のニューロンは，それぞれどちらかの記憶情報処理中にのみ特異的な活動を示すはずである．次にニューロン間の機能的シナプス結合についてみてみると，それぞれのセルアセンブリを構成するため機能的シナプス結合は，どちらかの記憶情報処理でのみ機能することになる．つまり，記憶情報処理の種類の違いによりシナプス結合の変化が起こるはずである．まとめるならば，複数の記憶情報処理における「単一ニューロンの機能重複」と「機能的シナプス結合の変化」の両者を示すことができれば，セルアセンブリが基本コードとして働いている有力な状況証拠となる，ということである．そこで，複数の記憶情報処理として何を取り上げ，それを実験的にどう設定するかが次の問題となる．以下，二つの実験例を紹介する．

1.6. 状況証拠を示す実験例1—作業記憶と参照記憶—
1.6.1. 作業記憶と参照記憶

まずはじめの実験では，高次な宣言的記憶(declarative memory)である作業(作動)記憶(working memory)と参照記憶(reference memory)の二つを選んだ．作業記憶とは，時間的文脈(temporal context)に基づく個別性の強い動的な記憶であり，参照記憶とは，時間的文脈に基づかない普遍性の強い固定的な記憶である．日常的な例としては，前日の夕食に何を食べたかだけを毎日憶えていくことは作業記憶であり，ある人が夕食として好きなものが何であるかを憶えておくことは参照記憶である．実験事態における操作的定義としては，記憶課題内の個々の試行それぞれにおいてのみ有効な記憶が作業記憶，課題内のすべての試行に共通して有効な記憶が参照記憶となる．そこで，音刺激を用いたラット用の作業記憶課題と参照記憶課題を考案した(図I.1.3)．高音と低音のどちらかを提示する試行を5秒間隔で次々とラットに与える．作業記憶課題では，直前の試行と異なる音が提示されたときのみパネルを押すことが正解となる．そこでは，直前の音のみを憶えておくことを試行ごとに繰り返さねばならない．それに対し参照記憶課題では，高い音が提示されたときのみパネルを押すことが正解となる．つまり，高音—押す，という全試行に共通な記憶を用いればよい．そしてこの2種類の課題を同一ラットに訓練する．ここで重要なことは，これら二つの記憶課題は，装置，刺激，時間変数などが同一で，正

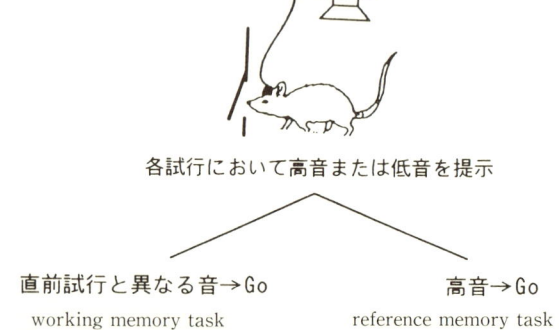

図I.1.3 ラット用の音の作業記憶課題と参照記憶課題(Sakurai, 1992 より作図)
高音と低音のどちらかを各試行で提示する．作業記憶課題(working memory task)では，直前試行と異なる音が鳴ったときのみラットはパネルを押す(Go)．参照記憶課題(reference memory task)では，高音が鳴ったときのみパネルを押す．

しく反応するための記憶情報処理の種類だけが異なっているということである．このようにすることではじめて，同一のニューロン活動とそれによる機能的回路を，作業記憶と参照記憶の間で比較することができる(Sakurai, 1992)．

1.6.2. 複数ニューロン活動の同時記録

記憶課題の訓練終了後，手術により，複数のニューロン活動を同時記録するための5連電極(各電極の間隔は約200 μm)と，それを装着したマイクロドライブ(電極を μm 単位で脳内に刺入していくための装置)をラットの頭部に取り付ける．回復後，電極を脳内に徐々に刺入しニューロン活動を検出する．刺入部位は，聴覚情報処理において重要である聴覚(側頭)皮質と，記憶との関わりが常に報告されている海馬体(CA1, CA3, DG)である．各電極からそれぞれ一つのニューロン活動を記録することが可能であるが(実際には5本の電極すべてから同時記録できることはきわめてまれである)，1本の電極が2個以上のニューロン活動を導出した場合は，時間振幅式波形弁別器(time-amplitude window discriminator)を用いて波形を分離し，個々のニューロン活動に分けて記録する．このようにして，ラットが作業記憶課題と参照記憶課題を行っている際の複数ニューロン活動を同時記録した．

1.6.3. 単一ニューロンの機能の同定―機能重複について―

まず各記憶課題遂行中のニューロン活動について解析した．具体的には，提示刺激の種類，次の反応の種類，次の反応の正誤などと，ニューロン活動との対応について統計的に解析し，各ニューロンが，刺激弁別，刺激保持，反応制御，刺激比較などのいずれの機能と関わるかについて，作業記憶課題と参照記憶課題に分けて明らかにした．その結果，たとえば刺激弁別に関与するニューロンについては(図I.1.4左)，海馬体(CA1, CA3, DG)のニューロンは，作業・参照記憶のどちらか一方にのみ関わっており，また参照記憶にのみ関わるものがより多かった．聴覚皮質(AC)では海馬体と同様の分布もみられるが，作業・参照記憶に重複して関わるニューロンも多数存在していた．また反応制御に関与するニューロンについてみてみると(図I.1.4右)，海馬体には作業・参照記憶のどちらかにのみ関わるニューロンがあり，そのうち作業記憶にのみ関わるものがより多かったが，さらにまた作業・参照記憶に重複して関わるニューロンも多数あることがわかった．結局海馬体と聴覚皮質では，ニューロンがより関与する機能には違いがあるが，いずれにおいても，作業・参照記憶の双方に重複して関わるニューロンもあれば，どちらか一方にのみ関わるニュー

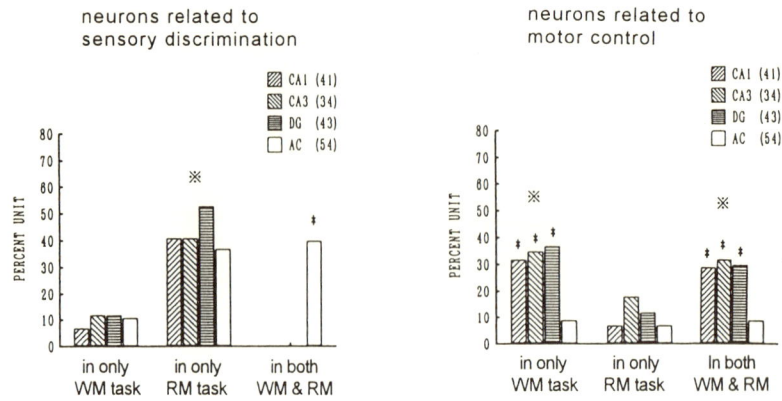

図I.1.4 作業・参照記憶課題における刺激弁別(左図)と反応制御(右図)に関わるニューロンの割合 (Sakurai, 1994 より作図)
CA1：海馬CA1, CA3：海馬CA3, DG：歯状回, AC：聴覚皮質. ( )内の数字は記録したニューロン総数. WM task：作業記憶課題, RM task：参照記憶課題.

ロンもあった，ということである(Sakurai, 1994)．このことは，図I.1.2で示したセルアセンブリ間の部分的重複を示唆している．つまり，スパースコーディングを示す部分的重複はたしかに存在し，その重複の割合は，ここでの記憶情報処理(作業・参照)に何らかのかたちで関わるニューロンの3分の1程度といえそうである(図I.1.4左における聴覚皮質と図I.1.4右における海馬体の結果から)．

1.6.4. ニューロン間の機能的シナプス結合の解析
―動的な結合変化について―

実際に記憶課題を遂行している動物から，ニューロン間の機能的シナプス結合(functional connectivity)を測定することはむずかしい．しかしそれを可能とする唯一の方法が，ニューロン活動間の相互相関解析(cross-correlation)法である．この方法については外山(1985)に詳しい．簡単に述べると，同時記録した複数ニューロンの各ペア(二つ1組)を対象とし，その一方のニューロンが発火した時点を常に中央ゼロ点に置き，その時間的前後におけるもう一方のニューロンの発火頻度を加算ヒストグラムとして表示する方法である．このようなヒストグラムをコリログラム(correlogram)と呼ぶが，オリジナルのコリログラムから，刺激性相関のみを表すシャッフル後のコリログラム(shuffled correlogram)を差し引いた差異コリログラム(difference correlogram)をつく

ることによって，神経性相関として表れる機能的シナプス結合を示すことができる(櫻井，1993)．

この方法により，両記憶課題を遂行している際に同時記録した複数ニューロン間の機能的シナプス結合を解析した．まず明らかになったことは，5連電極のうち隣合う2本(200 μm 間隔)より離れた電極間で記録されたニューロンペアの間では，コリログラムのピーク，すなわち機能的シナプス結合がまったくみられなかったことである．そして作業・参照記憶課題間での比較，つまり記憶情報処理の種類による変化に関しては，どちらかの記憶情報処理のときのみ結合を示す機能的シナプスがたしかに存在した．たとえば図 I.1.5 は海馬 CA1 でのニューロン間のコリログラムであるが，作業記憶課題中にのみピークがみられ，機能的シナプス結合が働いていることがわかる．このピークは中央ゼロ点から右に約 1 ms ずれており，一方のニューロンが発火した直後に，もう一方のニューロンが続いて発火していることを示している．つまり，一方からもう一方への興奮性のシナプス結合が，作業記憶を用いているときのみ働いていることがわかる．その他，逆に参照記憶中にのみ機能するシナプス結合などもみつかった．このような記憶課題間で結合を変えるシナプスは，海馬体と聴覚皮質どちらにおいても 10～20％存在し，その割合は部位間で差がなか

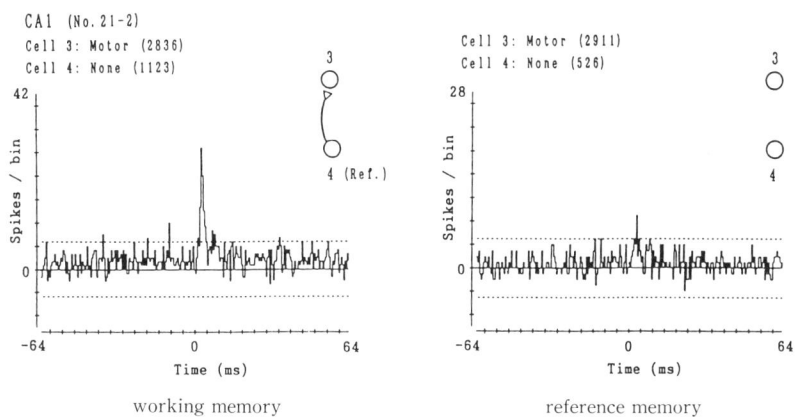

図 I.1.5　記憶課題の違いで機能的結合を変えるシナプスの例(海馬 CA1)(Sakurai, 1993 より作図)
各コリログラムの横軸は，二つのニューロンの発火時間間隔，縦軸は各時間間隔内で発火したスパイクの数．コリログラムのピークは，これらのニューロンが特定の時間間隔で発火する関係にあること，つまり機能的シナプス結合が機能していることを意味する．点線はピークの統計的有意性を示す信頼限界値．ここでは，左の作業記憶課題(working memory)においてのみ，一方向の機能的(興奮性)シナプス結合が働いている(ピークがゼロ点より右にずれている)．

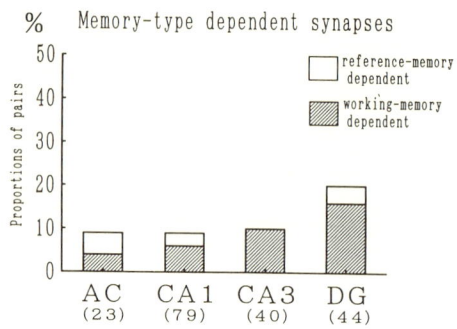

図 I.1.6 海馬体と聴覚皮質における記憶課題依存性シナプスの割合(Sakurai, 1993) ( )内は解析したニューロンペアの総数．作業記憶課題中(斜線部)と参照記憶課題中(白抜部)それぞれにおいてのみ結合を示したシナプスを表す．

った(図 I.1.6)．つまり，記憶情報処理の種類により結合を変える動的なシナプスが，どの部位にも一定の割合で存在したのである(Sakurai, 1993)．これもやはり，図 I.1.2 が示すようなセルアセンブリの存在を示唆している．

1.7. 状況証拠を示す実験例 2
—異なる刺激(聴覚単純，視覚単純，視聴覚複合)の記憶—
1.7.1. セルアセンブリの一般性

上記の実験 1 は，異なる記憶情報処理(作業記憶と参照記憶)の双方に重複して関わるニューロンと，それら記憶情報処理の間で変化する機能的シナプス結合が，たしかに存在することを示した．つまり，記憶情報処理の基本コードとしてのセルアセンブリの存在を示唆したのである．それではこのようなセルアセンブリは，他の記憶情報処理においても同様に存在しているのであろうか？ラットなど齧歯類の聴覚(側頭)皮質は，構造的にも機能的にも発達しており，特にそのニューロンの特性は，音の記憶の形成過程で変化しやすいことがわかっている．このことから，実験 1 での聴覚皮質の結果は，音の記憶を対象としたからかもしれない．しかし，特定の感覚モダリティの処理のみに関与しているとは思えない海馬体のニューロンにおいても同様の結果を得た．つまりセルアセンブリは，聴覚のみでなく他の感覚モダリティの記憶においても，基本コードとして機能しているのかもしれない．そこでその点をより明らかにするために，実験 1 で行ったような，同じ刺激に対し異なる記憶情報処理をする課題間の比較とは対照的な，異なる刺激に対し同じ記憶情報処理(弁別)をする課題

間の比較を行った．

1.7.2. 聴覚単純, 視覚単純, 視聴覚複合の各刺激の記憶課題

視覚刺激と聴覚刺激および単純刺激と複合刺激，それぞれの記憶情報処理について体系的に比較するため，3種類の記憶課題を考案した．いずれの課題の試行においても，弁別刺激を提示したのちパネル前のドアを開ける．まず聴覚の単純刺激の記憶をみるため，2種の音刺激(高低)を弁別して高音が提示されたときのみパネルを押す(G_o)という聴覚単純弁別課題を設定した．次に視覚の単純刺激の記憶をみるため，2種の光刺激(左右)を弁別し右の光がついたときのみ G_o 反応をする，視覚単純弁別課題を設定した．そして聴覚と視覚の複合刺激の記憶をみるため，数種の刺激の中から，高音と右光という特定の音と光の同時提示による複合刺激に対してのみ G_o 反応をする，視聴覚複合(configural)弁別課題を設定した(図 I.1.7)．ここで重要なことは，これら三つの記憶課題は，装置，時間変数そして記憶情報処理の種類が同一で，記憶の対象となる刺激の種類だけが異なっている点である．これら三つの記憶課題を同一ラットに遂行させ，その際の海馬体と側頭皮質の複数ニューロン活動をさきと同様の方法で同時記録し解析した．

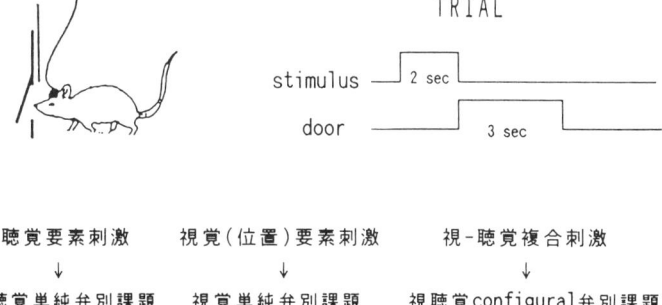

図 I.1.7 ラット用の聴覚単純弁別課題，視覚単純弁別課題および視聴覚複合(configural)弁別課題 (Sakurai, 1996a より作図)
聴覚刺激は高音 A と低音 B の 2 種，視覚刺激は右光 X と左光 Y の 2 種．+ は同時提示を，G_o はパネルを押すことを意味する．

1.7.3. 単一ニューロンの機能重複

まず，各記憶課題遂行中のニューロン活動を解析した．具体的には，試行間間隔期に対する弁別刺激提示期の活動変化について統計的に解析した．そして，課題での弁別的行動と対応した活動，つまり弁別刺激間で有意な差異的応答を示したニューロンを検出し，さらにそれが単なる感覚応答や運動関連でない場合，それをその課題での記憶情報処理に関わるニューロンと判定した．その結果，いずれか一つの課題つまり記憶情報処理にのみに関わるニューロン，いずれか二つの記憶情報処理に重複して関わるニューロン(図 I. 1. 8)，三つの記憶情報処理すべてに重複して関わるニューロンの3種類がみつかった．しかもそれらは，側頭皮質と海馬体どちらにおいても，それぞれほぼ二十数%ずつの等しい割合で存在した(図 I. 1. 9)．これはさきの実験1と同様に，異なる刺激の記憶情報処理に重複して関わるニューロンがある程度存在すること，つまりスパースコーディングを示唆している(Sakurai, 1996 a)．その部分的重複の割合は，この3種の記憶情報処理に何らかの形で関わるニューロン全体の3分の1程度であり，これも実験1とほぼ等しい割合である．

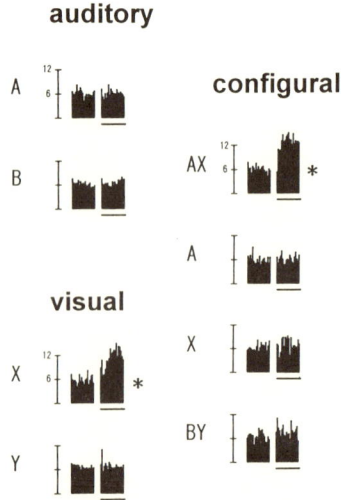

図 I. 1. 8 複数の記憶課題に関わるニューロンの例(海馬 CA3) (Sakurai, 1996 a)
視覚単純弁別課題(visual)と視聴覚複合弁別課題(configural)の二つにおいて，弁別刺激の間で差異的応答を示している．

1 記憶情報処理と動的神経回路   17

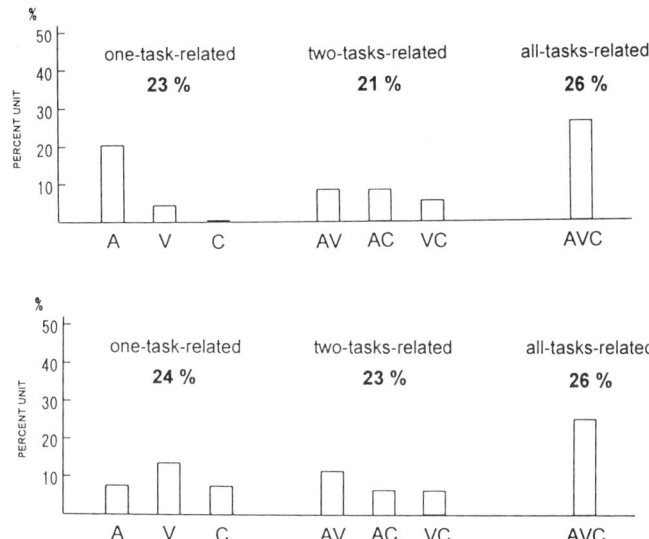

図 I.1.9 側頭皮質(上図)と海馬体(下図)における記憶課題関連ニューロンの割合(Sakurai, 1996 a)
A：聴覚弁別課題にのみ関わるニューロン，V：視覚弁別課題にのみ関わるニューロン，C：視聴覚複合弁別課題にのみ関わるニューロン，AV：聴覚弁別・視覚弁別の2課題に関わるニューロン，AC：聴覚弁別・視聴覚複合弁別の2課題に関わるニューロン，VC：視覚弁別・視聴覚複合弁別の2課題に関わるニューロン，AVC：全課題に関わるニューロン．

1.7.4. 機能的シナプス結合の変化

　二つ以上の記憶課題に関わるニューロン(図 I.1.10 左における AV，AC，VC，AVC)つまり機能重複をもつニューロンは，単独では記憶課題の違いを識別できない．しかし，互いに重複したセルアセンブリそれぞれが各記憶課題をコードしていると考えれば，これら機能重複ニューロンの存在をうまく説明できる(図 I.1.10 右)．もしそうであるなら，それぞれの課題を行っているときのみ，その課題をコードするセルアセンブリに属するニューロン間には，機能的シナプス結合に基づく活動相関がみられるはずである．またそのセルアセンブリに属さないニューロン間には，逆に活動相関はみられないはずである．そこで先の実験と同様に，各記憶課題遂行中に同時記録したニューロン間の相互相関解析を行った．その結果，たしかに図 I.1.10 を支持する事例が有意に多くみつかった(Sakurai, 1996 a)．たとえば図 I.1.11 では，二つのニューロンのどちらも三つの記憶課題すべてに関わっていた(AVC)．図 I.1.10 から，これらのニューロンは三つの記憶課題すべてにおいて同じセルアセンブリに属

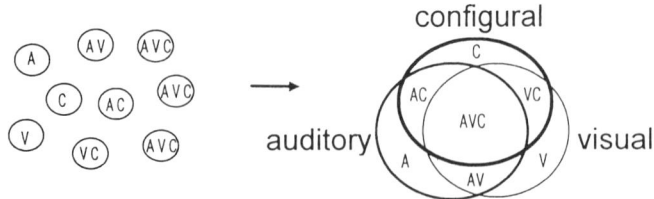

図 I.1.10 左図：実験でみつかった記憶課題関連ニューロンの種類と割合．右図：それらニューロンを含むセルアセンブリによる各記憶課題(auditory, visual, configural)のコーディング(Sakurai, 1996 a より作図)

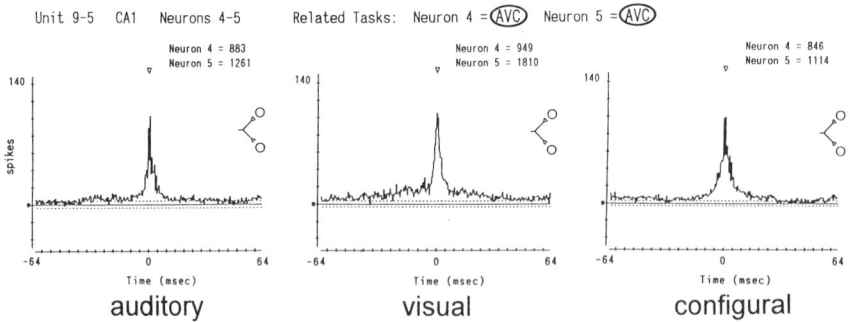

図 I.1.11 各記憶課題遂行中のコリログラム例(海馬 CA1)(Sakurai, 1996 a)
コリログラムの見方は図 I.1.5 と同様．この二つのニューロンは，すべての課題に関わる機能重複をもち(AVC)，すべての課題で機能的シナプス結合による活動相関を示している．

しているはずであり，機能的シナプス結合による活動相関をすべての課題において示すはずであるが，コリログラムはその通りであることを示している．また図 I.1.12 では，一つのニューロンは視覚弁別課題と視聴覚複合弁別課題に関わっており(VC)，もう一方のニューロンは聴覚弁別課題と視覚弁別課題に関わっていた(AV)．やはり図 I.1.10 から，これらは視覚弁別課題時のみ同じセルアセンブリに属し活動相関を示すはずであるが，その通りの結果となっている．

1.8. 情報処理の共通基本コードとしてのセルアセンブリ

以上，スパースコーディングのための部分的重複と，情報処理に応じた動的な結合変化の2点から，セルアセンブリの存在の可能性について述べた．ところで，セルアセンブリは記憶情報処理においてのみ，その単位つまり基本コードとして働いているのであろうか？ そのオリジナルである Hebb の説は，外界認識や概念形成のための神経的基盤，つまり「知覚情報表現」を説明するた

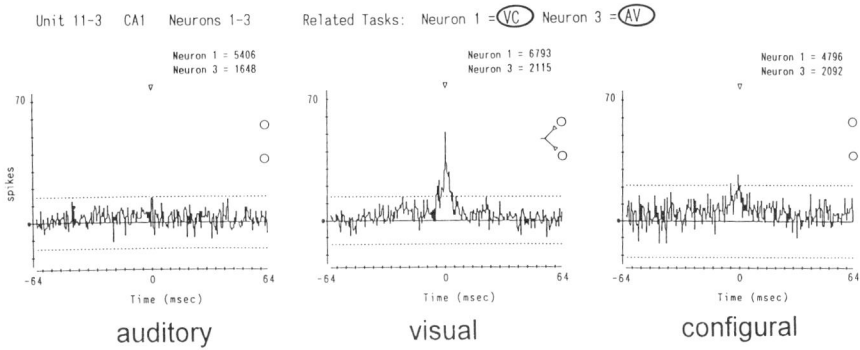

図 I.1.12 各記憶課題遂行中のコリログラム例(海馬 CA1)(Sakurai, 1996 a)
この二つのニューロンは,それぞれ VC と AV という機能重複をもち,視覚弁別課題(visual)においてのみ,機能的シナプス結合による活動相関を示している.

めでもあった.そして現在再び,高次な知覚情報表現を記憶情報処理と結び付け実現するためには,複数ニューロンによる集団的符号化,特に部分的重複によるスパースコーディングが必要との考えが,理論的研究からも有力視されつつある(たとえば,森田,1991).たしかに,知覚や認識の情報処理と記憶情報処理との間には明確な境界線があるはずもなく,連続線上にあると考えるべきであろう.つまり動的神経回路としてのセルアセンブリは,記憶情報処理だけに特有ではなく,知覚や認識などすべてを含む,脳の高次情報処理全体に共通した基本コードであると思われる.

今後は,かつて Hebb が唱えたセルアセンブリ説をより動的な観点からとらえ直した新たな理論の構築が必要となるはずである(たとえば Fujii *et al.*, 1996).そしてそのようなセルアセンブリが,知覚,認識,記憶,運動,思考などの情報処理をどのように実現しているのか,そしてそれらの情報処理のため,自身の特性をどのように変化させていくのかについて,実験と理論を協調させ詳細に明らかにしていく必要がある(Sakurai, 1996 b).それは,高次情報処理の脳内メカニズムの統合的解明へつながる道にほかならない.

〔櫻井　芳雄〕

文　献

Arieli, A., D. Shoham, R. Hildesheim and A. Grinvald : Coherent spatiotemporal patterns of ongoing activity revealed by real-time optical imaging coupled with single-unit

recording in the cat visual cortex. *J. Neurophysiol.*, **73** : 2072-2093, 1995.
Barlow, H. B.: Single units and sensation: a doctrine for perceptual psychology? *Perception*, **1** : 371-394, 1972.
Douglas, R. J. and A. C. Martin: Opening the gray box. *Trends Neurosci.*, **14** : 286-293, 1991.
Fujii, H., H. Ito, K. Aihara and M. Tsukada: Dynamical cell assembly hypothesis-theoretical possibility of spatio-temporal coding in the cortex. *Neural Networks*, in press, 1997.
Hebb, D. O.: The Organization of Behavior —A Neuropsychological Theory, Wiley, New York, 1949.（白井 常訳：行動の機構，岩波書店，1957）.
Kanerva, P.: Sparse Distributed Memory, pp. 155, MIT Press, Cambridge, 1988.
Mainen, Z. F. and T. J. Sejnowski: Reliability of spike timing in neocortical neurons. *Science*, **268** : 1503-1506, 1995.
Meunier, C., H. Yanai and S. Amari: Sparsely coded associative memories: capacity and dynamical properties. *Network*, **2** : 469-487, 1991.
森田昌彦：連想記憶の神経回路モデル．科学，**61**: 223-230, 1991.
Palm, G.: Cell assemblies as a guideline for brain research. *Concepts Neurosci.*, **1** : 133-147, 1990.
Palm, G.: Cell assemblies, coherence, and corticohippocampal interplay. *Hippocampus*, **3** : 219-226, 1993.
Sakurai, Y.: Auditory working and reference memory can be tested in a single situation of stimuli for the rat. *Behav. Brain Res.*, **50** : 193-195, 1992.
Sakurai, Y.: Dependence of functional synaptic connections of hippocampal and neocortical neurons on types of memory. *Neurosci. Lett.*, **158** : 181-184, 1993.
櫻井芳雄：作業・参照記憶に関わる海馬-皮質系内の神経回路．ブレインサイエンス最前線'94, pp. 52-68, 講談社, 1993.
Sakurai, Y.: Involvement of auditory cortical and hippocampal neurons in auditory working memory and reference memory in the rat. *J. Neurosci.*, **14** : 2606-2623, 1994.
櫻井芳雄：音の記憶情報処理と動的神経回路．イマーゴ，**5** : 102-112, 1994.
櫻井芳雄：ラットを用いた記憶の神経機構の研究—動向と展望．日本神経精神薬理学雑誌，**15** : 13-29, 1995.
Sakurai, Y.: Hippocampal and neocortical cell assemblies encode memory processes for different types of stimuli in the rat. *J. Neurosci.*, **16** : 2809-2819, 1996a.
Sakurai, Y.: Population coding by cell assemblies—what it really is in the brain. *Neurosci. Res.*, **26** : 1-16, 1996b.
外山敬介：インパルス-インパルス相関．生体の科学，**36** : 422-425, 1985.
Wickelgren, W. A.: Webs, cell assemblies, and chunking in neural nets. *Concepts Neurosci.*, **1** : 1-53, 1992.

2

前頭前野における行動的意味の情報処理

2.1. はじめに

　前頭前野は，大脳新皮質最前部に位置する脳部位であり，霊長類，特にヒトでその発達がピークに達する．神経心理学的な知見をもとに，思考やプランニングなどの高次機能との関係が指摘されることが多いが，感覚機能にも運動機能にも直接の関わりをみせないこの部位は，その機能について多くの仮説を生んでいる(Fuster, 1989 ; Stuss and Benson, 1986)．このなかには，行動の調節機能を強調した Luria の理論(Luria and Homskaya, 1964)や，Teuber のコロラリ放電仮説(Teuber, 1964)，Fuster の行動の時間的統合説(Fuster, 1989)，Goldman-Rakic の作業記憶説(Goldman-Rakic, 1987)などがある．この章では，霊長類，特にマカカ属のサルを使った研究をもとに，前頭前野における高次機能の理解のための基礎となる行動的意味の情報処理について，最近明らかになってきた前頭前野内での機能分化と処理方式の特徴にもふれながら議論を行う．

2.2. 前頭前野と意味

　脳は，われわれを取り巻く環境を，いわば何枚ものスケッチで描き出す．脳における情報処理の初期段階では，外界の事物を比較的ありのままの姿で映し出したスケッチがつくられ，処理が進んでいくにつれて個々人の経験を反映した「意味」でデフォルメされたスケッチができあがる．たとえば，赤いリンゴの画像は，その色や形の情報を提供するだけでなく，それが食べられるものであるという情報となる．また，救急車のサイレンは，その音とともに，緊急事態の発生を知らせる．このように，われわれの脳は，視覚や聴覚，体性感覚な

どの感覚情報処理機構を通してつくり出された外界の事物の脳内表象に対して学習によって得られた「意味」を付与することにより，反応をひき起こしたり，行動の実行を準備したりする．脳の情報処理も最終段階に近くなると，交通信号の赤いランプは，赤や丸といった視覚情報ではなく，足の動きを止めるための行動情報となるのである．

　LuriaとHomskaya(1964)をはじめとする多くの研究者は，神経心理学的な症例報告をもとに，感覚情報を行動指令に結び付けるこの意味の情報処理が，前頭前野の機能と密接な関連をもつことを指摘している．また，渡邊(1995)は，サルを使った従来の研究を調べて，ニューロン活動の記録実験からも，前頭前野における意味のコーディングの重要性を指摘した．渡邊は，意味を，「刺激が生体にどのような行動を要求しているか」を表す「行動的意味」と，「刺激がどのような事象と結び付いているか」を表す「連合的意味」の2種類に分け，特に，前者と前頭前野，中でも背外側部が関係していることを示した．本章では，前頭前野におけるこの「行動的意味」をコードするニューロンの特徴を概説し，その機能について考えてみたい．

2.3. 前頭前野の行動的意味をコードするニューロン

　1970年代から90年代にかけて，前頭前野の行動的意味の情報処理を調べた多くの実験で，サルに遂行させる課題として，遅延つきgo/no-go課題が使用されている．たとえば，SakagamiとNiki(1994a)の視覚刺激を使ったgo/no-go課題(図I.2.1)では，サルが手元のレバーを押すと，前方のテレビモニターの中央に凝視点が呈示される．1～2秒後，凝視点の上下左右のいずれか1か所に手がかり刺激が，眼球運動が起こらない程度の短い時間(160 ms)呈示される．手がかり刺激は，遅延後にgo反応とno-go反応のうちのどちらの反応を行えばよいかをサルに指示する．1～2秒の遅延期間ののち，凝視点の色が変化する．先に呈示された手がかり刺激が，go反応を指示するものであった場合，サルはすぐに(0.8秒以内)レバーを離さなければならない．逆に，手がかり刺激がno-go反応を意味していた場合には，すぐに手を離してはならず，凝視点の色が元の色にもどるのを待って手を離さなければならない．go試行no-go試行ともに，正しい反応を行うとジュースの報酬が与えられる．この課題遂行中にサル前頭前野のニューロン活動を記録すると，特定の反応(go反応あるいはno-go反応)を指示する手がかり刺激呈示直後に，ニューロ

go 試行

凝視点 ─┐┌──────────┐┌─ 色の変化 (<0.8s)
刺激　 ───────┐┌──────
レバー　　　　press　　　　　release
報酬

no-go 試行

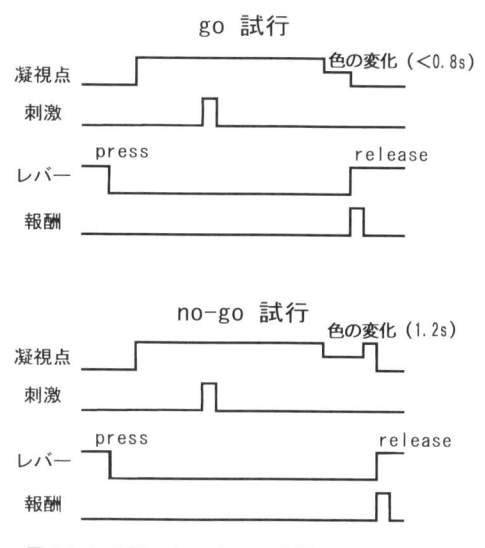

凝視点 ─┐┌──────────┐┌─ 色の変化 (1.2s)
刺激　 ───────┐┌──────
レバー　　　　press　　　　　release
報酬

図 I.2.1　遅延つき go/no-go 課題の time sequence

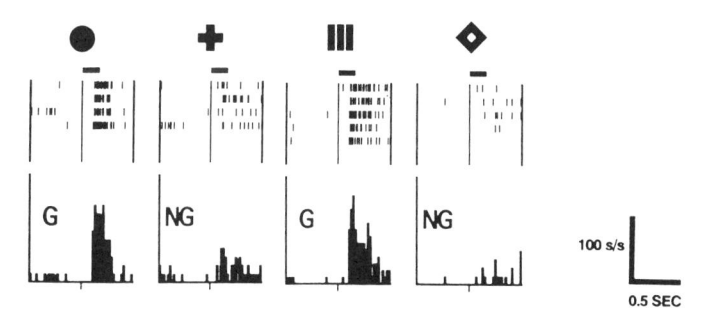

図 I.2.2　go/no-go ニューロンの手がかり刺激に対する応答(Sakagami and Niki, 1994 a より改変) 1個のニューロンの4種類の手がかり刺激に対する応答をラスター(上段)とヒストグラム(下段)で示した．ラスターの上に描かれた太い横線が，手がかり刺激呈示期間を表す．

ン活動を変化させるものが多くみつかる(go/no-go ニューロン)．図 I.2.2 は，go/no-go ニューロンの一例である．この例の場合，丸と縦縞が go 刺激，十字と菱形が no-go 刺激として使われた．図に示したこのニューロンは，go 刺激呈示直後に発射活動を増加させているが，no-go 刺激呈示後にはそのような応答はみられない．反応は遅延期間ののちに行われるため，この応答は反応に伴う筋運動と関連したものではない．またサルは，手がかり刺激呈示前後は凝

視点を見つめるように訓練されているため，このニューロン応答は眼球運動あるいは眼球位置情報とも直接の関連はないと思われる．したがって，このニューロンは，手がかり刺激と連合した go 反応あるいは no-go 反応という行動的意味をコードしていると考えられる．

　Niki ら(1990)は，これら go/no-go ニューロンの応答が，学習性のものであることを次のような実験を行って明らかにした．この実験では，形の視覚刺激が手がかり刺激であったが，丸と十字，あるいは，縦縞と四角といった刺激ペアを使って，サルにペアになる二つの刺激のうち，一方に対しては go 反応を他方の刺激に対しては no-go 反応を行う訓練をまず施した．その後，さまざまな新しい刺激ペアを導入し，一方に go 反応を，他方に no-go 反応を正しく行うようになるまでの学習の経過に伴うニューロンの応答の変化を調べた．前頭前野の go/no-go ニューロンは，学習の初期には，サルがたまたま正反応を行っても応答せず，学習成績の向上とともに徐々に go 刺激と no-go 刺激に対して応答が分化していく．このことは，前頭前野の行動的意味をコードするニューロンがある程度の可塑性を備えており，学習を通して新しい意味を獲得していくということを示唆している．

2.4. 行動的意味情報の階層構造

　ヒトを含む霊長類の脳では，感覚情報は中心溝より後部の感覚関連領野で処理され，次に前頭前野に送られると考えられている．解剖学的研究から，前頭前野に送られる感覚情報は，その種類により前頭前野の中でも異なる部位に投射されるということが知られている(Barbas and Pandya, 1991；Goldman-Rakic, 1987)．視覚情報に関しては，感覚関連領域内で二つの経路に分かれて処理が行われるが(Ungerleider and Mishkin, 1982)，それぞれの経路で処理された視覚情報は前頭前野内の異なる領域に投射される．図 I.2.3 では，視覚情報が前頭前野に送られる主な二つの流れを示した．形や色の情報は，視覚二次野あるいは下側頭回から，前頭前野の主溝より下方の背外側部に送られる．同じ視覚情報でも動きや位置の情報は，MT 野や頭頂葉から前頭前野の主溝周辺部あるいは弓状溝領域に送られる．

　このような解剖学的投射関係の違いが，前頭前野の行動的意味の情報処理にどのように反映されているかを調べるために，Sakagami ら(1995)は，色と動きからなる複合視覚刺激を使った実験を行った．この実験でサルに訓練された

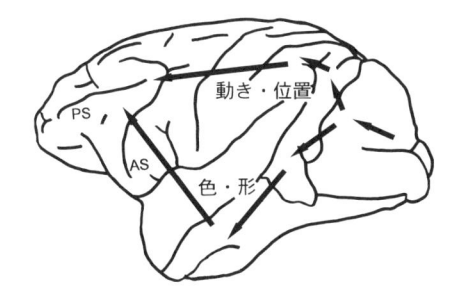

図 I.2.3 視覚情報の前頭前野への二つの投射経路
ニホンザルの左半球外側面上に示した．AS は弓状溝を，PS は主溝を表す．AS より前方が前頭前野．

| 色に注目 | go | no-go | go | no-go |
| 動きに注目 | go | go | no-go | no-go |

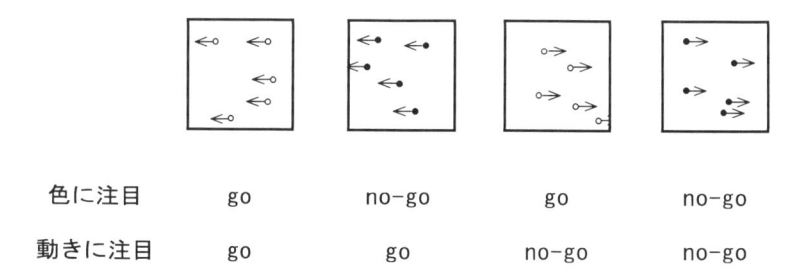

図 I.2.4 Sakagami ら(1995)で使用された選択的注意課題における手がかり刺激と反応の関係
○と●は異なる色であることを表す(実際に手がかり刺激として使われた色はサルごとに異なる)．ランダムドットは，すべて一致して同一方向(矢印の方向)に動く．

課題は，色つきのランダムドットを手がかり刺激とする go/no-go タイプの選択的注意課題であった．凝視点の色が黄色の場合は，手がかり刺激の動く方向を無視してランダムドットの色を弁別し，凝視点の色が紫の場合は，色を無視してランダムドットの動く方向を弁別する(図 I.2.4)．この課題遂行中のサルの前頭前野では，go 刺激と no-go 刺激とで異なった応答をするニューロン(go/no-go ニューロン)が数多く見いだされたが(記録した 253 個のニューロンのうち 168 個)，色や動きの方向それ自体をコードするニューロンは少なかった(9 個)．課題遂行下のサルの前頭前野の多くのニューロンが，行動的意味に関連した応答を示し，刺激の物理的特性それ自身をコードするものが少ないという結果は，これまでの研究の結果と一致する(Komatsu, 1982 ; Watanabe, 1986 ; Yajeya et al., 1988 ; Yamatani et al., 1990)．

図 I.2.5 は，この実験で記録された go/no-go ニューロンの例である．4 種類の手がかり刺激に対する，サルが色に注目した場合の応答(上段)と動きの方

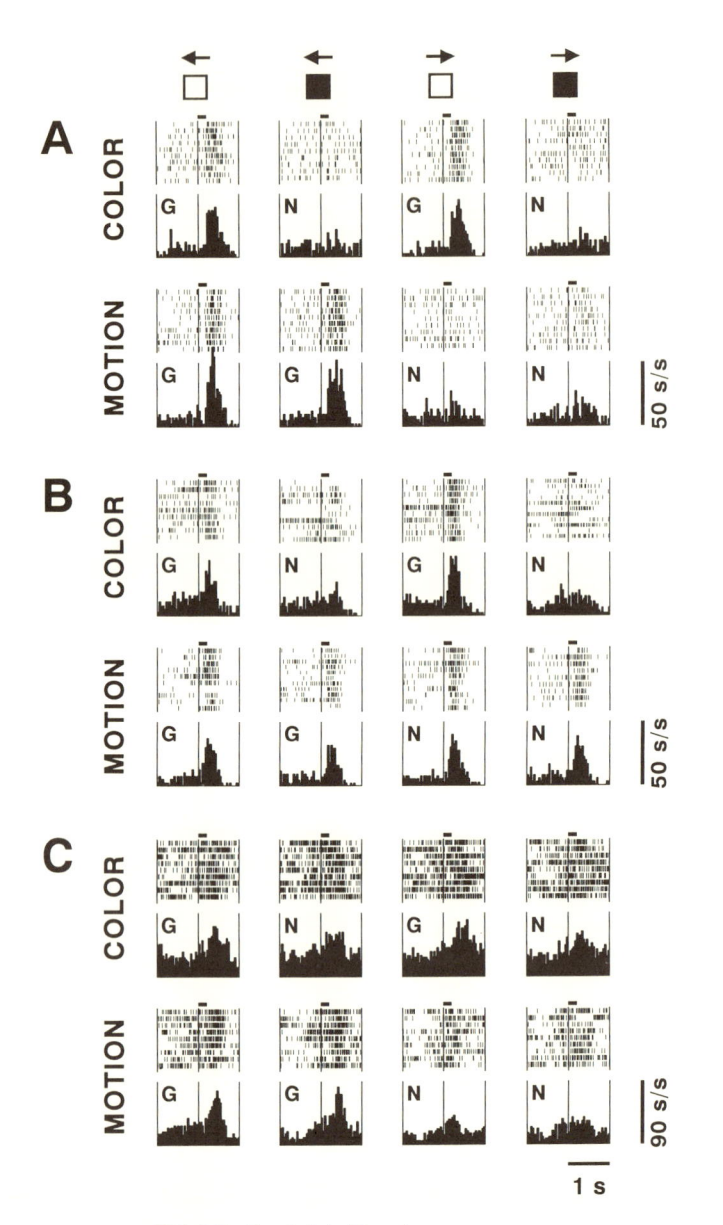

図 I.2.5 三つのタイプの go/no-go ニューロン
A：色＆動き go/no-go ニューロン，B：色 go/no-go ニューロン，C：動き go/no-go ニューロン．
□は紫，■は黄色を表す．ヒストグラム中の G は，go 刺激に対する応答であることを，N は，no-go 刺激に対する応答であることを示す．

向に注目した場合の応答（下段）を，三つのタイプのニューロンについて，それぞれ，ラスターとヒストグラムで示した．A に示されたニューロンは，サルが色に注目して go/no-go 反応を行う場合にも，動きの方向に注目して go/no-go 反応を行う場合にも，go 反応を意味する刺激にのみ発射活動の増加を示している（色＆動き go/no-go ニューロン）．このニューロンは，手がかり刺激である視覚刺激に応答しているが，同じ刺激でも注目する視覚サブモダリティーが変わって意味する反応が変わると応答も変化する（たとえば，左に動く黄色に対する応答）．B のニューロンは，サルが手がかり刺激の色のサブモダリティーに注目して課題を遂行している場合には，A に示されたニューロン同様に，go 刺激に対して選択的に発射活動の増加を示すが，サルが動きのサブモダリティーに注目している場合には，刺激に対して応答はするが go 刺激と no-go 刺激の間に差はみられない（色 go/no-go ニューロン）．C は動き go/no-go ニューロンの例である．このニューロンは，色 go/no-go ニューロンとは反対に，サルが動きのサブモダリティーに注目しているときにのみ go 刺激と no-go 刺激の間で異なった応答をみせる．この研究で記録された動き go/no-go ニューロンの個数は，他の二つのタイプのニューロンに比べかなり少なかった（168 個の go/no-go ニューロンのうち，色＆動き go/no-go ニューロンが 76 個，色 go/no-go ニューロンが 83 個，動き go/no-go ニューロンが 9 個であった）．これら三つのタイプのニューロンの応答パターンは，図 I.2.4 に示したような色と動きの組合せでのみみられるわけではなく，別の色や動きの方向からなる刺激のセットを使っても同様の応答パターンがみられることから，色 go/no-go ニューロンや動き go/no-go ニューロンでも，応答が特定の刺激に対してのものではないことがわかる．また，go 刺激に応答するニューロンばかりではなく，no-go 刺激に選択的に応答するものも三つのタイプでそれぞれみつかっている．

　図 I.2.6 は，これら三つのタイプのニューロンが記録された部位を示したものである．色 go/no-go ニューロン（●）は，下側頭回からの投射が強い主溝より下側の背外側部に限局しており，動き go/no-go ニューロン（▲）は頭頂葉からの投射が強い主溝と弓状溝領域で記録された．色＆動き go/no-go ニューロン（□）は，前頭前野内の他の部位からの入力が集まる弓状溝領域と弓状溝周辺の運動前野に多くみられた．手がかり刺激を構成する特定の視覚サブモダリティーの行動的意味をコードするニューロンが，解剖学的に視覚関連領域に近

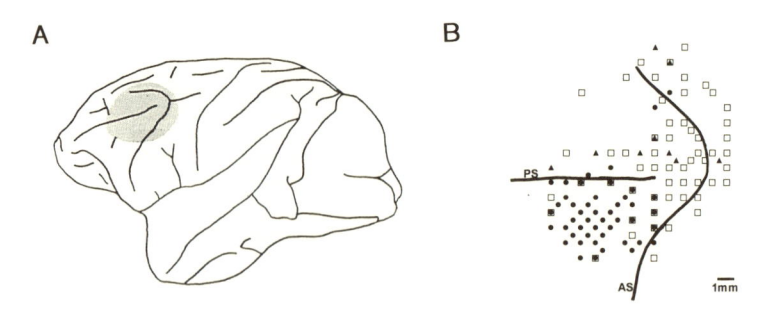

図 I.2.6 go/no-go ニューロンの記録部位

A：サルの左半球の外側面図．灰色で示した領域から記録を行った．B：A の図の灰色で示した領域の拡大図．●は色 go/no-go ニューロンが記録された電極刺入点を，▲は動き go/no-go ニューロンが記録された電極刺入点を，□は色＆動き go/no-go ニューロンが記録された電極刺入点を示す．2 頭のサルの四つの半球からの記録を左半球にまとめた．AS は弓状溝を，PS は主溝を表す．

い部位で記録され，サブモダリティーに限定されない go/no-go ニューロンが，前頭前野内の情報が集まる部位で記録されたという結果は，前頭前野における行動的意味情報の処理に階層性があることを示唆している．

このような階層性が前頭前野に存在するとすると，それぞれのタイプの go/no-go ニューロンの間に，刺激のサブモダリティーの違い以外にも階層性を反映した応答特性の違いがみられるはずである．このことを調べるために，比較的数多く記録された色 go/no-go ニューロンと色＆動き go/no-go ニューロンについて，手がかり刺激に対するニューロン応答の潜時と空間選択性について比較を行ってみた．これらの比較は，条件をそろえるために，いずれもサルが色のサブモダリティーに注目しているときのニューロン活動に対して行っ

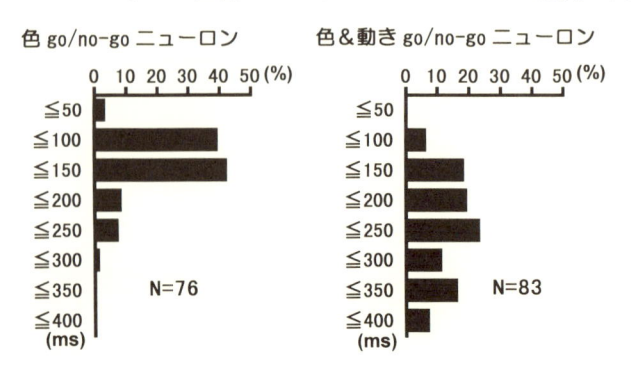

図 I.2.7 色条件における二つのタイプの go/no-go ニューロンの手がかり刺激に対する応答潜時

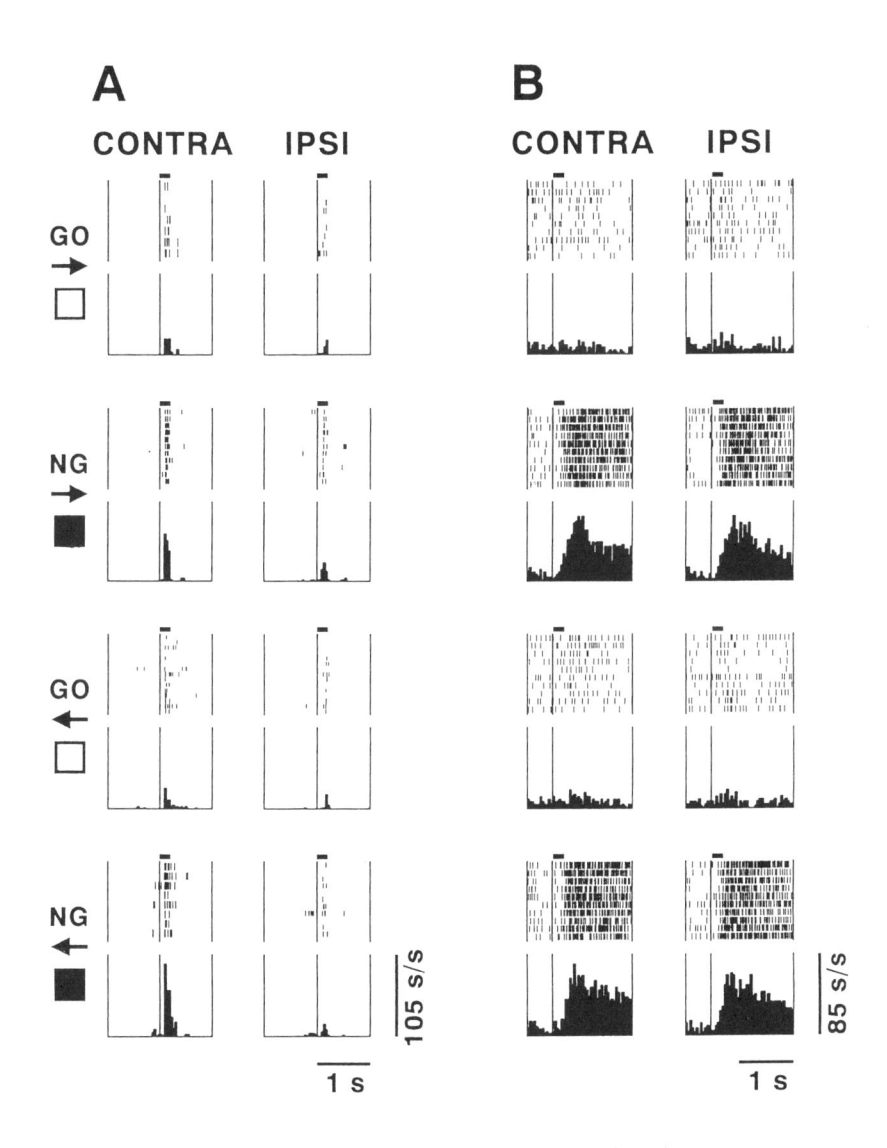

図 I.2.8 二つのタイプの go/no-go ニューロンの空間選択性
A：色 go/no-go ニューロン，B：色＆動き go/no-go ニューロンの応答．ともに no-go 刺激に対して選択的に応答している．CONTRA は，記録半球とは反対側視野に刺激を呈示した場合，IPSI は同側視野に呈示した場合を表す．ここで示されたニューロン活動は，色条件での手がかり刺激に対する応答である．□は緑，■は赤を表す．

た．図 I.2.7 は，go/no-go ニューロンの手がかり刺激に対する応答潜時の分布である．明らかに，色 go/no-go ニューロンの潜時が早いことがわかる．前頭前野の視覚性 go/no-go ニューロンには，視覚関連領野の受容野に似た空間選択性をもつものがある(Sakagami and Niki, 1994 b)．Sakagami ら(1995)の実験では，通常，凝視点の上下左右のうち最もニューロンの応答のよい場所を選び，そこに手がかり刺激を呈示して記録を行ったが，空間選択性について調べるために，一部の go/no-go ニューロンでは，凝視点の左右ランダムに手がかり刺激を呈示することにより，記録脳半球と同側刺激の処理と反対側刺激の処理のどちらが優位かを調べた．図 I.2.8 に色 go/no-go ニューロン(A)と色 & 動き go/no-go ニューロン(B)の典型例を示した(ともに no-go 刺激に対して選択的に応答している)．A のように，色 go/no-go ニューロンは，記録半球と反対側視野に刺激を呈示したときにのみ go 刺激と no-go 刺激とで異なった応答を示すものが多かったが，大部分の色 & 動き go/no-go ニューロンでは，そのような空間選択性はみられなかった(B)．

以上の結果から，前頭前野における行動的意味の情報処理について，図 I.2.9 に示したようなモデルを考えることができる．すなわち，視覚関連領野で，色と形・動きと位置など視覚モジュールごとの処理を受けた視覚情報(sensory)は，そのモジュール性を保ったまま前頭前野に送られる．このとき異なる視覚モジュールの情報は前頭前野内の異なる領域に送られる．前頭前野では，視覚

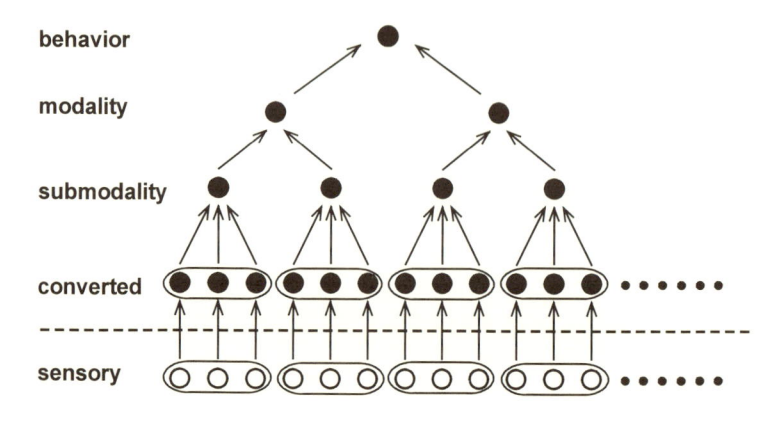

図 I.2.9　前頭前野における行動的意味の情報処理の階層モデル

情報はモジュール性を保ったまま行動的意味の情報に変換される（converted）．いわば，「感覚の言葉」が「行動の言葉」へと「翻訳」されるわけである．モジュール性を保ったまま「行動の言葉」へと「翻訳」された情報は，運動プログラムとして表現されうる行動という「共通言語」を基盤に統合され（submodality, modality），最終的には，モジュールもモダリティーももたない一つの「行動的意味情報」(behavior)として出力される．この階層機構の一部が損傷されると，バランスを欠いた「翻訳」あるいは統合が行われ，ウィスコンシン-カードソーティングテストの成績の低下や前頭葉症候群でみられる固執傾向の増大や注意の障害につながると考えることもできる．

2.5. 脳内ネットワークの中の前頭前野

前頭前野における行動的意味の階層的情報処理は，何のためにこのような処理方式をとるのであろうか．もちろん，モジュールごとに並列的に処理される感覚情報を変換・統合して筋運動プログラミングの実行を判断・指令するという機能と密接な関連があるのであろうが，階層的処理の各段階での感覚情報処理関連領野へのフィードバック情報の役割も注目される．

Goldman-Rakic(1987)は，前頭前野と他の脳部位との入出力関係の解剖学的知見を基礎に前頭前野における作業記憶仮説を提唱した．彼女によると，前頭前野は，さまざまなモダリティー・サブモダリティーの感覚情報を処理する領域から感覚情報を受け取るだけではなく，前頭前野で処理された情報を感覚情報処理関連領域にフィードバックしている．この前頭前野と感覚情報処理関連領野との間の閉回路が活性化されることが，思考や認知に必要な感覚情報を「使える状態」にすることになるという．しかし，どの情報を「使える状態」にすればよいかの判断は，どのようにして行われるのであろうか．生体が実行しようとしている行動に関連する感覚情報を選び出し，それを感覚情報処理領域の処理に反映させなければならない．モダリティー・サブモダリティーの情報を残した前頭前野の行動的意味情報は，このようなフィードバック情報としては，行動に必要な情報とそうでない情報を感覚情報処理領域に知らせるものになりうるという意味で興味深い．

このような処理に関連するのではないかと思われるニューロン活動も，前頭前野で記録されている．2.3節でふれたSakagamiとNiki(1994 a)の実験では，手がかり刺激の呈示に先立って，あたかも手がかり刺激を予期するかのよ

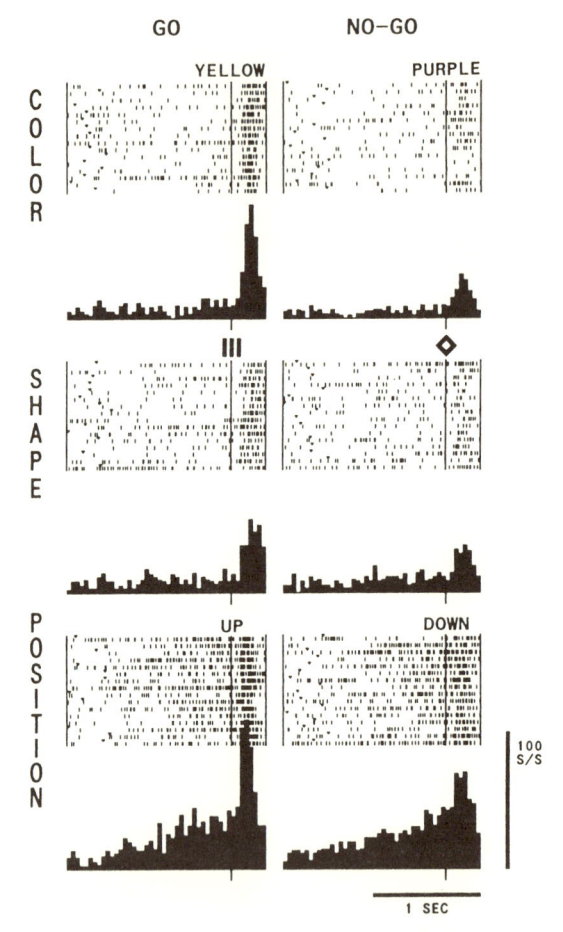

図 I.2.10　手がかり刺激に先立つ注目次元に選択的な予期的応答(Sakagami and Niki, 1994 a) ラスター中の垂直線が手がかり刺激呈示時点を示す．上段がサルが色に注目した場合，中段が形に注目した場合，下段が位置に注目した場合の同一ニューロンの応答．

うな持続的発射活動が記録された．このような予期的応答を示すニューロンの中には，サルが特定のサブモダリティーに注目しているときにだけ持続的応答をみせるものがあった．図 I.2.10 に示されているのは，頭頂葉との結合が強いとされる主溝周辺領域で記録されたニューロンであるが，サルが位置のサブモダリティーに注目しているときにだけ，手がかり刺激呈示に先立つ持続的応答がみられる．色のサブモダリティーや形のサブモダリティーに注目しているときに持続的応答をみせるニューロンは主溝より下側の背外側部で多くみられ

ることから，前頭前野ニューロンの応答特性は，感覚情報処理領域との解剖学的結合関係とも一致している．

最近，イメージングの手法を使い複数の脳部位の活動を同時にモニターする実験が行われるようになったが，Haxbyら(1994)は，ヒトを被験者としたPETの実験で，感覚情報処理領域の特定の部位と前頭前野内の解剖学的に結合がある部位との協応的活動を明らかにした．この実験で使われた刺激は，枠に囲まれた顔写真であるが，顔を判断する条件と顔と枠との空間関係を判断するという条件でのそれぞれの脳内活動が調べられた．顔を判断する条件では，後頭葉下部と下前頭回が，空間位置を判断する条件では，後頭葉背側部，頭頂葉後部と背側運動前野が特異的に活性化された．このことは，図I.2.3で示した異なる視覚情報処理経路が，視覚的注意の条件によって，異なった活性のされかたをするということを示すと同時に，それぞれの視覚情報処理系は，前頭葉の関連する領域も取り込んで，脳全体におよぶネットワークを形成し，特定の機能を実現していることを示している．

2.6. 前頭前野とポピュレーションコーディング

2.3節でふれたように，前頭前野のニューロンは，学習を通して可塑的に，刺激の行動的意味のコーディングを行っているように思われる．前頭前野では，すべての刺激と行動の組合せを1個ずつのニューロンが担当し，しかも，それぞれのニューロンが，いちいち，シナプス効率を変えながらコードしているのであろうか．もし，このような形ですべての行動的意味のコーディングが行われているとすると，前頭前野は，膨大な数のニューロンをこの処理にあてねばならず，また，出力のための処理の構造もかなり複雑で，その割に脆弱なものにならなければならない．しかし，実際の前頭前野のニューロンは，たとえば，図I.2.5Aのニューロンのように，かなり柔軟な応答をする．この例で，同じ右に動く紫という刺激に対しても，サルが色に注目しているときには，go刺激になるため強く応答するが，動きに注目するときにはno-go刺激となるため応答しなくなる．このような，物理的に同じ刺激に対する応答の変化は，刺激呈示の文脈の変化に伴い即座に起こる．一見，特定の刺激に対して応答しているようにみえるニューロンが，刺激が呈示される文脈が変化することによって応答のしかたを変えるという前頭前野ニューロンの特徴は，Watanabe(1986)の条件性弁別課題を使った実験でも示されている．なお，空

間的位置に関しては，文脈の変化が前頭前野ニューロンの発射活動に反映されることが，Niki(1974)の先駆的研究ですでに明らかになっている．

　前頭前野は，すべての刺激の組合せとそれに連合する行動的意味情報をいちいちひとつひとつのニューロンに割り振って蓄えているのだろうか．Vaadiaら(1995)は，この問題に対する解答の糸口となる実験を行った．そもそも，1個のニューロンは，数千のシナプスを通して多数のニューロンからの入力を受け取る．ある時点で，入力を受けたニューロンが活動電位を発生させるかどうかは，1個のニューロンからの入力頻度ではなく，多数のニューロンの時間的に一致した入力があるかどうかで決まる．したがって，Vaadia らは，脳機能を実現しているのは，1個のニューロンの活動頻度ではなく，複数のニューロンの同期した活動であると考え，前頭葉の複数のニューロンの活動の刺激事象との関係を調べる実験を行った．図 I.2.11 は，二つのニューロンのパルス頻度の相関値が，課題の刺激事象(この例では準備信号)と関係することを示したものである．x 軸上，y 軸上に，それぞれのニューロンのパルス頻度をヒストグラムにしたものが描かれているが，どちらも特定の刺激事象との対応はない．しかし，2個のニューロンのパルス頻度の相関を調べてみると，go 試行では，準備信号呈示に先立って相関値が有意に高くなり，そののち低くなっている(Aの図の対角線上に描かれたヒストグラム)．一方，no-go 試行では，逆に準備信号呈示後に，相関値は高くなる(B)．二つのニューロンは，ある条

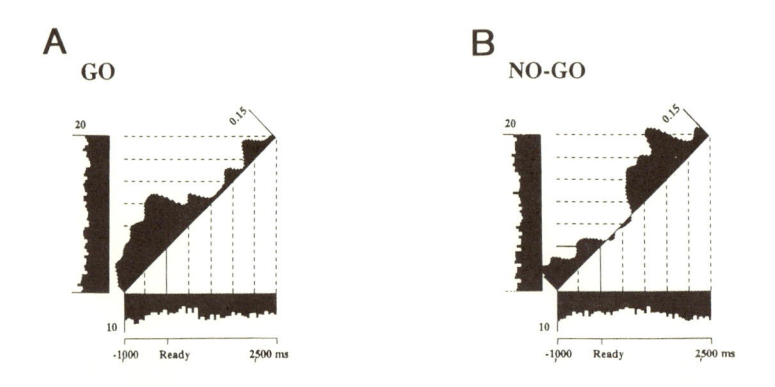

図 I.2.11　二つのニューロンの活動と刺激事象との関係(Vaadia *et al*., 1995 より改変)
A：go 試行における相関，B：no-go 試行における相関．Vaadia らが使用した go/no-go 課題では，go 試行のブロックと no-go 試行のブロックとが分けられているため，サルは次の試行が go 試行であるか no-go 試行であるかの予測がつく．Ready で示されているのが準備信号の呈示時点．

件では同期した応答を示し，別の条件では同期しなかったり，逆の相関を示したりする．このことは，少なくとも前頭葉では，一つの表象をコードするのに複数のニューロンが関与しており，しかも，どのニューロンが，どのニューロン集団に属するかは，刻々と変化していることを示している．すなわち，ある事象に対しては，同期した活動を示すニューロン群でも，別の事象に対しては，別のニューロンと同期した活動を示す．このようなコーディングの仕方は，多くの種類の情報を蓄え，しかもその情報を柔軟に変化させていかなければならない前頭前野のニューロンのコーディングに適した方法だと思われる．Vaadiaらの仮説はきわめて合理的であり，今後の脳研究，特に高次機能の研究に新しい視点を提供している．

2.7. おわりに

本章では，感覚情報を行動的意味情報に変換するという前頭前野の基本的な機能について，主にサルを使った筆者らの研究を中心に概説した．

　もちろん，前頭前野の高次機能が，このような単純な「行動的意味」で説明しつくされるはずはない．前頭前野の高次機能を説明するためには，過去に経験した事象の記憶や今後行おうとする行動プランをも取り込んだ複雑な機能を考慮する必要があろう．その解明にはまだまだ時間を必要とするが，前頭葉機能を脳全体のネットワークの中に位置づけて考えようとする研究や，記憶容量やコーディングの柔軟性を考慮したニューロン集団の研究のはじまりは，高次脳機能の研究が新しい一歩を踏み出したことを感じさせる．　　〔坂上　雅道〕

文　献

Barbas, H. and D. N. Pandya : Patterns of connections of the prefrontal cortex in the rhesus monkey associated with cortical architecture. Frontal Lobe Function and Dysfunction (Levin, H. S., H. M. Eisenberg and A. L. Benton eds.), pp. 35-58, Oxford Univ. Press, New York, 1991.

Fuster, J. M. : The Prefrontal Cortex, Raven Press, New York, 1989.

Goldman-Rakic, P. S. : Circuitry of primate prefrontal cortex and regulation of behavior by representational memory. Handbook of Physiology, Vol. V (Mountcastle, V. B. ed.), pp. 373-414, American Physiological Society, Bethesda, MD, 1987.

Haxby, J. V., B. Horwitz, L. G. Ungerleider, J. M. Maisog, P. Pietrini and C. L. Grady : The functional organization of human extrastriate cortex : a PET-rCBF study of selective attention to faces and locations. *J. Neurosci.*, **14** : 6336-6353, 1994.

Komatsu, H. : Prefrontal unit activity during a color discrimination task with go and no-go responses in the monkey. *Brain Res.*, **244**: 269-277, 1982.

Luria, A. R. and E. D. Homskaya : Disturbances in the regulative role of speech with frontal lobe lesions. The Frontal Granular Cortex and Behavior (Warren, J. M. and K. Akert eds.), pp. 353-371, McGraw-Hill, New York, 1964.

Niki, H. : Prefrontal unit activity during delayed alternation in monkey. II. Relation to absolute versus relative direction of response. *Brain Res.*, **68**: 197-204, 1974.

Niki, H., S. Sugita and M. Watanabe: Modification of the activity of primate frontal neurons during learning of a go/no-go discrimination and its reversal : a progress report. Vision, Memory and The Temporal Lobe (Iwai, E. and M. Mishkin eds.), pp. 295-394, Elsevier, New York, 1990.

Sakagami, M. and H. Niki : Encoding of behavioral significance of visual stimuli by primate prefrontal neurons : relation to relevant task conditions. *Exp. Brain Res.*, **97** : 423-436, 1994a.

Sakagami, M. and H. Niki : Spatial selectivity of go/no-go neurons in monkey prefrontal cortex. *Exp. Brain Res.*, **100** : 165-169, 1994b.

Sakagami, M., K. Tsutsui and H. Niki : Sensory-motor integration in the prefrontal cortex : conversion of sensory information from different visual channels into behavioral information. Abstracts of Fourth IBRO World Congress of Neuroscience D7.7, 1995.

Stuss, D. T. and D. F. Benson : The Frontal Lobes, Raven Press, New York, 1986.

Tueber, H. L. : The riddle of frontal lobe function in man. The Frontal Granular Cortex and Behavior (Warren, J. M. and K. Akert eds.), pp. 410-444, McGraw-Hill, New York, 1964.

Ungerleider, L. G. and M. Mishkin : Two cortical visual systems. Analysis of Visual Behavior (Ingle, D. J., M. A. Goodale and R. J. W. Mansfield eds.), pp. 549-586, MIT Press, Cambridge, 1982.

Vaadia, E., I. Haalman, M. Abeles, H. Bergman, Y. Prut, H. Slovin and A. Aertsen : Dynamics of neuronal interactions in monkey cortex in relation to behavioral events. *Nature*, **373** : 515-518, 1995.

Watanabe, M. : Prefrontal unit activity during delayed conditional go/no-go discrimination in the monkey. I. Relation to the stimulus. *Brain Res.*, **382** : 1-14, 1986.

渡邊正孝：前頭葉における視覚認知．神経研究の進歩, **39**: 624-635, 1995.

Yajeya, J., J. Quintana and J. M. Fuster : Prefrontal representation of atimulus attributes during delay tasks. II. The role of behavioral significance. *Brain Res.*, **474**, 222-230, 1988.

Yamatani, K., T. Ono, H. Nishijo and A. Takaku : Activity and distribution of learning-related neurons in monkey (Macaca fuscata) prefrontal cortex. *Behav. Neurosci.*, **104** : 503-531, 1990.

3

学習の数理モデル
―汎化能力と過学習―

3.1. はじめに

ニューラルネットワークにおける学習は，与えられた例題をもとにシナプスの結合荷重を回路網が修正することで達成される．与えられた例題のセットを繰り返し使うことで結合荷重を少しずつ変更し，最終的には，この例題セットに対する回路の応答誤差(訓練誤差)を最小にする．しかし，学習の目的は学習用例題に対する訓練誤差を最小にすることではなく，これから出てくる新しい例題に備えてそれに対する誤差(汎化誤差)を最小にすることである．すなわち，ニューラルネットワークは汎化能力をもたなければならない．

本章では，工学的なニューラルネットワークのモデルと学習法をもとに，学習における汎化問題を数理的に考察する．与えられる例題は一般に偏りを含む特定のものである．したがって，このまま訓練誤差を最小にするように学習を続けると過学習が起こるだけで，汎化誤差は最小にできないといわれる．それよりは，学習を適当に止めることで過学習を防ぎ，良好な結果が得られることが報告されている．学習のしすぎはよくないというわけである．本章では，統計理論をもとに過学習と汎化能力の問題を数理的に考察する．ここでの考察が，スパースな情報表現を含む実際の脳の学習とどのように関わってくるかは，これからの研究課題として残されている．

3.2. 汎化誤差と訓練誤差

まず，本章で解析するニューラルネットワークのモデルを説明する．これは多層パーセプトロンを含む一般のモデルで，一束の入力信号 $x=(x_1, x_2, \cdots, x_m)$ を外部から受け取り，ネットワークで情報処理して一束の信号 $z=(z_1,$

…, z_k) を出力信号として出す装置である．ネットワークは内部で多層の上向的結合を含んでいて，この強さを学習で調整する．学習により変化するパラメータを全部ひとまとめにしてベクトル $w=(w_1, w_2, \cdots, w_p)$ で表そう．すると，入力 x に対する出力は x と w とで決まるから，$f(x;w)$ のような関数形で書ける．実際の出力はこれに雑音 n が加わったものとし，

$$z = f(x;w) + n$$

と書けるとしよう．

簡単のため，以後出力 z は一次元としよう（多次元でもまったく同様な議論が成立する）．最も単純なモデルは線形ニューロンで，

$$f(x;w) = w \cdot x$$

のように，x の重みつきの和 $w \cdot x = \sum w_i x_i$ を出力するものである．非線形の多層パーセプトロンは，

$$f(x;w) = \varphi\left(\sum w_i^{(l)} z_i^{(l-1)}\right)$$

$$z_i^{(l-1)} = \varphi\left(\sum w_j^{(l-1)} z_j^{(l-2)}\right)$$

$$\cdots\cdots\cdots\cdots\cdots\cdots\cdots$$

$$z_i^{(1)} = x_i$$

のように，層別に順に情報を処理していく非線形のモデルで，$w_{ij}^{(l)}$, $w_{ij}^{(l-1)}$, … のすべてを集めたものがパラメータベクトル w である．

いま，学習用の例題セットとして t 個の入出力データ

$$D_t = \{(x_1, z_1), (x_2, z_2), \cdots, (x_t, z_t)\}$$

が与えられたものとしよう．入力信号 x_i は未知の確率分布 $q(x)$ からランダムに選ばれたものとし，またこのときの出力 z_i は，真のネットワーク（教師ネットワーク）のパラメータを w として，

$$z_i = f(x_i, w^*) + n_i, \qquad i = 1, \cdots, t$$

で与えられる．パラメータ w のネットワークでこの訓練用例題 D_t を処理したとしよう．雑音がないとすると，このときの x_i に対する出力は $f(x_i;w)$ であるから，訓練用データ z_i に対する誤差は

$$\frac{1}{2}|z_i - f(x_i;w)|^2$$

ではかればよい．これをすべての訓練用データ D_t について平均した

$$E_{train}(\boldsymbol{w}) = \frac{1}{2t}\sum_{i=1}^{t}|z_i - f(\boldsymbol{x}_i;\boldsymbol{w})|^2$$

が訓練用誤差である．

一方，新しい入力信号 $\boldsymbol{x}$ を考えたときに，教師の出す解は

$$z = f(\boldsymbol{x};\boldsymbol{w}^*) + n$$

であるから，パラメータ $\boldsymbol{w}$ の回路からの出力の誤差は

$$\frac{1}{2}|z - f(\boldsymbol{x};\boldsymbol{w})|^2$$

である．$\boldsymbol{x}$ や n として何が出るかはランダムに決まるから，これをその確率分布(未知である)を用いて期待値をとった

$$E_{gen}(\boldsymbol{w}) = E\left[\frac{1}{2}|z - f(\boldsymbol{x};\boldsymbol{w})|^2\right]$$

が汎化誤差である．

ここで，誤差の統計的解釈を述べておこう．仮に雑音 n が平均 0，分散 1 の正規分布に従うとする．このとき，$\boldsymbol{x}$ を与えてパラメータ $\boldsymbol{w}$ の回路網から z が出力される確率は

$$p(z|\boldsymbol{x};\boldsymbol{w}) = \frac{1}{\sqrt{2\pi}}\exp\left\{-\frac{1}{2}|z - f(\boldsymbol{x};\boldsymbol{w})|^2\right\}$$

と書ける．したがって，$\boldsymbol{x}_1,\cdots,\boldsymbol{x}_t$ を与えて $z_1,\cdots,z_t$ がパラメータ $\boldsymbol{w}$ の回路網から出現する確率を $\boldsymbol{w}$ の関数として与えると，データ D_t の確率は

$$p(D_t;\boldsymbol{w}) = c\exp\left\{-\frac{t}{2}E_{train}(\boldsymbol{w})\right\}\prod q(\boldsymbol{x}_i)$$

と書ける．すなわち，確率尤度は E_{train} と関係していて，訓練誤差を最小にする $\boldsymbol{w}$ を $\hat{\boldsymbol{w}}$ と書けば，これは統計の立場からは尤度を最大にする最尤推定量にほかならない．このことは学習の特性の解析に統計的推論の理論が使えることを意味する．

3.3. 汎化誤差と訓練誤差の統計解析―モデル選択の理論―

訓練誤差を最小にするパラメータ $\hat{\boldsymbol{w}}_t$ は，t が大きいときは，統計学の漸近理論によれば，真の値 $\boldsymbol{w}^*$ を中心に正規分布をなし，その分散行列は G^{-1}/t である．すなわち，例題数 t に逆比例して $\hat{\boldsymbol{w}}_t$ の誤差が小さくなる．ここに G は Fisher の情報行列と呼ばれる量であるが，詳しい定義は省略しよう．これをもとに，t が十分大きいときに，$\boldsymbol{w}^*$ の近傍で訓練誤差 $E_{train}(\boldsymbol{w})$ と汎化誤

差 $E_{gen}(\boldsymbol{w})$ を評価することができる。このため,

$$H_o = -\frac{1}{2t}\sum|z_i - f(\boldsymbol{x}_i;\boldsymbol{w}^*)|^2$$
$$= -\frac{1}{2t}\sum n_i^2$$

とおこう。これは教師信号に混入する雑音の大きさである。すると, 次の定理が得られる(Amari and Murata, 1992)。

定理1. $\boldsymbol{w}$ が $\boldsymbol{w}^*$ に近いところで, 訓練誤差と汎化誤差は

$$E_{gen}(\boldsymbol{w}) = H_o + \frac{1}{2}(\boldsymbol{w}-\boldsymbol{w}^*)^T G(\boldsymbol{w}-\boldsymbol{w}^*)$$

$$E_{train}(\boldsymbol{w}) = H_o - \frac{1}{2}(\hat{\boldsymbol{w}}_t-\boldsymbol{w}^*)^T G(\hat{\boldsymbol{w}}_t-\boldsymbol{w}^*)$$
$$+ \frac{1}{2}(\boldsymbol{w}-\hat{\boldsymbol{w}}_t)^T G(\boldsymbol{w}-\hat{\boldsymbol{w}}_t)$$

と展開できる。G は $\boldsymbol{w}^*$ での Fisher 情報行列の値であり, $\boldsymbol{w}$ は縦ベクトル, $\boldsymbol{w}^T$ はその転置である。

この定理から面白いことがわかる。$E_{gen}(\boldsymbol{w})$ は $\boldsymbol{w}=\boldsymbol{w}^*$ で最小値をとるが, $E_{train}(\boldsymbol{w})$ は $\boldsymbol{w}=\hat{\boldsymbol{w}}_t$ で最小値をとり, $\boldsymbol{w}^*$ で最小にはならない。$\hat{\boldsymbol{w}}_t$ と $\boldsymbol{w}^*$ の差が訓練データ D_t の偏りとなっている。特に, $\hat{\boldsymbol{w}}_t$ 点で考えれば,

$$E_{gen}(\hat{\boldsymbol{w}}_t) = H_o + \frac{1}{2}(\hat{\boldsymbol{w}}_t-\boldsymbol{w}^*)^T G(\hat{\boldsymbol{w}}_t-\boldsymbol{w}^*)$$

$$E_{train}(\hat{\boldsymbol{w}}_t) = H_o - \frac{1}{2}(\hat{\boldsymbol{w}}_t-\boldsymbol{w}^*)^T G(\hat{\boldsymbol{w}}_t-\boldsymbol{w}^*)$$

となる。t が無限に大きくなるにつれ, 両者は一致する。しかし, 大きくはあるが有限の t では, $\hat{\boldsymbol{w}}_t$ になるようにネットワークのパラメータを調整すると, 汎化誤差は最良の H_o より

$$A = \frac{1}{2}(\hat{\boldsymbol{w}}_t-\boldsymbol{w}^*)^T G(\hat{\boldsymbol{w}}_t-\boldsymbol{w}^*)$$

だけ損をしている。しかし, 訓練誤差は同じ A の分だけ真の値より小さくなっていて, 評価が甘いことがわかる。訓練用に用いたデータを用いて訓練結果を評価するからその分だけ甘いのである。A の期待値は

$$E[A] = \frac{m}{2t}$$

であることがわかる。

この値を使うと, 汎化誤差と訓練誤差は, データ D_t に対しては

$$E_{gen} = E_{train} + \frac{m}{t}$$

で結ばれていることがわかる．この関係はニューラルネットワークのモデル選択に用いることができる．データ D_t が与えられたときに，パラメータ数 m の大きい回路を使えば，訓練誤差はどんどん小さくなる．だからといって喜んではいけない．汎化誤差は m/t の項がつくから，m とともに大きくなる．どのような大きさのネットワークを用いるのがいいかは，

$$E_{train} + \frac{m}{t}$$

を m 関数とみて，これが最小になるものを選択するというのが一つの考え方である．これは赤池の提案した AIC の考え方であり，Murata ら(1994)は，この考えをもっと一般の損失関数を用いたニューラルネットワークに適用できるようにして，NIC(network information criterion)を提案した．モデル選択には，このほか Rissanen(1986)の唱えている最小記述長原理 MDL によるものがあり，どちらがよいかは状況によっていて一概にはいえないという研究もある．

3.4. 学習と途中停止

学習は，例題 D_t を繰り返し用いて，訓練誤差を最小にするように行われる．通常行われる方法は，$\hat{\boldsymbol{w}}(n)$ を学習の第 n ステップとし，第 $n+1$ ステップの値 $\hat{\boldsymbol{w}}(n+1)$ を，

$$\hat{\boldsymbol{w}}(n+1) = \hat{\boldsymbol{w}}(n) - \eta \frac{\partial E_{train}\{\hat{\boldsymbol{w}}(n)\}}{\partial \boldsymbol{w}}$$

で更新していく勾配法である．この種の方法は，たとえば Amari(1967)によって一般的な学習法として提案されたが，近年になって逆誤差伝播法の名前で再発見されて(Rumelhart et al., 1986)有名になった．この学習を続けていくと，$\hat{\boldsymbol{w}}(n)$ は D_t での訓練誤差を最小にする $\hat{\boldsymbol{w}}_t$ へ収束する．

$\hat{\boldsymbol{w}}_t$ は例題に特化した値で真の値 $\boldsymbol{w}^*$ とは少し違っている．この違いは t が小さいときは深刻な問題となる．これを避けるために，いくつかの方法が提案されている．適切なモデル選択を行うこともその一つであるが，モデルが決まっても損失に正則化項 $r(\boldsymbol{w})$ というものを付加し，$\boldsymbol{w}$ の次元やサイズがあまり大きくならないようにする方法がある．このとき，損失項の係数 λ をどう決めるかで，Bayes 統計の考え方や，経験 Bayes などを使う方法がある．も

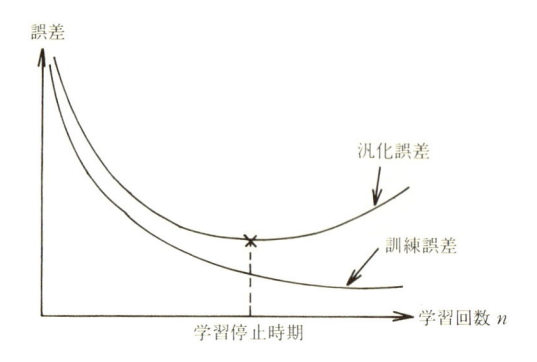

図 I.3.1 訓練誤差と汎化誤差

う一つの方法が，学習を最後まで行って $\hat{w}_t$ へ行くのではなくて，途中で止めてみたらよいという途中停止の方法である．

途中停止の場合，どこで学習を停止するかが問題となる．このためには，学習用の全例題 t を rt 個の訓練用例題と $r't$ 個のテスト用例題に分割する．$r+r'=1$ である．rt 個の訓練用例題を用いて訓練誤差が小さくなるように学習を続ける．一方，学習の結果をテスト用の例題を用いて評価する．テスト用例題は訓練に用いなかったからいわば新しい例題と同じである．これを汎化誤差の代理に使う．学習が進んでいくと，訓練誤差は単調に減少していくが，テスト用で評価する汎化誤差ははじめは減少するが，あるところから上昇に転ずる．この時点で学習を止めればよい．これを説明するのが図 I.3.1 である．

"勉強のしすぎはよくない"というのはたいへんもっともらしいが，この現象は本当に起こるのであろうか．また，起こるとすればそれにはどのような理論的な根拠があるのだろう．それを明らかにするのが本章である．

3.5. 過学習と途中停止のメカニズム

まず，直観的な話をはじめよう．D_t が与えられたときに，訓練誤差を最小にする $\hat{w}_t$ は真の値 w^* のまわりのどこかに決まる．どこに決まるかは，例題としてたまたまどのようなものが選ばれたかによる．t が大きいときは漸近論が働いて，$\hat{w}_t$ は w^* のまわりに Fisher 行列 G の逆行列の $1/t$ 倍を分散行列として正規分布をしている．話を簡単にするため，G は単位行列 I に等しいとしよう．

3 学習の数理モデル

パラメータ $\boldsymbol{w}$ の空間で，$\boldsymbol{w}^*$ を中心とし半径 $1/\sqrt{t}$ の球 S を描いてみよう．これが図 I.3.2 である．もちろん，球といっても m 次元球である．さて，学習によって，$\hat{\boldsymbol{w}}(n)$ は $\hat{\boldsymbol{w}}(0)$ からはじまって $\hat{\boldsymbol{w}}_t$ へ収束していく．t が大きいところでは，S の直径は $1/\sqrt{t}$ の大きさだから小さいし，$\hat{\boldsymbol{w}}(n)$ は n が大きくなればほぼ直線状の軌跡で $\hat{\boldsymbol{w}}_t$ に入ってくる．この軌道を軌線 A と呼ぶ．

いま，初期状態 $\hat{\boldsymbol{w}}(0)$ が図のように $\boldsymbol{w}^*$ の左側にあったとしよう．$\hat{\boldsymbol{w}}_t$ は球面 S 上のどこかにある．そこで，$\hat{\boldsymbol{w}}(0)$ から S へ接線を引いてみよう．二次元ならば 2 本の接線が引ける．一般に p 次元ならば，接線が S と接する部分は $p-1$ 次元の球となる．この球 T は，S を左側 S_l (斜線を引いた部分) と右側 S_r に分割する．さて，$\hat{\boldsymbol{w}}_t$ が球の左側の S_l 上にあったとしよう．このとき，$\boldsymbol{w}(0)$ を出発する学習の軌線は $\hat{\boldsymbol{w}}_t$ に到達してここで止まる．途中停止をしても何もよいことは起こらない．しかし，$\hat{\boldsymbol{w}}_t$ が右側の S_r 上にあるとすると，学習の軌線は球 S の中に一度入り，$\boldsymbol{w}^*$ に近づきながらさらに遠くの $\hat{\boldsymbol{w}}_t$ へ行ってしまう．このときは途中停止をしたらよい理屈である．

では $\hat{\boldsymbol{w}}_t$ はどこにあるのだろう．いま，球 S を $\boldsymbol{w}(0)$ と $\boldsymbol{w}^*$ とを結ぶ線に垂直に，玉ねぎでも切るように輪切りにしていってみよう．次元 p が十分大きいときは，表面積のほとんどは，中央の一番大きい一切れのところにあって，他の部分は無視できるくらい小さいことがわかる．半径 r の p 次元球の表面積は r^{p-1} に比例するから，$r > r'$ ならば r^{p-1} と $(r')^{p-1}$ では前者が限りなく大きい．この大きい輪切りの真中の部分は右側の S_r に含まれる．したがって，たいていの場合は途中停止をしたらよいことになる．

ここで，例題数 t が十分に大きい場合を考えてみよう．このとき，S の半

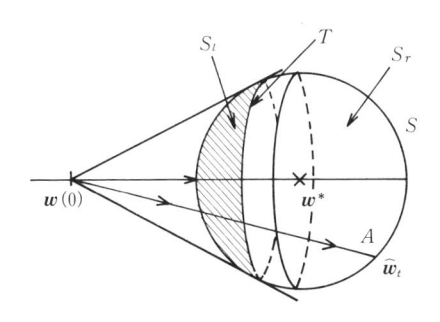

図 I.3.2 学習の軌道

径は $1/\sqrt{t}$ で,無限に小さい.仮に球 S を半径 1 の大きさに書けば,初期値 $w(0)$ は左側の無限に遠いところからやってくることになる.したがって,学習の軌線は左から水平方向に入ってくる.このとき,$\hat{w}_t$ が輪切りの中央部分にあれば,途中停止をしても得るところはない.途中停止をどこでするかを決めるために例題の一部をテスト用に割愛すれば,データ数が減りその分の損が残るだけである.つまり,途中停止は百害あって一利なしということになる.

このことから,途中停止の効果は t の大きさと,初期値 $w(0)$ がどのくらい遠くにあるかの二つによっていることがわかる.通常の非線形の多層パーセプトロンでは,w^* の各成分があまり大きくても飽和してしまい実効がない.つまり w^* は有限領域に限られている.一方,$w(0)$ は 0 ベクトルにとるのが普通である.ここから,$w(0)$ と w^* の距離の見当がつく.$w(0)$ が w^* に非常に近い場合,または S が非常に大きい場合は $w(0)$ は球の中に入っていて,途中停止はきわめて有効である.以上をふまえて,もう少し数理的に解析してみよう.

3.6. 例題数がきわめて少数の場合

ここでは,例題数 t がパラメータ数 p より小さいという極端な場合に,汎化誤差がどのような振舞いをするか,きわめて単純なモデルを用いて解析してみよう.

次式で決まる線形モデル

$$z = w \cdot x + n$$

を考える.

訓練用データ D_t に対して,訓練誤差は

$$E_{train}(w) = \frac{1}{t} \sum |z_i - w \cdot x_i|^2$$
$$= \frac{1}{t} \sum \{(w \cdot x_i)(x_i \cdot w) - 2z_i x_i \cdot w + z_i^2\}$$

と書ける.$t < p$ であるから,$\{x_1, \cdots, x_t\}$ は全空間を張らない.したがって,x_i の張る t 次元部分空間に直交する方向のベクトル v を w に加えても,$E_{train}(w)$ 値は変わらない.つまり,この場合は直交方向の情報はデータからは得られなくて,w は一意的には決まらない.このときはノルム最小の w を用いることにして,$v = 0$ とし,w は x_i の一次結合で書けるものとしよう.

訓練誤差を最小にする $\hat{\bm{w}}$ を陽に求めよう．

これには，入力信号 $\{\bm{x}_1,\cdots,\bm{x}_t\}$ の相反ベクトル系 $\{\bm{x}_1^*,\cdots,\bm{x}_t^*\}$ を用いればよい．$\bm{x}_i^*$ は $\{\bm{x}_1,\cdots,\bm{x}_t\}$ の張る t 次元部分空間 X_t に含まれるベクトルで，$\bm{x}_i$ 以外のベクトル $\bm{x}_j (j \neq i)$ とは直交し，$\bm{x}_i$ との内積は 1 になるものである．いま行列 G を

$$G_{ij} = \bm{x}_i \cdot \bm{x}_j$$

で定義し，その逆行列 G^{-1} の成分を G_{ij}^{-1} と書くと，

$$\bm{x}_i^* = \sum_{j=1}^{t} G_{ij}^{-1} \bm{x}_j$$

と書ける．また，

$$P_t = \sum \bm{x}_i (\bm{x}_i^*)^T$$

は $p \times p$ 行列で，任意のベクトルを部分空間 X_t に射影する演算子である．

定理 2. 訓練誤差 $E_{train}(\bm{w})$ を最小にする $\hat{\bm{w}}$ は，

$$\hat{\bm{w}} = P_t \bm{w}^* + \sum_{i=1}^{t} n_i \bm{x}_i^*$$

と書けて，このときの訓練誤差は 0 である．

証明は簡単である．まず，この $\hat{\bm{w}}$ は $\bm{x}_i$ の一次結合で書ける．次に任意の $\bm{x}_j$ に対して，

$$(P_t \bm{w}^*) \cdot \bm{x}_j = \bm{w}^* \cdot (P_t \bm{x}_j) = \bm{w}^* \cdot \bm{x}_j,$$
$$\bm{x}_i^* \cdot \bm{x}_j = 0 \quad (i \neq j)$$

に注目すれば，

$$\hat{\bm{w}} \cdot \bm{x}_j = \bm{w}^* \cdot \bm{x}_j + n_j = z_j$$

であることがわかる．これより，訓練誤差はこの $\hat{\bm{w}}$ に対して最小値 0 をとることがわかる．

次に $\hat{\bm{w}}$ の汎化誤差を計算しよう．話を簡単にするために，ここでは p も t も大きいものとし，例題数 t を 1 パラメータ当りで規格化した

$$\alpha = \frac{t}{p}$$

を用いる．いまは少数例を扱っていて，$\alpha < 1$ の不良設定の場合を論じている．

定理 3. 訓練誤差最小の $\hat{\bm{w}}$ に対する汎化誤差の期待値は

$$\langle E_{train}(\hat{\bm{w}}) \rangle = \frac{\sigma^2}{2} + \frac{1}{2} \left\{ \frac{1}{\alpha} (w^*)^2 + \frac{\alpha}{1-\alpha} \sigma^2 \right\}$$

で与えられる．ここに，σ^2 は雑音 n_i の分散，$w^* = |\bm{w}^*|$ である．

証明を与えておこう．汎化誤差は

$$E_{gen}(\hat{\boldsymbol{w}}) = \frac{1}{2} E[|\boldsymbol{w}^* \cdot \boldsymbol{x} + n - \hat{\boldsymbol{w}} \cdot \boldsymbol{x}|^2]$$

$$= \frac{1}{2} E[n^2] + \frac{1}{2} E[|(w^* - \hat{\boldsymbol{w}}) \cdot \boldsymbol{x}|^2]$$

$$= \frac{1}{2} \sigma^2 + \frac{1}{2} |\boldsymbol{w}^* - \hat{\boldsymbol{w}}|^2$$

と書ける．ここで，$\boldsymbol{x}$ の分布が共分散行列 I（単位行列）の正規分布であることを用いた．さて，$\hat{\boldsymbol{w}}$ は例題 $\boldsymbol{x}_1, \cdots, \boldsymbol{x}_t$ と $n_1, \cdots, n_t$ に依存している．汎化誤差をこれらについて平均したものが $\langle E_{train}(\hat{\boldsymbol{w}}) \rangle$ である．これを計算するには，$\langle \hat{\boldsymbol{w}} \rangle$ と $\langle |\hat{\boldsymbol{w}}|^2 \rangle$ とを計算する必要がある．

$\langle n_i \rangle = 0$ だから，

$$\langle \hat{\boldsymbol{w}} \rangle = \langle P_t \boldsymbol{w}^* \rangle$$

ところで，$\boldsymbol{x}_i$ は等方的に出るから，部分空間 X_t も等方的，したがってそこへの射影は p 次元空間を t 次元空間へ縮める等方的なものだから

$$\langle P_t \rangle = \frac{t}{p} I = \alpha I$$

これより

$$\langle \hat{\boldsymbol{w}} \rangle = \alpha \boldsymbol{w}^*$$

がでる．

$\langle |\hat{\boldsymbol{w}}|^2 \rangle$ の計算は，式通り実行すると

$$\langle |\hat{\boldsymbol{w}}|^2 \rangle = \langle |P\boldsymbol{w}^*|^2 \rangle + \sum \langle n_i n_j \boldsymbol{x}_i^* \cdot \boldsymbol{x}_j^* \rangle$$

$$= \alpha (w^*)^2 + \sigma^2 \sum \langle \boldsymbol{x}_i^* \cdot \boldsymbol{x}_i^* \rangle$$

がでる．ここで，$A_i = \langle |\boldsymbol{x}_i^*|^2 \rangle$ の計算が面白い．$\{\boldsymbol{x}_1^*, \cdots, \boldsymbol{x}_t^*\}$ は例題の並べ方によらないから，対称性からすべての A_i は等しい．そこで A_t を求めよう．$\boldsymbol{x}_t$ 方向の単位ベクトルを $\boldsymbol{e}_t$ とし，P_{t-1} を $\{\boldsymbol{x}_1, \cdots, \boldsymbol{x}_{t-1}\}$ の張る部分空間 X_{t-1} への射影，$\boldsymbol{e}'$ を X_{t-1} に直交する X_t の単位ベクトルとする．ここで，

$$\boldsymbol{e}_t = c\boldsymbol{e}' + P_{t-1}\boldsymbol{e}_t$$

と分解すると，

$$|c\boldsymbol{e}'|^2 + |P_{t-1}\boldsymbol{e}_t|^2 = 1$$

であり，前と同様の考察から

$$\langle |P_{t-1}\boldsymbol{e}_t|^2 \rangle = \frac{t-1}{p} \approx \alpha$$

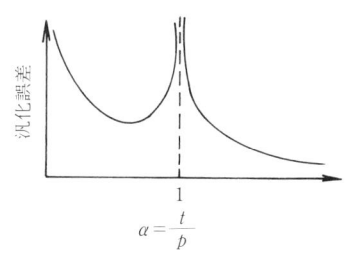

図 I.3.3　例題数と汎化誤差

ここから
$$\langle c^2 \rangle = 1 - a$$
を得る．ところで，x_t^* は X_{t-1} に直交するから
$$x_t^* = \frac{1}{c|x_t|} e'$$
である．さらに p が大きいときは
$$|x_t|^2 \approx p$$
を用いると
$$\langle |x_t^*|^2 \rangle \approx \frac{1}{p-t}$$
を得る．これより定理が得られる．

　ここで，訓練誤差を最小にする $\hat{w}$ を用いたときの汎化誤差はパラメータ当りの例題数 a が増加するとどう変化していくかを図に示してみよう(図 I.3.3)．例題数が増えれば情報が増える．それなのに，あるところから汎化誤差が増えはじめ，$a=1$ になると，p と t が大きなときは誤差も限りなく増大する．これが典型的な過適合(オーバーフィッティング)で，少ない例題数に誤差まで含めて無理にパラメータ w を適合させるため，訓練誤差は 0 にできるが汎化能力がなくなってしまう．なお，図には $a>1$ の領域まで図示してあるが，これについても統計的解析が可能である(本章では省略する)．

3.7. Bayes 理論による正則化

　例題数とパラメータ数が等しい $a=1$ を中心に極端な過適合が起こる．ここでは訓練誤差を最小にする学習法(最尤推定法といってもよい)はよくない．もちろん，情報は例題数とともに増えるから，$\hat{w}$ を修正して汎化誤差をより小

さくするパラメータ $\bar{w}$ がこれ以外の方法で求まるはずである．その方法の一つがクロスバリデーションによる学習の途中停止である．しかし，ただでさえ少ない例題の一部をさいてテスト用にまわすことはここでは得策でない．

線形の場合では，
$$\bar{w} = P_t w^* + \sum n_i x_i^*$$
において $a=1$ に近いほど x_i^* の絶対値が大きくなるから，このために誤差 n_i が拡大される．これを防ぐには，$\bar{w}$ の絶対値をあまり大きくしないように，損失に正則項を入れる提案が行われている．これは損失を
$$L(w) = E_{train}(w) + \lambda r(w)$$
とおくもので，λ は定数，$r(w)$ はたとえば
$$r(w) = |w|^2$$
のようにとる．こうして，$E_{train}(w)$ ではなくて $L(w)$ を最小にする w を学習で求めればよい．これが正則化理論の単純な場合である．ここで，パラメータ λ の選び方が問題となる．

正則化項は Bayes 統計学の立場から考えることもできる．パラメータ w に事前の確率分布 $P_{pr}(w)$ が想定できるものとして，この分布を
$$P_{pr}(w, \lambda) = c \exp\{-\lambda r(w)\}$$
とおこう．データが何もないときは，真の w^* はこのような分布から選ばれた一つと考える．w とデータ D_t の同時確率分布は
$$P(D_t, w) = P_{pr}(w, \lambda) \prod_{i=1}^{t} p(z_i, x_i; w)$$
と書ける．これより，データ D_t を観測したという条件のもとで，w が何であったかを想定する事後分布 $P_{post}(w|D_t)$ は Bayes の定理から
$$P_{post}(w|D_t) = \frac{P_{pr}(w, \lambda)}{P(D_t)} \prod p(z_i, x_i; w)$$
$$P(D_t) = \int P_{pr}(w, \lambda) \prod p(z_i, x_i; w) \, dw$$
である．事後分布 $P_{post}(w)$ を最大にする w を $\bar{w}$ と書く．
$$-\log P_{post}(w) = \text{const} + t\{E_{train}(w) + \lambda' r(w)\}$$
となる．ただし，$\lambda' = \lambda/t_0$ である．このことから，正則化理論とは Bayes 推定量を求めることと同等であることがわかる．正規化項 $\lambda r(w)$ は Bayes 事前分布の対数を負にしたものである．

λ を決定するのに経験 Bayes(empirical Bayes)理論の考え方がある．Bayes

理論では，事前分布を"適当に決める"ところが恣意的であると批判される．そこで事前分布の族を考えここにパラメタ(ハイパーパラメータと呼ぶ)を導入しておき，観測データ D_t をもとにこのハイパーパラメータを決定しそこから事前分布を求めれば，主観的恣意的な部分が減ることになる．いまの場合，$P_{pr}(\boldsymbol{w},\lambda)$ の λ がハイパーパラメータである．

いま仮に λ の事前分布を $\pi(\lambda)$ とすれば，$(\lambda, \boldsymbol{w})$ が真の(ハイパー)パラメータの値であり，ここからデータ D_t が選ばれた確率は

$$P(D_t, \boldsymbol{w}, \lambda) = \pi(\lambda) P_{pr}(\boldsymbol{w}, \lambda) P(D_t; \boldsymbol{w})$$

と書ける．一つの考え方は，データ D_t が与えられたときにこれを最大にする $(\lambda_o, \hat{\boldsymbol{w}}_o)$ を求めて，$\hat{\boldsymbol{w}}_o$ を推定量とする考えである．しかし，通常これはうまく働かない．ハイパーパラメータ λ を導入する考え方は，ある λ を一つ定めここから $P_{pr}(\boldsymbol{w}, \lambda)$ の確率で $\boldsymbol{w}$ を決めたとし，そこからデータ D_t が決まるというものである．しかし，いまの状況はこのような分布した $\boldsymbol{w}$ のアンサンブルを考えるのではなく，$\boldsymbol{w}$ は唯一つに決まっている．いわば $\boldsymbol{w}$ は1回しかでないのに，ここに統計的な考えを使うのは無理なのである．

そこで，これを $\boldsymbol{w}$ について積分した

$$P(D_t, \lambda) = \int P(D_t, \boldsymbol{w}, \lambda) d\boldsymbol{w}$$

を考えてみよう．D_t が与えられたときに，多くの場合 λ の分布はこの最大値を中心に鋭い分布をするという．この最大値 $\hat{\lambda}$ を用いて事前分布 $P_{pr}(\boldsymbol{w}, \hat{\lambda})$ を定め，これから Bayes 推論を行う方法である．これは赤池によって提唱され，また同種の考えがその後 MacKay によっても提出されている．事前分布のパラメータを考える際には，$\boldsymbol{w}$ は分布したものとして，同じ (λ, D_t) のペアで最もよくでそうなものを考え，その上でその中から $\boldsymbol{w}$ を一つ選び出すという考えになっている．このあたりの仕組みの合理的な基礎づけはまだそれほど明らかではない．

正則化理論や Bayes 推定は，過適合によって $\boldsymbol{w}$ が大きくなりすぎるのを防ぐ意味がある．それならば，直接に $\hat{\boldsymbol{w}}$ を小さくする縮小推定量の考えが統計学にはある．いま，新しい推定量として，$\hat{\boldsymbol{w}}$ を c 倍した $c\hat{\boldsymbol{w}}$ を用いることにしよう．このとき，汎化誤差を c の関数とみると，

$$E_{gen}(c\hat{\boldsymbol{w}}) = \frac{1}{2}\sigma^2 + \frac{1}{2}|\boldsymbol{w}^* - c\hat{\boldsymbol{w}}|^2$$

である．これは c の二次式である．これを最小にする c は

$$c = \frac{\hat{\boldsymbol{w}} \cdot \boldsymbol{w}^*}{|\hat{\boldsymbol{w}}|^2}$$

で与えられる．$\boldsymbol{w}^*$ は未知であるからこの式はこのままでは使えない．そこで，アンサンブル平均を用いることにすると，

$$c = \frac{(1-\alpha)\hat{w}^2}{(1-\alpha)\hat{w}^2 + \sigma^2}$$

とおくのがよいことがわかる．ここで $\hat{w} = |\hat{\boldsymbol{w}}|$ である．

この考えをさらに進め，C を行列として $C\hat{\boldsymbol{w}}$ の形の推定量を考えることもできる．最良の C は

$$C = \alpha \boldsymbol{w}^* (\boldsymbol{w}^*)^T X$$
$$X = \{E[\hat{\boldsymbol{w}}\hat{\boldsymbol{w}}^T]\}^{-1}$$

である．問題はこれらの量の推定量を一般の場合にどう求めるかである．

3.8. 学習性能の漸近解析

ここでは一般の非線形モデルにもどって，例題数 t が(p に比べて)きわめて大きなときの学習の様相を解析する．このとき，途中停止は有害無用であることを明らかにする．

最尤推定量 $\hat{\boldsymbol{w}}$ の分布は真の値 $\boldsymbol{w}^*$ を中心に分散行列 G^{-1}/t の正規分布に漸近する．ここで，$\boldsymbol{w}^*$ の近傍で新しい座標系をとり，$G = I$ となるようにしよう．すると，$\boldsymbol{w}^*$ の近傍では解析が簡単になる．学習方程式でも，その解 $\hat{\boldsymbol{w}}(n)$ は，$n, n'(n > n')$ が十分大きくなれば，

$$\hat{\boldsymbol{w}}(n) = (1-\eta)^{n-n'}(\boldsymbol{w}(n') - \hat{\boldsymbol{w}}) + \hat{\boldsymbol{w}}$$

のように，軌道は線形に $\hat{\boldsymbol{w}}$ に近づく．

いま，$\boldsymbol{w}^*$ と $\hat{\boldsymbol{w}}$ とを直径の両端とする球 S を $\boldsymbol{w}$ の空間に描く(図 I.3.4)．ある初期値から出発した学習の軌道は n が十分に大きくなると直線状に $\hat{\boldsymbol{w}}$ に近づく．これを軌道 A と呼ぼう．図 I.3.4 のように軌道が $\hat{\boldsymbol{w}}$ の左側から近づく場合，真の値 $\boldsymbol{w}^*$ に一番近い軌道上の点は，A と球 S の交点である．したがってここで途中停止できればよい．一方，A' のように右側から近づく場合には，途中停止は無用である．

さて，t が十分大きいときは，初期値 $\boldsymbol{w}(0)$ がどこにあれ，それは $\boldsymbol{w}^*$ や $\hat{\boldsymbol{w}}$ からは十分に遠い．一方，$\hat{\boldsymbol{w}}$ は $\boldsymbol{w}^*$ のまわりに等方的に分布しているから，

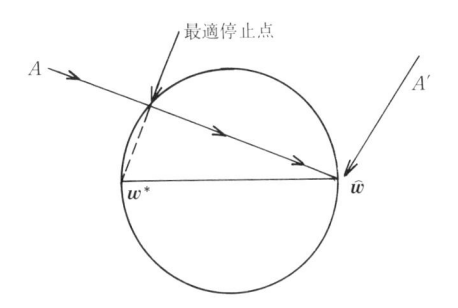

図 I.3.4　学習の軌道と最適停止点

軌道 A がどの角度から $\hat{\boldsymbol{w}}$ に入ってくるか，その相対関係は等方的と考えてよい(t が十分に大きくないときは，これは $\boldsymbol{w}(0)$ と $\boldsymbol{w}^*$ との距離に関係するため等方的にならないことを前に述べた）．このとき，$\boldsymbol{w}(0)$ と $\boldsymbol{w}^*$ とを結ぶ直径と軌道 A とのなす角を θ とすれば，θ の分布は

$$s(\theta) = \frac{1}{I_{p-2}} \sin^{p-2} \theta$$

である．ここに I_{p-2} は規格化定数．p が大きければ，$\theta = \pi/2$，つまりほとんどの場合直交する方向から入る．したがって，途中停止の効果は少ない．これを解析すると次の定理を得る．

定理 4. 仮に最適途中停止が行えたとすると，このときの汎化誤差は

$$\langle E(\hat{\boldsymbol{w}}_{opt}) \rangle = H_o + \frac{1}{2t}\left(p - \frac{1}{2}\right)$$

であって，次元にして 1/2 得をするにすぎない．最適の停止時間の平均は

$$\langle n_{opt} \rangle = \frac{\log t}{\log(1-\eta)}$$

である．

証明は Amari ら(1996)を参照されたい．さて，最適な停止時期はわからないから，データ D_t を訓練用とテスト用に分け，テスト用データを用いて停止時期を求めるクロスバリデーションの性能を調べてみよう．いま，$r + r' = 1$ として，rt 個を訓練用データに，残りの $r't$ 個をテスト用データにするものとする．訓練用データの最尤推定を $\hat{\boldsymbol{w}}$，テスト用データの最尤推定を $\bar{\boldsymbol{w}}$ とすると，これらはそれぞれ分散行列 $G^{-1}/(rt)$，$G^{-1}/(r't)$ の正規分布に従い，しかもこの二つは漸近的に無相関である．この結果を用いて，テスト用データを用いて停止時期を決めたときの汎化誤差の期待値を求める．

定理5. クロスバリデーションによる停止を用いたときの汎化誤差の期待値は

$$\langle E_{train}\rangle = H_o + \frac{2p-1}{4rt} + \frac{1}{4r't}$$

で与えられる．

これをもとに，最適なデータの分割法が求まる．

定理6. p が大きいとき，データの最適な分割は

$$r = 1 - \frac{1}{\sqrt{2p}}$$

で行うのがよく，このときの汎化誤差の期待値は

$$\langle E_{train}\rangle = H_o + \frac{p}{2t}\left(1+\sqrt{\frac{2}{p}}\right)$$

である．

この結果は，t が非常に大きい漸近領域では途中停止は有害無用であることを示している．では $\alpha = t/p$ がどのくらいの大きさで漸近解析が有効なのであろうか．それは場合によるとしかいえない．α が中程度のときには，高次の漸近解析なるものがあり，これは $1/t$ の項を評価するだけでなく，$1/t\sqrt{t}$，$1/t^2$ の項を評価する統計学の理論である (Amari, 1985；甘利・長岡, 1994)．しかし，それをこの状況で適用するのは容易ではない．

3.9. おわりに

ニューラルネットワークの工学理論の中で，いわゆるバックプロパゲーションと呼ばれる確率降下学習法は古くから提案されていたが (Amari, 1967)，アメリカにおける再発見以後ニューラルネットワークの応用技術として急速に広まった．その中で，汎化誤差と訓練誤差の違いが意識され，実践的知識としてクロスバリデーションによる学習の途中停止が有効であるとされている．また，例題数の小さいときには過適合が起こることが意識され，正則化理論や Bayes 理論が登場してきた．

これらは統計学の立場からみても興味がある問題で，理論的に筋の通った説明が望まれている．本章は数理的手法を用いてこの問題を解析し，最近の成果を示したものである．この分野の研究者の参考になれば幸いである．

〔甘利俊一・村田　昇・Klaus R. Müller〕

文　献

Amari, S.: Theory of adaptive pattern classifiers. *IEEE Trains.*, **EC-16**: 299-307, 1967.
Amari, S.: Differential-Geometrical Methods in Statistics. Springer Lecture Notes in Statistics, **28**: 294+vi, 1985.
Amari, S. and N. Murata: Statistical theory of learning curves under entropic loss criterion. *Neural Computation*, **5**: 140-153, 1993.
Amari, S., N. Murata, K. R. Müller, M. Finke and H. Yang: Asymptotic Statistical Theory of Overtraining and Cross-Validation. *IEEE Trans.*, **NN**, 1996 (to appear).
甘利俊一・長岡浩司：情報幾何の方法，岩波応用数学講座，岩波書店，1994.
Murata, N., S. Yoshizawa and S. Amari: Network information criterion-Determining the number of hidden units for an artificial neural network model. *IEEE Trans.*, **NN5**: 865-872, 1994.
Rissanen, J.: Stochastic complexity and modeling. *Ann. Statist.*, **14**: 1080-1100, 1986.
Rumelhart, D., G. E. Hinton and R. J. Williams: Learning internal representations by error propagation. Parallel Distributed Processing: Explorations in the Microstructure of Cognition, Vol. 1, Foundations, pp. 533-536, MIT Press, Cambridge, MA, 1986.

4

学習・記憶の神経回路モデル

4.1. はじめに

　脳の学習・記憶機構を神経回路モデルを用いて研究する際，二つのアプローチが考えられる．一つは，学習や記憶に関係する脳の部分，たとえば海馬の神経回路をモデル化し，その情報処理能力を検討する方法である．不明な部分に関しては適当な仮定を行い，それにより目的の機能が達成されるならば，モデルはその機能を実現するための一つの十分条件を示すことになる．

　もう一つは，計算論的なアプローチ，すなわち適当な前提の下で，ある機能の実現に必要な原理は何かを検討する方法である．そして，そのような原理に基づく最も簡明な神経回路モデルを構成する．ここでいう原理とは，神経回路網の基本構造，回路網の動作(ダイナミクス)，情報表現(コーディング)，学習アルゴリズムの四つを合わせたものを指す．最初の前提が現実の脳にも当てはまるならば，脳の神経回路も同様な原理に基づいているはずであり，モデルは目的の機能の必要条件を示すことになる．

　脳の記憶機構を解明するためには，前者だけではなく後者のようなアプローチをとることが不可欠だと考えられる．しかし，これまでなされてきた脳の記憶機構に関する理論的研究のほとんどは，天下り的に与えられたモデルを扱っており，原理的な必然性や生理学的な妥当性に乏しいものであった．

　記憶の計算論的研究が困難なのは，一つには記憶系に関する生理学的知見が基本的な部分で不足していたからである．もう一つの大きな原因は，従来の理論的研究の対象が学習アルゴリズムの面に偏っており，ダイナミクスに関する理解が不十分だったことにあると思われる．しかし，最近の実験と理論双方における研究の進展により，これらの困難さも解消されつつある．そこで，ここ

では時系列パターンの学習と記憶の問題に対して計算論的アプローチを試みた結果について述べる．

脳内では，運動系列や一連のエピソード，メロディなどの情報は，あるニューロン群の興奮パターンの時系列によって表現されていると考えられる．これらの時系列パターンの一部は，脳のある領域に長期記憶として保持され，必要に応じて再生される．長期記憶が保持される領域は記憶の種類によって異なり，特に陳述記憶(認知性記憶)と手続き記憶(運動性記憶)とはまったく別の記憶システムに属するとされている．つまり，これらの記憶のメカニズムは異なっている．

しかしながら，神経回路網による時系列パターンの記憶という観点からみたとき，それぞれがまったく別の原理に従っているとは考えにくい．その基礎には何らかの共通な原理があるものと思われる．しかし，そのような原理は不明であり，その有力な候補となりうるものも知られていない．そこで，従来のモデルの問題点を足がかりに，脳における時系列パターンの記憶原理を探ることにする．

4.2. 従来のモデルの問題点

まず，情報表現について考えよう．簡単のため各神経素子が1(興奮状態)か0(静止状態)の2値をとるものとすれば，時系列を素子の活動パターンによって表現する方法として図I.4.1のようなものが考えられる．

(a)は，おばあさん細胞型の表現の例である．ある瞬間に興奮している素子が一つだけではノイズに弱すぎるので，興奮している期間に重なりをもたせているが，各素子は特定の系列の特定の部分のみをコードしているため分散表現とはいえない．このようなコーディングをすれば，時系列の記憶や想起は容易

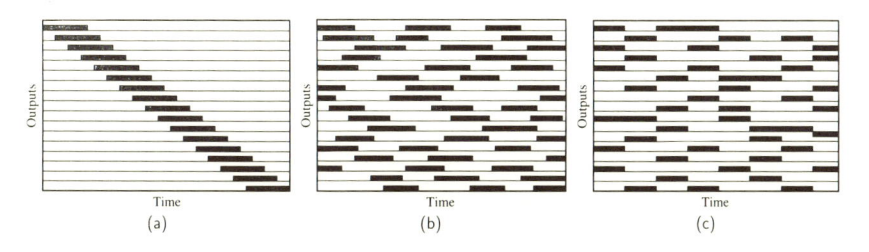

図I.4.1 神経回路網における時系列のコーディング
(a) おばあさん細胞型表現，(b) 非同期的分散表現，(c) 同期的分散表現．

である．

　しかしながら，この表現では記憶する系列の数と同じだけの素子群が必要であるから，非常に効率が悪い．また，ノイズに対する耐性も低く，それを高めようとすると記憶効率がさらに低下する．それ以外にも，コードに時間以外の情報構造をもたせる(情報間の関係をパターン間の関係に反映させる)ことができないといった問題がある．

　一方，(b) と (c) では，一つの素子は複数の異なる部分をコードしており，ともに分散表現(集団コーディング)に属する．ただし，(c) は素子の状態変化が同期している特別な場合であり，従来のモデルではほとんどこちらが採用されている．以下にその理由を簡単に述べる．

　図 I.4.2 は従来の典型的な記憶モデルのダイナミクスを示したものである．横軸は回路網のとりうる状態(興奮パターン)，縦軸はポテンシャルエネルギーを表す．各状態でのエネルギーを結ぶことにより，仮想的な地形が描ける．回路網の状態は，外部からの入力がなければ常にエネルギーが減少するように変化するから，エネルギー地形の谷底が安定状態(アトラクタ)に対応する．

　記憶は目的のパターンをエネルギーの深い谷(図 I.4.2 の S^0 と S^1)にすることによって行う．このとき一般に，エネルギーの地形は谷底に近いところほど急な傾斜をもち，パターンが記憶されている地点では下向きにとがっている．そのため，記憶パターンはお互いにある程度離れていなければならず，その間にはエネルギーの高台が存在することになる．

　したがって，ある記憶パターンを想起してから，連続的な状態遷移によって別のパターンを想起することができない．パターン系列を想起するためには，回路網の状態が離れた地点に飛び移る必要がある．状態が飛び移るとは，多数

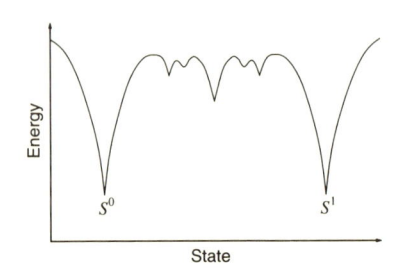

図 I.4.2　従来の記憶モデルのダイナミクス

の素子が同時に状態変化することであるから，このことは素子の動作に同期が必要なことを意味している．

このような理由で図I.4.1(c)のようなコーディングが多く用いられてきたのだが，これにはいくつかの問題点がある．まず，素子間の同期のために特別なメカニズムが必要である．また，同じパターンがある期間続くので，(b)に比べて時間の表現能力が劣る．さらに，時間的な近さとパターンの近さとの対応関係が不自然である．たとえば，S^0とS^1が同じ系列中の隣接する部分をコードしているとき，S^0とS^1の中間的なパターンはその中間部分をコードしていないし，そのようなパターンから系列を想起することもできない．

以上のように，図I.4.1の中では(b)のような表現が最も合理的だと考えられるが，それを用いた記憶原理は知られていなかった．拡張した逆伝播学習アルゴリズムなどを用いる方法も，きわめて複雑な計算を要するにもかかわらず，実際にはうまくいかない場合がほとんどである(森田，1995)．なぜならば，問題の本質は図I.4.2のようなダイナミクスにあるのであって，それは学習アルゴリズムの改良では解決されないからである．

4.3. 原理的モデル

前節で述べたように，非同期的集団コーディングされた時系列パターンを記憶するためには，ダイナミクスの改良が必要である．逆にある改良したダイナミクスを用いれば，記憶は容易であることが明らかになっている．本節では，その原理をわかりやすく示すために，生理学的な妥当性にはあまりこだわらずに構成したモデルについて述べる．なおこのモデルの詳細についてはMorita (1996)を参照されたい．

4.3.1. 構造とダイナミクス

モデルの全体構造を図I.4.3に示す．時系列パターン$S(t)$がn個の素子からなる回路網N_1に入力され，そこに記憶される．N_1の素子間には相互結合があるため，N_1は自身からの再帰的入力を受ける．また，学習時には回路網N_2から送られた学習信号Rも入力される．

学習信号Rは，入力パターンSを回路網N_1のどの状態にコードするかを指定するものであるが，ここでは最も単純に$R=S$とする．この場合，N_2は単なる中継器であり，N_1からN_2への信号も不要である．

このモデルの最大の特徴は，回路網N_1を構成する各素子が，図I.4.4に示

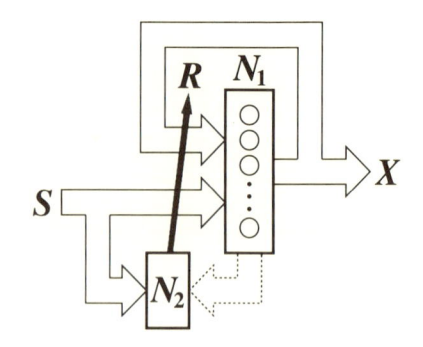

図 I.4.3 モデルの全体構造

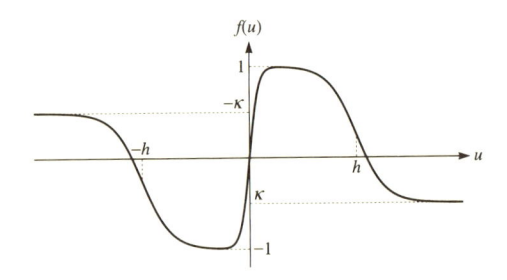

図 I.4.4 素子の非単調入出力特性

すような非単調入出力特性をもつことである．それ以外は，従来の連続型ダイナミクスと同じである．このような素子の非単調特性により，回路網の記憶容量が大幅に増加することなどが知られている(Morita, 1993)が，ここでそれ以上に重要な性質は，図 I.4.2 に示したダイナミクスの性質が変化し，仮想的なエネルギーの地形が記憶パターンの周辺でなだらかになることである（図 I.4.5 を参照）．これは，強いアトラクタに近づくにつれて多数の素子が大きな入力を受け，それらの出力強度が非単調特性によって低下するからである．

4.3.2. コーディング

前述のように，このモデルでは非同期的な集団コーディングを用いる．すなわち，学習信号 $R(t)$ は時間とともに成分が少しずつ反転するような n 次元のパターンである．ただし，ここでは簡単のため，コードの各成分が±1 を等確率でとるものとする．また，$R=S$ を仮定したので，入力パターン $S(t)$ もそのようなパターンでなければならない．

4.3.3. 学習アルゴリズム

学習アルゴリズムは非常に単純であり，時系列パターンを連続的に入力しながら，学習信号 R と回路網 N_1 の出力パターン X との間のコバリアンス学習（具体的には，i 番目の素子への入力シナプス荷重 w_{ij} をその素子への学習信号 r_i と他の素子からの入力信号 x_j の積に応じて修正する）を実行するだけである．

学習の過程を模式的に示したのが図 I.4.5 である．回路網の状態空間（実際には n 次元である）における仮想的なエネルギーの地形が三次元的に描かれている．図中の小球は回路網の現在状態 X，矢印は現在の学習信号 R を表す．

まず最初，ある静止パターンが入力され，学習信号 R が変化せずに一定に保たれたと仮定しよう．そうすると，まもなく X は R と一致する．このとき，X を中心とする領域におけるエネルギーは学習によって低下し，入力したパターンは安定な状態として記憶される(a)．

この状態から入力パターンが変化し，R が少し動いたとする．X は R に追従しようとするが，エネルギーの傾斜に逆らって動かなければならないので，すぐには追いつくことができない．その間，上記の学習則は，X と R の間のエネルギーを低下させるだけでなく，両者の食い違いのため X を R の方向に動かそうとする流れをつくりだす(b)．

同様に，入力パターンが変化し続け R が連続的に動くと，X は常に R の

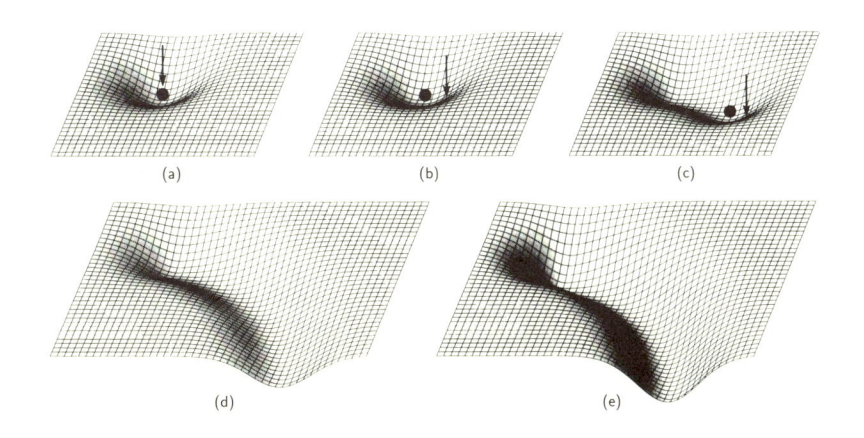

図 I.4.5 学習過程における仮想的なエネルギー地形の変化

少し後方を追従する．その結果，X の軌跡に沿って溝が刻み込まれ(c, d)，その底には X の進行方向に沿った緩やかな流れができることになる．この「エネルギーの溝」は，ちょうど心理学でいうところの記憶痕跡に相当するものだといえる．

さらに同じ時系列パターンを繰り返し学習することにより，エネルギーの溝がより深く明瞭なものとなるとともに，X の動きが次第に外部からの学習信号に依存しなくなる（この際，学習の進行につれて学習信号の入力強度を弱めると，学習がよりうまくいく）．そして数回の学習ののちには，外部からの信号なしに学習時と同じ軌道上を移動できるようになる．このことは，時系列パターンが回路網に記憶されたことを意味している．

学習が完了したのちは，適当な初期状態を与えるだけで，刻み込まれたエネルギーの溝の中を回路網の状態 X が動いていき，記憶した時系列パターンが自動的に想起される．外乱を加えても回路網の状態が溝から飛び出さない限り想起は続くから，この過程は非常に安定である．

4.4．現実的モデル

前節のモデルは，脳内でも実現可能と思われる単純な原理に基づいているが，脳のモデルとしてみるといくつかの問題点がある．

第一に，現実のニューロンは一般に単調な入出力特性をもっており，図I. 4. 4 のような特性は備えていない．その意味で，前節のダイナミクスは非現実的である．第二に，上記のモデルのコーディングでは記憶回路網の約半数の素子が興奮しているが，これも現実と合わない．脳における情報表現には不明な部分も多いが，最近の生理実験によれば，記憶系ではスパースコーディングが用いられているという考えが有力である．少なくとも興奮しているニューロンは興奮していないものよりずっと少数であることは間違いない．そのほか上記のモデルには，数学的表現の単純化のために，信号が正負両方の値をとるなどやや不自然な点がある．

これらの問題を解消し，モデルと実際の記憶系との比較検討を行いやすくするために，より現実的なモデルを構成した(Morita, in press)．以下では，このモデルについて述べる．

4.4.1．構造とダイナミクス

モデル全体の構造は図I. 4. 3 と同じであるが，回路網 N_1 の内部は，図I. 4. 6

に示すように2種類の細胞の対をユニットとして構成されている．この図で，C_i^+ は興奮性の出力細胞であり，その出力 x_i がユニットの出力となる．C_i^- は抑制細胞で，その出力 y_i は C_i^+ を強力に抑制する．ユニットの出力 x_i は，他のユニットの出力細胞および抑制細胞の両方に入力される．数式で示すと，

$$y_i = f\left(\sum_{j=1}^{n} w_{ij}^- x_j - \theta\right) \qquad (1)$$

$$\tau \frac{du_i}{dt} = -u_i + \sum_{j=1}^{n} w_{ij}^+ x_j - w_i^* y_i + z_i \qquad (2)$$

$$x_i = f(u_i) \qquad (3)$$

となる．ここで，w_{ij}^+ と w_{ij}^- はそれぞれ j 番目のユニットから C_i^+ および C_i^- へのシナプス荷重，w_i^* は C_i^- から C_i^+ への抑制性シナプスの効率，u_i は平均膜電位，z_i は外部からの入力信号を表す．また，$f(u)$ は0から1の値をとるシグモイド関数，τ と θ は正の定数である．

$f(u)$ が単調増加関数なので，各細胞は単調な入出力特性をもつ．しかし，適当な条件下では，ユニット全体の入出力特性は非単調となる（図I.4.7）．すなわち，ユニットへの入力 v が小さいときには出力 x は v とともに増加するが，v が大きくなると，抑制細胞の出力の増大により x は減少する．ただし x のピーク値などは一定ではなく，入力のパターンやシナプス荷重の分布に依存する．

このように，このモデルでは単調特性の細胞の組合せで非単調特性を実現し

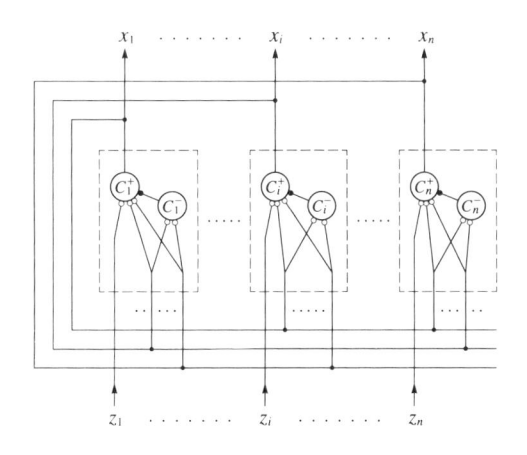

図I.4.6 回路網 N_1 の内部構造

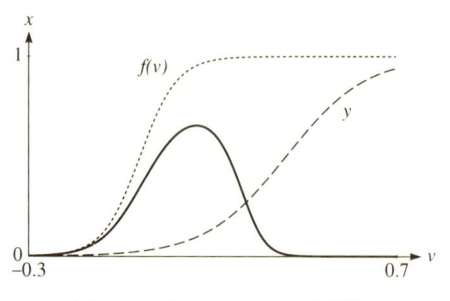

図 I.4.7　各ユニットの入出力特性

ているが，図 I.4.6 の構成はその最も単純な解である．

4.4.2. コーディング

スパースコーディングを実現するために，学習信号 R として，成分の一部が1で残りは0であるようなパターンを用いる．1をとる成分の比率は1～10％程度が適当である．この比率が高すぎるとスパースコーディングにならず，モデルがうまく動作しないし，低すぎるとノイズに対して弱くなり，安定な想起がむずかしい．時系列パターンを学習する場合，R が時間とともに徐々に変化することは前節と同じである．

もう一つスパースコーディングにとって重要なことは，回路網の活動度(ユニットの出力 x_i の総和)を低く一定に保つことであるが，これはユニット間の側抑制および抑制細胞の働きにより自然に実現される．たとえば，何らかの理由で出力細胞への興奮性信号が増加し，回路網の活動度が高まると，抑制細胞の出力の増加によって抑制性信号が大幅に増加し，活動度を下げるように作用する．つまり，ここでもユニットの非単調特性が重要な意味をもっている．

4.4.3. 学習アルゴリズム

学習過程は基本的に前節のモデルと同じである．ただし，2種類の細胞があるため，学習則は若干複雑になる(図 I.4.8)．

まず，i 番目のユニットの出力細胞 C_i^+ へのシナプス結合 w_{ij} は，$r_i=1$ すなわち学習信号が送られてきたときのみ，j 番目のユニットからの信号 x_j に応じて強化される．また，抑制細胞 C_i^- へのシナプス結合は，$r_i=1$ で x_i が小さい値のときには x_j に応じて抑圧されるが，x_i が大きな値になると増強される．このように，抑制細胞への入力シナプスがユニットの出力に応じて強化されることは，ユニットの非単調特性の維持と安定な学習のために不可欠であ

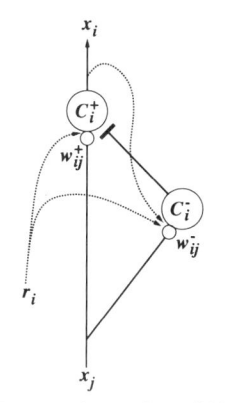

図 I.4.8 各シナプスの学習則

る．なお，抑制シナプスの効率 w_i^* は一定でよい．

これを式で表すならば，

$$\tau' \frac{dw_{ij}^+}{dt} = -w_{ij}^+ + ar_i x_j \tag{4}$$

$$\tau' \frac{dw_{ij}^-}{dt} = -w_{ij}^- - \beta_1 r_i x_j + \beta_2 x_i x_j + \gamma \tag{5}$$

となる．ここで a, β_1, β_2 は正の学習係数で $\beta_1 < \beta_2$ を満たす．また γ は正の定数で，ユニット間の一様な側抑制を表す．τ' は学習の時定数で $\tau' \gg \tau$ である．

4.4.4. モデルの振舞い

シミュレーションの結果を図 I.4.9 に示す．これは，1000 個のユニットからなる記憶回路網に (a) の時系列パターン(全体のごく一部のみが表示されている)を記憶させた例である．この時系列パターンは，成分の 10% が 1 であるようなパターンをランダムに 100 個選び，その間をなめらかにつないでつくったもので，各ユニットは平均 10 箇所の異なる部分をコードしている．

この時系列パターンを 5 回繰り返し入力し，上述の学習を行ったのち，先頭部分にノイズを加えたパターンを短時間入力した．その後外部入力を絶ったときの出力パターンが (b) である．入力した時系列パターンがほぼ正しく再生されていることがわかる．また，想起の途中にかなりのノイズを加えても，ほとんど影響はない．

図 I.4.10 は，想起中の各ユニットの出力値の分布を示したものである．(a)

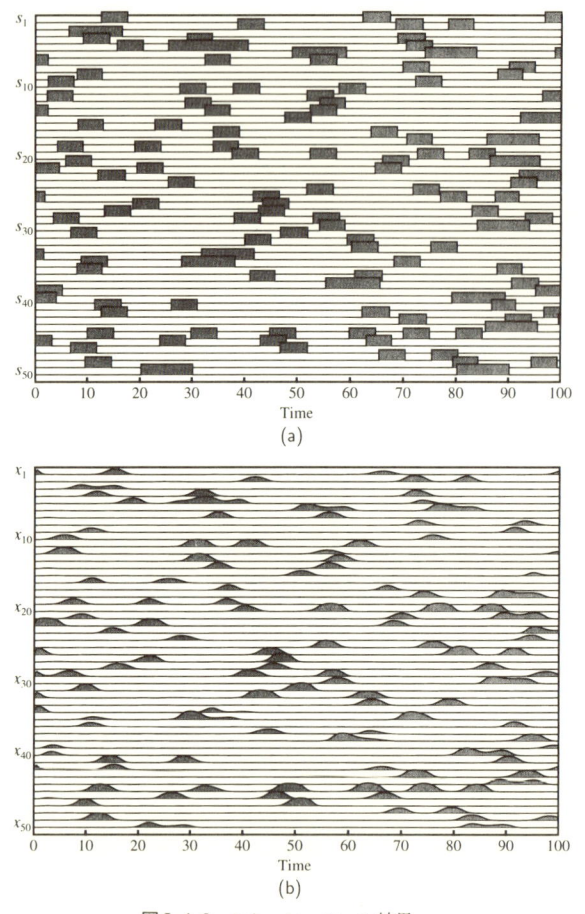

図 I.4.9 シミュレーション結果
(a) 学習に用いた入力パターン，(b) 学習後の想起パターン．

は学習したパターンが正しく想起されている場合，(b) はランダムなパターンを入力し，どの記憶パターンも想起されない場合である．いずれの場合も，時間とともに個々のユニットの値は変化するが，分布全体の形はほぼ一定である．これらのヒストグラムは，サルの下部側頭葉 TE 野の短期記憶ニューロンに関する Miyashita(1988) の実験結果とよく一致するが，非単調特性をもたないモデルは普通このような分布を示さない(森田，1991)．

また，Sakai と Miyashita(1991) は，対連合課題を課した場合の TE 野ニューロンの活動を観察した．その結果，ある図形を見て他の図形を連想するまで

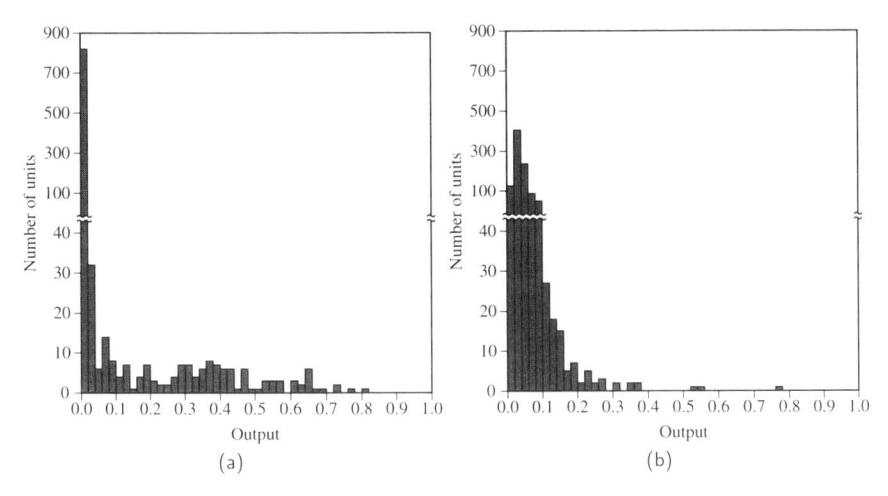

図 I.4.10 ユニットの出力値の分布
(a) 学習した時系列を想起しているとき，(b) 未学習パターンを入力したとき．

の間，ほぼ一定の興奮を持続するもののほか，次第に活動が増加するものや減少するものがあることを報告している．このような活動パターンの推移も，このモデルに多数の短い系列を記憶させた場合を考えることにより，うまく説明することができる．

4.5. 脳との関係

前節で述べたモデルは，① 単純な構造をもち，遅延回路や同期機構などが不要である，② 局所的な抑制細胞により，非単調入出力特性とスパースコーディングが自然な形で実現されている，③ 学習アルゴリズムが非常に単純で，繰り返し入力も数回しか必要としない，という特徴をもち，その原理は脳がもつ生物学的な制約の中でも十分に実現可能である．また，④ 記憶容量が大きい，⑤ 想起能力が高い，⑥ 静止パターンや周期パターンなど種々のパターンを記憶できる，など連想記憶装置として優れた性能を示す．さらに，従来のモデルでは説明が困難ないくつかの実験的事実を説明することができる．

これらの性質を備えたモデルはいまのところほかに知られていない．それだけでなく，非同期的分散表現を前提とし，個々のニューロンはごく単純な情報処理しかできないとするならば，時系列パターンの記憶原理のうち脳内で実現可能なものは，上記の原理以外にはないように思われる．

以上の理由から，脳における時系列情報を扱う記憶システムは，このモデルと同じ原理に基づいているに違いない，というのが筆者の考えである．もちろん，これが本当に正しいかどうかは今後の検証を待たなければならないが，ここではこの主張を認めた上で，モデルと脳の部位との対応関係を論じる．

　まず，モデルの回路網 N_1 には，入力された時系列が長期記憶として保持される．したがって，この部分は，陳述記憶の場合には側頭連合野のどこか(記憶の種類によって異なると考えられる)に対応し，手続き記憶の場合には高次運動野(運動前野や補足運動野)に対応すると考えるのが妥当であろう．

　では，回路網 N_2 はどこに対応づけられるであろうか．この問題を検討するために，この部分の機能について考察しよう．

　回路網 N_2 の基本的な役割は，学習信号 R を回路網 N_1 に送ることであった．実は，時間的に変化しない静止パターンだけを記憶するのであれば，R を外部から与える必要はない．N_1 の出力パターン X 自身を学習信号として用いればよいからである．しかし，時系列パターンの記憶には，R が X に時間的に少し先行することが不可欠であるから，N_1 とは別に学習信号を発する部分がなくてはならない．

　では，この学習信号 R をどのように生成するのか，という点が問題となる．これはかなり大きな問題であり，まだ解決していない．そのため，前節までの議論では入力パターン S 自体を学習信号 R として用いていた．しかし，一般にはこのようなことはできない．なぜならば，入力パターン S は，そのコード(回路網 N_1 に記憶される状態) X と表現が異なるのが普通だからである．

　特に陳述記憶の場合，情報表現の構造を大きく変換しなければならない．その様子を図 I.4.11 に模式的に示した．S は主に外界から受け取った感覚情報に依存して決まると考えられるから，その空間(a)における距離は，外界からの情報がもつ属性の類似度を反映している．たとえば，いろいろな図形が次々に提示された場合を考えると，S が似ていることは，提示された図形がいくつかの共通の属性をもつことを意味する．これを属性に基づく情報表現と呼ぶことにしよう．一方，学習信号 R は，基本的に時間とともに変化するものであり，R および X の空間(b)における距離は，主として時間的な関連性を表している(これを関連性に基づく情報表現と呼ぶことにする)．したがって，たとえばまったく異なる図形であっても，連続して提示されれば N_1 の似た状態にコードされるし，異なる文脈で提示されれば，同じ図形であっても異なる状

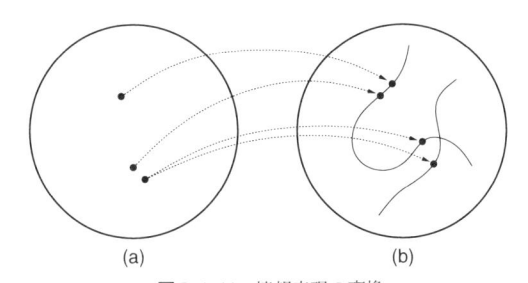

図 I.4.11 情報表現の変換
(a) 入力パターンの空間，(b) 学習信号の空間．

態にコードされることになる．

　回路網 N_2 でこのような表現の変換を行うためには，N_1 の現在状態を受け取り (図 I.4.3 の破線)，それを入力パターン S と連合することが必要だと考えられる．そうして一時的にでも S と R との対応関係が N_2 に保持されていれば，繰り返し学習によって S から X への変換を直接行うことができる．そのような学習が完了すれば，N_2 がなくても時系列パターンを想起可能である．

　以上の考察および生理学や神経心理学の知見から，陳述記憶システムにおいて N_2 に相当する部位の最も有力な候補は海馬だと考えられる．より具体的に，各種連合野から内嗅野，歯状回を経て CA3 に至る経路では属性に基づく表現が，内嗅野から直接 CA1 に入り側頭連合野にもどる経路で関連性に基づく表現がとられており，CA3 から CA1 への高い可塑性をもつ結合により情報変換と学習信号の生成が行われるものと考えている (図 I.4.12)．ただし，この部分のモデル化については現在検討中であり，詳しい議論は今後の機会に譲りたい．

　一方，手続き記憶システムについては，図 I.4.13 のような対応づけができそうである．また，これに基づいて以下のような記憶形成のメカニズムが考えられる．

　まず，新たにある動作をしようとする際，それに必要な詳細な運動指令の系列が連合野において計算される．結果は高次運動野を経て一次運動野に送られ，動作が実行される．これと並行して，その動作の意図ないし大まかな運動計画を表す信号が大脳基底核に送られ，それをもとに基底核で学習信号が生成される．学習信号は，視床を介して高次運動野に入力され，それを用いて連合野からの運動指令の系列が学習される．この学習が繰り返されることによって記憶が形成されると，基底核経由の信号を高次運動野に送ることによって，学

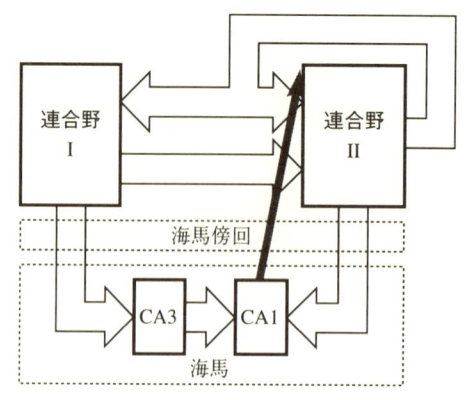

図 I.4.12 陳述記憶システムのモデル

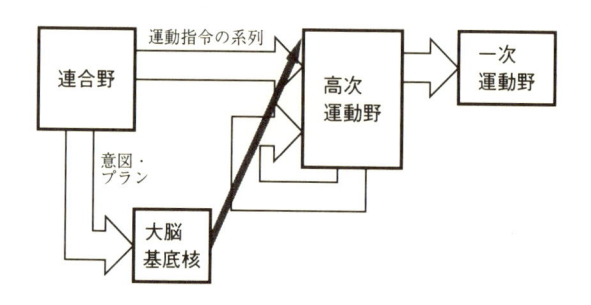

図 I.4.13 手続き記憶システムのモデル

習した運動指令の系列が再生される．すなわち，意図を発するだけで，複雑な計算をすることなく目的の動作が実現されるわけである．ただし，これは推測による仮説であって，実験的根拠はあまりないし，具体的なモデル化もこれからの課題である．

　以上，時系列パターンの学習・記憶に関する計算論的研究について紹介した．まだまだ不十分な部分も多いが，脳の記憶メカニズムの解明にはこのようなアプローチが不可欠であり，今後の研究の進展が期待される．

〔森田　昌彦〕

文　　献

Miyashita, Y.: Neuronal correlate of visual associative long-term memory in the primate temporal cortex. *Nature*, **335**: 817-820, 1988.

森田昌彦：側頭葉短期記憶力学系の神経回路モデル．電子情報通信学会論文誌，**J74-D-II**：54-63, 1991.

森田昌彦：非単調ダイナミクスを用いた時系列パターンの連想記憶．電子情報通信学会論文誌，**J78-D-II**：678-688, 1995.

Morita, M.: Memory and learning of sequential patterns by nonmonotone neural networks. *Neural Networks*, **9**: 1477-1489, 1996.

Morita, M.: Computational study on the neural mechanism of sequential pattern memory. *Cognitive Brain Res.*, **5**: 137-146, 1996.

Sakai, K. and Y. Miyashita: Neural organization for the long-term memory of paired association. *Nature*, **354**: 152-155, 1991.

II. コバリアンス学習仮説

　ヒトの知能の源泉は脳の神経回路にある．脳の神経細胞の数は100億，神経結合の総数は10兆に達し，それによって形成されるパターンの数，すなわち，神経回路をつくるために必要とされる情報量は無限に近い．一方，神経細胞の遺伝子がもつ情報の量は100万ビットのオーダであるといわれている．この遺伝子が担う情報量と脳の神経回路がもつ巨大な情報量の溝を埋めるのが学習，すなわち，神経回路の自己組織化である．このような情報理論的な考察は脳の神経回路の構造の大部分が学習に依存し，遺伝子は学習のルールを定める役割を担うことを示している．この意味で遺伝子と学習の自己組織化における役割を明らかにすることは脳の理解にとって欠くことのできない要件である．

　本編では，大脳皮質の神経回路の自己組織化における遺伝子と学習の役割，学習の基本ルールとしてのコバリアンス可塑性の実験的研究や理論的研究の成果が紹介されている．共培養標本や神経活動の光学的記録法などの手法により，大脳皮質の二つの基本構造のうちの一つである層状構造は遺伝子に依存し，他の一つの柱状構造は学習に依存することが示されている．脳の神経回路は学習を通じて自己組織化されるが，脳の神経回路が成熟し，自己組織化が完成したのちにも情報処理の記憶としての可塑性を必要とする．神経回路の形成のための可塑性と情報処理のための可塑性はその目的に応じた機構をもつのが合理的であると思われる．実際に視覚野の長期増強の研究で神経活動による細胞内へのCa^{2+}の流入により起動された遺伝子の読み出しによる発達期の可塑性とNMDAチャネルの活性化によるCa^{2+}の流入により起動される発達後の可塑性があることが明らかにされている．

　可塑性変化の基本ルールとしてコバリアンス可塑性が注目を集めている．これまでは，シナプス前細胞と後細胞とが同時に発火したときにシナプス結合が増強されるとするHebbの学習則が信じられてきた．この法則ではシナプス結合が一方向的に増強するので飽和現象が現れて情報処理にとって都合が悪い．

両ニューロンの平均発火率を考え，ここからのずれの相関を学習するコバリアンス(共分散)可塑性があればシナプス結合は正負の両方向に変化し，学習にとって都合がよい．コバリアンス可塑性の基礎として細胞内 Ca^{2+} の変化が想定されてきたが，その分子機構は明らかにされていない．小脳組織の共培養標本で，シナプス後膜の脱分極が可塑的変化のトリガーとなること，細胞内 Ca^{2+} 濃度の増減に依存して長期増強と長期抑圧が生じ，それはカルシウムカルモジュリン依存性蛋白質キナーゼなどのリン酸化とカルシニューリンなどの脱リン酸化酵素のバランスにより決まることなどが明らかにされている．

コバリアンス学習の理論的研究は静的なモデルとして研究されてきたが，コバリアンスに time-window をもたせた時空間コバリアンス学習則により時系列事象の学習が効果的にできることが理論的に示され，これを支持する実験結果が海馬の切片標本の長期増強で得られている．海馬は外界の事象を短期記憶として保存する役割を担う．このためには，外界の事象の空間的情報(同時的発生事象)や時間的情報(順序や時間的履歴)を一連の文脈として神経回路に書き込む必要があり，時空間コバリアンス学習則はそのための学習則として効果的であると考えられる．

エピソード記憶，知識記憶などのさまざまな形の記憶は神経活動の時空間パターンがコバリアンス可塑性などの学習則によって神経回路網に書き込まれ，必要に応じて安定な神経活動パターンとして読み出されると考えられる．その神経回路網の平衡安定点としては，固定点，リミットサイクル，カオスなどが考えられるが，非線形ダイナミクスであるカオス遍歴を用いることによって，この記憶の平衡安定点を関連性の強い順に読み出す手法が理論的に研究され，この手法はランダム検索などの手法に比較してはるかに効果的であることが理論的に示されている．

以上のように学習の問題は遺伝子，分子，細胞，神経回路，学習システムに至るさまざまなレベルから解明する必要があり，ここに紹介された研究はそのモデルとなるものであると確信している．　　　　　　　　　　〔塚田　稔〕

1

可塑性の分子メカニズム

1.1. シナプス可塑性と学習

　学習・記憶の細胞レベルでの基礎過程として，神経細胞間での情報伝達部位であるシナプスの可塑性が考えられている．シナプスの可塑性とは，シナプスにおける情報伝達効率が，そのシナプスの使用頻度などにより長期間変化する現象であり，長期増強(long term potentiation, LTP)および長期抑圧(long term depression, LTD)が報告されている．記憶は大きく宣言的記憶と手続き記憶に分類されているが(Squire, 1987)，おのおのには中枢神経系の異なる部位および異なるシナプス可塑性が関与していると考えられている．宣言的記憶に関わると考えられている可塑性として海馬の長期増強，また手続き記憶に関与すると考えられている可塑性として小脳の長期抑圧が知られている．現在のシナプス可塑性研究の主要テーマは，一つは長期増強・長期抑圧の細胞・分子レベルでの発現機構の解明であり，いま一つはシナプス可塑性がどのようにして個体レベルの記憶・学習に関わっているかという問題であるが，後者に関する実験データは限られたものである．最近の分子生物学的および遺伝子工学的手法の進歩により，特定の分子を選択的に失活させたり，活性化することが可能となり，また特定の分子を欠損したミュータント動物を作製することもできるようになった．そして，これらの手法がシナプス可塑性と個体の学習能力を関係づける手段として用いられるようになってきている(Mayford *et al.*, 1995)．本章では，シナプス可塑性の発現機構とシナプス可塑性と学習・記憶との関係について，最近の研究動向がわかるように例を挙げ概説し，新しい遺伝子工学的手法の可能性と問題点を論じる．まず，海馬の可塑性について現状を簡単に紹介し，次に小脳の長期抑圧の発現機構の解析と，その過程で得られ

た長期抑圧欠損ミュータントマウスについての個体レベルの解析を，シナプス可塑性研究の新展開の一例として紹介する．

1.2. 海馬の長期増強・長期抑圧と学習

宣言的記憶とは，概念やエピソードなど言葉で表現できるような内容の記憶であり，その記憶形成に関与するシナプス可塑性として，海馬の長期増強が考えられている．海馬を損傷した人が，新しくものを覚えることができなくなる前向性健忘の症状を示したことから，海馬は新たな記憶を脳内に固定する記銘に関与すると考えられるようになった．こうした海馬で，シナプス前神経細胞の高頻度刺激がそのシナプス伝達を長期間増大する長期増強が報告され(Bliss and Lomo, 1973)，それ以降，長期増強は記憶形成の細胞レベルでの基礎過程ではないかと考えられ，その発現機構が盛んに研究されている(Nicoll *et al.*, 1988 ; Bliss and Collingridge, 1993 ; Kuno, 1995)．図II.1.1に示すように，海馬内には歯状回の貫通線維・顆粒細胞間シナプス，CA3領域内の顆粒細胞軸索・錐体細胞間シナプス，CA1領域内の錐体細胞へのシナプスなどがあり，そのいずれでも長期増強が起こるが，CA1領域の長期増強とCA3領域の顆粒細胞・錐体細胞間シナプスではその発現機構が異なる．最もよく研究されているのはCA1領域の長期増強である．このシナプスにおける伝達物質はグルタミン酸であるが，CA1錐体細胞は少なくともAMPA型およびNMDA型の2種類の受容体をもっている．図II.1.2に示したように，NMDA型受容体は，細胞外のマグネシウムイオン(Mg^{2+})により膜電位依存性にブロックされると

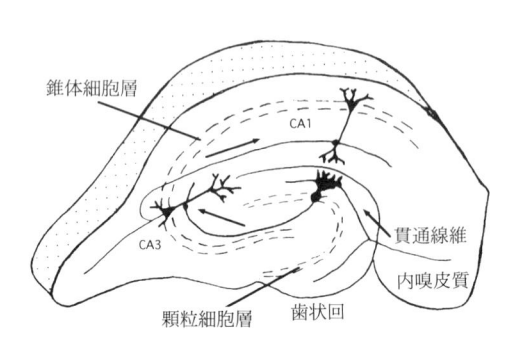

図 II.1.1 海馬の断面図
内嗅皮質よりの貫通線維と歯状回の顆粒細胞間，顆粒細胞の軸索とCA3領域の錐体細胞間およびCA3錐体細胞の軸索であるSchaffer側枝とCA1錐体細胞間のシナプスが示されている．矢印は興奮の伝わる方向を示す．

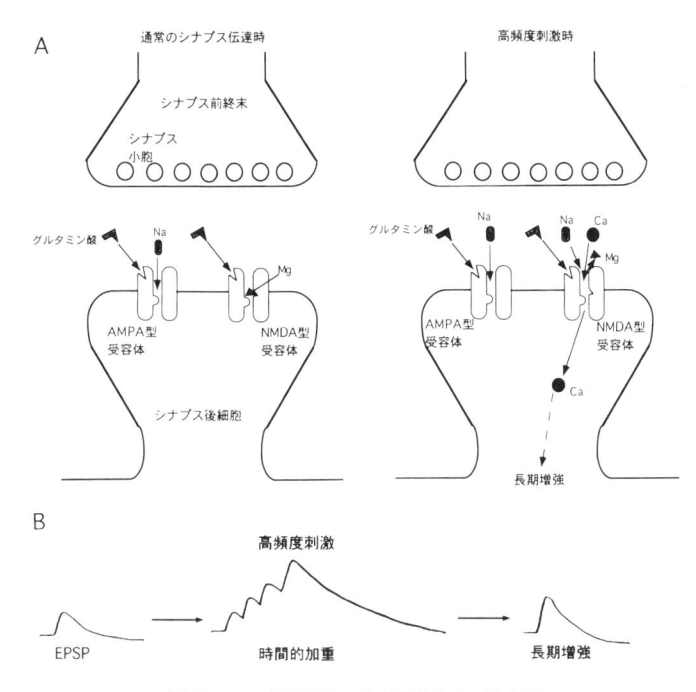

図 II.1.2　長期増強の発現機構を示す模式図
Aに示したようにシナプス後細胞はAMPA型およびNMDA型のイオノトロピックグルタミン酸受容体をもっている．通常のシナプス伝達時にはNMDA型受容体はMgイオンによりブロックされているため，イオンはAMPA型受容体チャネルのみを通る．しかし，高頻度刺激時にはBに示すようにEPSPの時間的加重が起こり大きな脱分極が生じるため，NMDA型受容体を塞いでいたMgイオンは細胞外へ追い出され，NMDA型受容体を通ってCaイオンが流入し長期増強がひき起こされる．

いう性質とカルシウムイオン(Ca^{2+})をよく通すという性質をもっている．NMDA型受容体は，Mg^{2+}によるブロックのため静止膜電位付近では，シナプス前終末より放出されたグルタミン酸を受容してもチャネルは開かず，AMPA型受容体による速い時間経過の興奮性シナプス後電位(excitatory postsynaptic potential, EPSP)のみがみられる．シナプス前細胞が高頻度で刺激されると，AMPA型受容体によるEPSPが重なっていく時間的加重が起こり，シナプス後膜は大きく脱分極する．すると，この脱分極によりNMDA型受容体チャネルを塞いでいたMg^{2+}が細胞外へはじきとばされ，NMDA型受容体が開き，それを通ってCa^{2+}が細胞内へ流入する．このCa^{2+}流入が引き金となって，カルモジュリン依存性キナーゼなどの活性化が起こり，AMPA型受容体チャネルの感受性の増大が起こることにより，長期増強が成立すると考えら

れている．ただし，長期増強時にはシナプス前終末からのグルタミン酸の放出が増加するという説もあり，長期増強時にシナプスで何が起こっているかは，はっきりとした決着がついているわけではない．長期増強時にシナプス前終末からのグルタミン酸の放出増加が起こるとすると，シナプス後細胞からシナプス前終末へ情報を伝える逆行性メッセンジャーが存在しなければならないことになる．逆行性メッセンジャーの候補として一酸化窒素(NO)・アラキドン酸などの名が挙がったが，その後の研究はNOなどが逆行性メッセンジャーとして働くという説を必ずしも支持していない．なお，CA3領域の顆粒細胞・錐体細胞間シナプスの長期増強にはNMDA型受容体は関与せず，シナプス前終末よりのグルタミン酸放出の増加により長期増強が成立することがわかっている(Zalutskey and Nicoll, 1990)．また，海馬の各領域では長期増強に加えて，低頻度刺激などによる低レベルの細胞内Ca^{2+}上昇により長期抑圧が起こり，長期増強のリセティングが起こることもわかっている(Linden and Conner, 1995)．長期増強の発現機構については，なお相反するデータ・解釈が存在するが，長期増強へのNMDA型受容体およびCa^{2+}の関与については確立している．

　NMDA型受容体が長期増強に関与することを利用して，長期増強と学習との関係を検討した研究がある．AP5というNMDA型受容体の阻害剤で長期増強の発現を抑えると，水迷路学習が阻害されるというのである(Morris, 1989)．水迷路学習では，ミルク様に白濁した水を満たした円形の小プールを用意し，そのプール内の適当な場所の水面下にプラットフォームを配置する．そしてラットをプール内で泳がす．ラットにはプラットフォームは見えない．しかし，ラットが偶然プラットフォームをみつけその上に乗ると，休むことができるようになっている．ラットは水泳を楽しんでいるわけではないので，プラットフォームが存在することがわかると，プラットフォームを探すようになる．無処理のラットは何回かこのテストを行うと，プラットフォームの位置を覚え，そこへ直行するようになる．しかしながら，AP5で長期増強を抑えると，プラットフォームの位置を覚えることも阻害される．その後，遺伝子工学のジーンターゲッティング法によりNMDA型受容体の一部を欠損させたマウスがつくられたが，このミュータントマウスでは，長期増強の大きさが小さくなり，また，水迷路学習の成績も悪くなっていた(Sakimura *et al*., 1995)．しかしその後，ある種のトレーニングを行ったあとにNMDA型受容体の機能を

抑え長期増強を阻害しても，水迷路学習が行えたという結果が報告された(Bannerman et al., 1995 ; Saucier and Cain, 1995)．したがって，CA1 領域での長期増強は水迷路学習に関与はするが，必須ではないようである．

1.3. 小脳の長期抑圧と発現機構

運動学習などの手続き学習の細胞レベルでの基礎過程の一候補に，小脳の長期抑圧がある(Ito, 1989 ; Linden and Connor, 1995)．図 II. 1. 3A に小脳皮質の主な神経回路(Ito, 1984 ; Hirano, 1991b)を図式的に示した．小脳皮質からの出力はプルキンエ細胞の軸索のみである．なおプルキンエ細胞は抑制性のニューロンで，シナプス形成する相手のニューロンに抑制性シナプス後電位(inhibitory postsynaptic potential, IPSP)をひき起こすことにより，そのニューロンを抑制する．小脳皮質への主要な入力は2系統ある．一つは苔状線維で，顆粒細胞に興奮性シナプスを形成する．顆粒細胞は小型の神経細胞であるが，中枢神経系内で最多のニューロンである．顆粒細胞の軸索は分子層において平行線維となり，プルキンエ細胞の樹状突起に興奮性シナプスを形成する．顆粒細胞・プルキンエ細胞間の興奮性シナプス結合はおのおのは微弱であるが，その数が多く，一つのプルキンエ細胞上には10万個をこえる平行線維によるシナプスが形成されている．小脳皮質へのもう一つの入力は下オリーブ核よりの登上線維である．登上線維はプルキンエ細胞に非常に強力なシナプスを形成する．登上線維の活性化は，プルキンエ細胞を強力に脱分極して，特徴的な多峰性の活動電位を発生させる．なお成体では，一つのプルキンエ細胞は一つの登上線維からしかシナプス入力を受けない．生後の早い時期には，プルキンエ細胞は複数の登上線維によってシナプス入力を受けているが，発生の過程で1本の登上線維のみが残り，そのプルキンエ細胞への他の登上線維によるシナプスは除かれる．小脳皮質にはこのほかに，星状細胞・バスケット細胞・ゴルジ細胞などの抑制性介在ニューロンが存在する．

平行線維と登上線維が繰り返して同時に活性化されると，顆粒細胞・プルキンエ細胞間のシナプス伝達が長期間にわたって減弱する(図 II. 1. 3B)．これが小脳の長期抑圧であり，伊藤らにより生体で(Ito et al., 1982)報告されたのちに，櫻井が切片標本で(Sakurai, 1987)，筆者が培養系で(Hirano, 1990a ; Hirano, 1991b)報告した．さて，長期抑圧の発現機構であるが，長期抑圧時にグルタミン酸感受性が低下していることが，生体の実験で報告されていた(Ito et

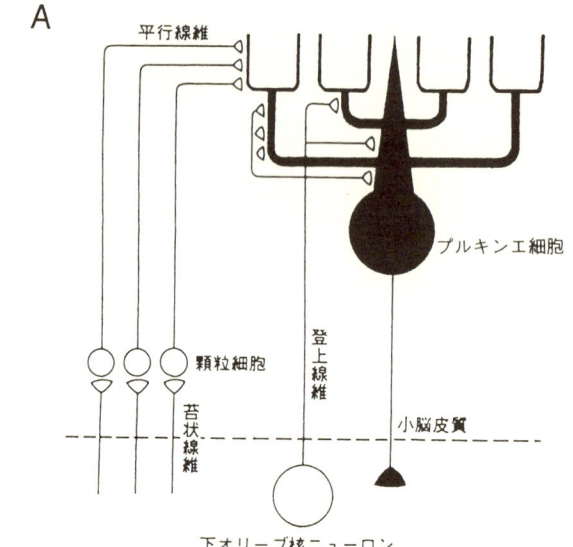

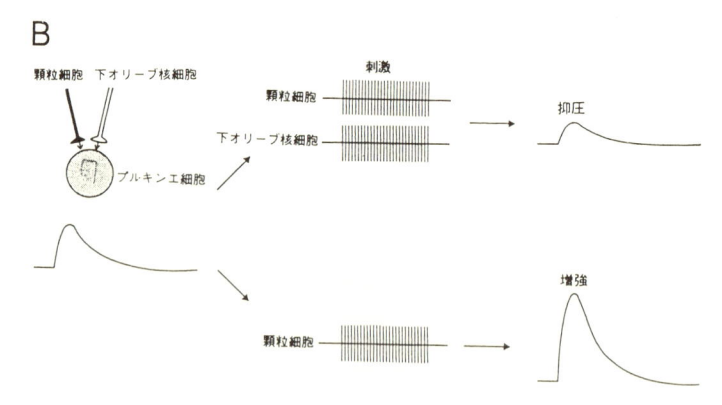

図 II. 1.3 A：小脳皮質内の主要な神経回路，B：顆粒細胞・プルキンエ細胞間シナプス伝達の長期抑圧と増強
顆粒細胞と下オリーブ核細胞の同時高頻度刺激により長期抑圧が，また顆粒細胞の単独高頻度刺激によっては増強がひき起こされた．

al., 1982)．その後，筆者が培養系においてシナプス伝達の量子解析を行い，長期抑圧時には，一つのシナプス小胞に対する反応に相当する量子の大きさが減少していることを示した(Hirano, 1991a)．この結果も，長期抑圧時にプルキンエ細胞の伝達物質であるグルタミン酸に対する感受性が低下していることを示している．次に，長期抑圧発現における登上線維の役割について述べる．

登上線維の興奮によりプルキンエ細胞では強力な脱分極が起こることから，筆者は登上線維はプルキンエ細胞を脱分極することにより長期抑圧発現に寄与していると考えた．そこで，下オリーブ核ニューロンと顆粒細胞を同時刺激するときに，プルキンエ細胞を深い膜電位に電位固定したところ，長期抑圧の発現は抑えられた．また逆に，顆粒細胞の刺激時にプルキンエ細胞を脱分極すると，下オリーブ核ニューロンを刺激しなくても長期抑圧がひき起こせた(Hirano, 1990b)．これらの結果は，脱分極と顆粒細胞の活性化の組合せにより，長期抑圧がひき起こせることを示している．それでは，顆粒細胞の活性化により何が起こるのであろうか．顆粒細胞はグルタミン酸を放出する．Lindenらはこのグルタミン酸の作用が重要と考え，培養プルキンエ細胞へのグルタミン酸投与と脱分極を組み合わせたところ，グルタミン酸感受性の長期抑圧がひき起こせた(Linden et al., 1991；平野，1995)(図II.1.4)．この結果より，彼らは，プルキンエ細胞のグルタミン酸受容と脱分極により，グルタミン酸に対するAMPA型受容体による応答が減少し，長期抑圧が起こると考えた．それでは脱分極により何が起こるのであろうか．プルキンエ細胞の樹状突起上には無数の膜電位依存性Caチャネルが存在し，これらは脱分極により開き，Ca^{2+}流入をひき起こす．したがって，海馬の長期増強と同様にこのCa^{2+}濃度の細胞

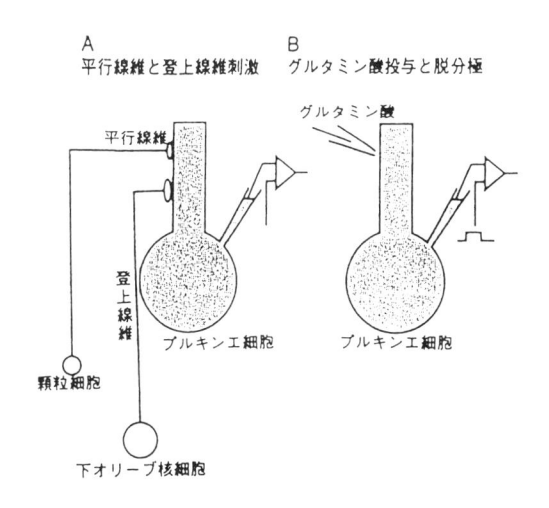

図II.1.4 長期抑圧誘導法
A：平行線維と登上線維の組合せ刺激により，平行線維・プルキンエ細胞間シナプス伝達の長期抑圧がひき起こされる．B：グルタミン酸投与と脱分極の組合せにより，プルキンエ細胞のグルタミン酸感受性の長期抑圧がひき起こされる．

内上昇が長期抑圧に関与している可能性が考えられた．櫻井は，プルキンエ細胞内に Ca^{2+} のキレーターである EGTA を注入すると，長期抑圧が起こらなくなることを示した(Sakurai, 1990)．また，筆者らは逆に，グルタミン酸投与と脱分極なしの細胞内 Ca^{2+} 濃度上昇を組み合わせると，プルキンエ細胞のグルタミン酸感受性の低下が起こることを示した(Kasono and Hirano, 1994)．この実験では，Ca^{2+} キレーターであるが，紫外光の照射を受けると Ca^{2+} に対する親和性が低下する Nitr 5 という物質をプルキンエ細胞に注入しておき，グルタミン酸投与と紫外光照射を組み合わせるという方法を用いた．これらの実験結果より，小脳の長期抑圧はプルキンエ細胞のグルタミン酸受容と細胞内 Ca^{2+} 濃度上昇が同時に起こると，プルキンエ細胞のグルタミン酸感受性が低下することにより発現すると考えられる．

1.4. 小脳の長期抑圧に関わるグルタミン酸受容体サブタイプ

長期抑圧の発現にはプルキンエ細胞がグルタミン酸を受容することが必要である．それでは，どのようなグルタミン酸受容体が関与しているのであろうか．グルタミン酸受容体は大きくメタボトロピック受容体とイオノトロピック受容体に分けられている(Hollmann and Heinemann, 1994)．イオノトロピック受容体はイオンチャネルを内在している受容体であり，EPSP を発生させる．メタボトロピック受容体は G 蛋白結合型の受容体で，その活性化は G 蛋白を介し，細胞内情報伝達系に作用する．そして表 II. 1. 1，表 II. 1. 2 に示し

表 II. 1. 1 メタボトロピックグルタミン酸受容体のサブタイプ
おのおのに対するアゴニストと受容体活性化により変化するセカンドメッセンジャーを示している．

	アゴニスト	セカンドメッセンジャー
サブグループ 1 mGluR1 mGluR5	Quisqualate	IP3(増加)
サブグループ 2 mGluR2 mGluR3	tACPD	cAMP(減少)
サブグループ 3 mGluR4 mGluR6 mGluR7 mGluR8	L-AP4	cAMP(減少)

表 II.1.2 イオノトロピックグルタミン酸受容体サブユニット
おのおののマウス，ラットでの名称とおのおのが形成する受容体に対するアゴニストを示している．

サブファミリー	マウスサブユニット	アゴニスト	ラットサブユニット
GluRα	α1, α2, α3, α4	AMPA	GluR1-4(Heinemann), GluRA-D(Seeburg)
GluRβ	β1, β2, β3	Kainate	GluR5-7(Heinemann)
GluRγ	γ1, γ2	Kainate	KA1, KA2(Seeburg)
GluRδ	δ1, δ2		δ1, δ2(Seeburg)
GluRε	ε1, ε2, ε3, ε4	NMDA	NR2A-D(Seeburg)
GluRζ	ζ1	NMDA	NMDAR1(Nakanishi)
GluRχ		NMDA	χ1(Sevarino), NMDARL(Sucher)

たように，おのおのに多数のサブタイプが存在している(Hollmann and Heinemann, 1994；平野，1995)．長期抑圧の発現には，イオノトロピック受容体・メタボトロピック受容体両者の活性化が必要であることが示唆されてきた(Linden and Connor, 1995)．それでは，どのサブタイプの受容体が関与しているのであろうか．

メタボトロピック受容体では，mGluR1 と mGluR7 の 2 種類がプルキンエ細胞で発現している．筆者らはこのうち，mGluR1 に注目し，mGluR1 の機能を阻害する抗体を作製した(Shigemoto et al., 1994)．具体的には，mGluR1 の細胞外ドメインのグルタミン酸受容部と考えられている部位を含む蛋白をつくり，それをウサギに注射することにより抗体を得た．この抗体が mGluR1 の機能を抑えることは，mGluR1 を強制発現させた Chinese hamster ovary (CHO) cell という培養細胞で確認した．mGluR1 を発現させた CHO cell にグルタミン酸を投与すると，イノシトールホスフェート(IP)の産生が増加するが，抗 mGluR1 抗体はこの IP 代謝のこう進を抑えた．この抗体を培養プルキンエ細胞に投与し，グルタミン酸投与と脱分極の組合せによるグルタミン酸応答性の長期抑圧を調べたところ，長期抑圧の発現が抑えられていた．最近，mGluR1 を欠損したミュータントマウスがつくられ，小脳の長期抑圧が起こらないことが確認されている(Aiba et al., 1994；Conquet et al., 1994)．

次はイオノトロピックグルタミン酸受容体についてであるが，筆者らは，δ2 サブユニットに注目した．培養細胞などを用いた発現実験では，δ2 サブユニットの機能は明らかにならなかったが，δ2 サブユニットは個体内のすべての細胞のなかで，小脳のプルキンエ細胞のみで発現している(Araki et al., 1993；Lomeli et al., 1993)．この特徴的な発現パターンをみて，筆者らは δ2 が小脳の長期抑圧に関与しているのではないかと推測したのである．まず最初

に行ったことは，培養プルキンエ細胞にアンチセンスオリゴヌクレオチドを投与し，δ2サブユニット蛋白の合成を抑えて，長期抑圧の発現を検討することである(Hirano et al., 1994)．アンチセンスオリゴヌクレオチドは蛋白質合成時に鋳型となるmRNAに相補的な短い1本鎖DNAである．これを培養液中に加えると，アンチセンスオリゴヌクレオチドは細胞内に取り込まれ，mRNAと結合することにより，そのmRNAを鋳型とする蛋白質合成を阻害する．この処理を施した培養プルキンエ細胞では，グルタミン酸投与と脱分極の組合せによりひき起こされるグルタミン酸感受性の長期抑圧が抑えられた．その後δ2欠損ミュータントマウスがつくられ，筆者らはそれを用い，δ2の長期抑圧への関与をさらに検討した．まず，ミュータントマウスよりプルキンエ細胞を培養し，長期抑圧の発現を調べたところ，やはり長期抑圧は起こらなかった(Hirano et al., 1995)．次に，ミュータントマウスより小脳切片を切り出し，スライスパッチ法を適用し，平行線維刺激による興奮性シナプス後電流(excitatory postsynaptic current, EPSC)を記録した．このEPSCが，脱分極と平行線維刺激の組合せにより長期抑圧を受けるか否か検討したところ，長期抑圧は起こらなかった(Kashiwabuchi et al., 1995)．以上の結果は，イオノトロピックグルタミン酸受容体のδ2サブユニットが何らかの形で長期抑圧の発現に関与していることを示している．

1.5. グルタミン酸受容体欠損ミュータントマウス

前節でメタボトロピックグルタミン酸受容体のmGluR1とイオノトロピックグルタミン酸受容体のδ2サブユニットが小脳の長期抑圧に関与していること，およびおのおのを欠損したミュータントマウスがつくられ，それらでは長期抑圧がみられないことを述べた．それでは，δ2およびmGluR1欠損ミュータントマウスの行動はどのようなものであろうか．δ2およびmGluR1欠損ミュータントマウスは，ともに明らかな運動失調を示す(Kashiwabuchi et al., 1995 ; Aiba et al., 1994 ; Conquet et al., 1994)．たとえば，円筒の上にマウスを乗せ，円筒を回転させたときにマウスがどのくらいの時間円筒上に留まっていられるかを調べるテストでは，δ2およびmGluR1欠損ミュータントマウスのスコアーは野性型マウスと比較して明らかに低い．それでは，おのおのの運動学習能力はどうであろうか．筆者らは，δ2欠損ミュータントマウスの運動学習能力を調べる目的で，片側内耳破壊後の前庭代償を解析した(Funabiki et *al.,* 1995). 片側内耳破壊を行うと，マウスは術側に向かった頭部および体の傾きを示し，体のバランスをとることが困難になる．たとえば，マウスを体軸を軸に回転させながら水中に落下させると，術前のマウスは直ちに姿勢を立て直し泳ぎ始めるが，片側内耳破壊直後のマウスは水中でいつまでも体軸を軸とする回転を続ける(図II.1.5)．この回転負荷後の姿勢立て直しを，野性型とδ2欠損ミュータントマウスで調べたところ，野性型は片側内耳破壊後数日で姿勢立て直しが改善されるが，δ2欠損ミュータントマウスではなかなか姿勢を立て直せるようにならなかった．また，mGluR1欠損ミュータントマウスで

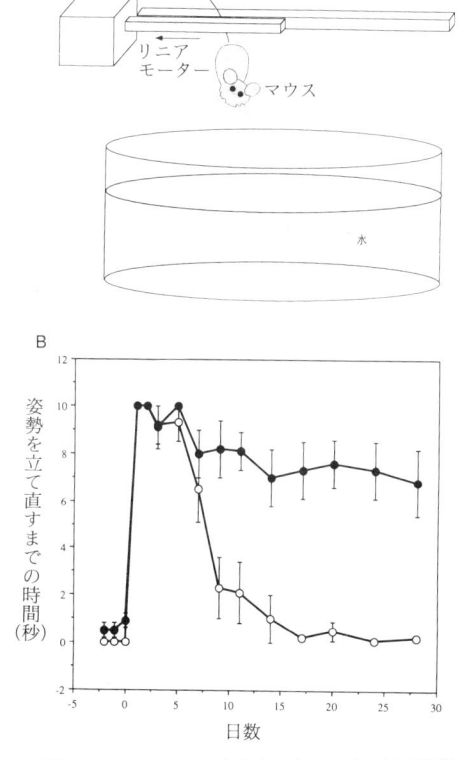

図 II.1.5 マウスの姿勢立て直し反応の前庭代償
A：回転落下後の姿勢立て直しを調べる実験装置．マウスの尾を，固定した棒とリニアモーターにつながった棒で挟む．リニアモーターを動かすと，棒が移動しそれに伴いマウスが回転する．マウスの尾がリニアモーターに接続された棒からはずれるときに，マウスは回転しながら水中に落下する．片側内耳破壊後のマウスは水中で回転運動を続け，なかなか姿勢を立て直し泳ぎ始めることができない．
B：回転落下後から姿勢を立て直すまでの時間(平均値±標準誤差)を示している．
白丸：野性型マウス，黒丸：δ2ミュータントマウス．0日に片側内耳破壊を行った．

は，瞬膜反射の条件づけが弱くなっていることが示されている(Aiba et al., 1994). これらの結果は，δ2およびmGluR1欠損ミュータントマウスでは運動制御および運動学習能力に異常があることを示し，長期抑圧が運動学習の主要因であるという仮説を支持するものとなっている．しかしながら，これらの結果から長期抑圧が運動学習の基礎過程であると断言することはできない．mGluR1については，その発現がプルキンエ細胞に限られるわけではなく，脳内の多種多数のニューロンで発現しているため，mGluR1欠損による異常をプルキンエ細胞の変化と直結できない．δ2はプルキンエ細胞でしか発現していないので，この点は問題ないが，δ2およびmGluR1欠損ミュータントマウスでは，ともに神経回路構築に異常が認められた．さきに述べたように，野性型マウスの成体では，プルキンエ細胞は1本の登上線維のみによりシナプス形成されているのだが，δ2およびmGluR1欠損ミュータントマウスの成体ではプルキンエ細胞が登上線維により多重支配されている．またδ2欠損ミュータントマウスでは平行線維・プルキンエ細胞間シナプス数の減少も認められた(Kasiwabuchi et al., 1994). したがって，これらの神経回路構築の異常が，個体の行動異常の原因である可能性がある．なお，これらの神経回路構築の異常が生じた原因は不明であるが，長期抑圧の欠損が神経回路構築の異常をひき起こした可能性もあろう．

1.6. 長期抑圧発現の分子機構

mGluR1およびδ2はおのおのどのようにして，長期抑圧に関わっているのであろうか．mGluR1はG蛋白結合型の受容体であり，CHO cellで強制発現させると，mGluR1へのグルタミン酸結合によりホスホリパーゼCが活性化され，イノシトールトリホスフェート(IP3)およびディアシルグリセロール(DG)が産生された(Aramori and Nakanishi, 1992). IP3は細胞内のCa^{2+}ストアーよりのCa^{2+}放出をひき起こし，DGはCキナーゼの活性化をひき起こすと考えられる．長期抑圧へのCキナーゼの関与は，いくつかのグループが報告している(Linden and Connor, 1995). それでは，δ2はどのようにして長期抑圧に関わっているのであろうか．長期抑圧時には，AMPA型イオノトロピック受容体の感受性の低下が起こる．δ2はこのAMPA型イオノトロピック受容体に影響を及ぼし，δ2またはAMPA型イオノトロピック受容体のリン酸化(Nakazawa et al., 1995)などにより，長期抑圧時にAMPA型受容体の

感受性低下をひき起こすのを制御するというのが，一番単純な図式である．しかし，このようなことが実際に起こっているか否かは不明である．長期抑圧へのCキナーゼの関与については，ほとんど異論がないのであるが，最近のCキナーゼγ欠損ミュータントマウスを用いた実験は，Cキナーゼの活性化が長期抑圧の発現に必須でないことを示唆している(Chen et al., 1995). Cキナーゼγは，プルキンエ細胞での主要なCキナーゼであるが，それを欠損したミュータントマウスでも長期抑圧が起こり，さらにその長期抑圧はCキナーゼの阻害剤によっても完全には抑えられないというのである．この結果は，Cキナーゼを介さない長期抑圧の発現経路が存在する可能性を示唆している．

　図II.1.6に記載した経路(平野，1995)のほかにNO, cGMPの長期抑圧への関与も報告されている(Linden and Connor, 1995 ; Hartell, 1996). 渋木は長期抑圧発現時にNOが登上線維刺激の代わりとなりうると報告した(Shibuki and Okada, 1991). しかし，Lindenは培養系では，NO, cGMPは長期抑圧の発現に関与しないという結果を報告した(Linden and Connor, 1995 ; Linden et al., 1995). 最近，Lev-RamらはNOは登上線維ではなく平行線維の代行をし，NOと脱分極の組合せで長期抑圧が起こると発表した(Lev-Ram et al., 1995). NO合成酵素は登上線維やプルキンエ細胞では存在が認められず，NOが登上線維刺激により生じるとすると，NOはどこでどのようにしてつくられるかという問題が生じる．一方，NO合成酵素は平行線維終末には存在している．しかし，NOと脱分極で長期抑圧が起こるとすると，mGluR1はどのようにして長期抑圧に関与するのかという問題がでてくる．このようにNOについては，その関与の有無および関与の仕方について，研究者間で見解および実験結果の不一致がみられる．また，チロシンキナーゼが長期抑圧に関与す

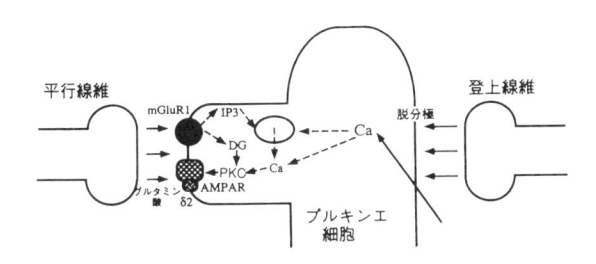

図II.1.6　長期抑圧の発現に関与する分子
AMPAR(AMPA型グルタミン酸受容体)，PKC(Cキナーゼ)，IP3(イノシトール3リン酸)，DG(ディアシルグリセロール).

るという結果も報告されている(Baxall *et al.*, 1996)．最近，グリア細胞のフィラメント蛋白であるGFAPを欠損したミュータントマウスで長期抑圧が起こらず，瞬膜反射の条件づけが起こりにくくなっているという報告がなされた(Shibuki *et al.*, 1996)．ただし，このミュータントマウスは運動失調は示さない．この結果からは，長期抑圧が起こらなくなって，運動学習が異常になっても，運動制御には大きな影響は現れず，長期抑圧の関与する運動学習はそれほど重要ではないという仮説が導きだせそうである．しかしながら，GFAPがどのような機構で長期抑圧に関与するかは不明である．また，培養系においてグルタミン酸投与と脱分極の組合せで起こる長期抑圧の発現に，グリア細胞のフィラメント蛋白が関与するとは考えにくい．長期抑圧の発現に関与すると報告された分子の数は多くなってきたが，お互いの関係については不明なことが多く，研究者間で，不一致が存在する問題もある．研究者により長期抑圧の誘導法や記録法も異なる．長期抑圧にはいくつかの発現経路・発現型があり，研究者によって似ているが違う現象を扱っている可能性があるかもしれない．長期抑圧発現の分子機構の全貌の解明には，さらなる研究が必要である．

1.7．シナプス可塑性・学習とミュータントマウス

　小脳の長期抑圧が起こらないミュータントマウスや海馬の長期増強が起きにくいミュータントマウスがつくられ，それらを用いて学習能力が調べられてきた．動物が小型のマウスであるため，複雑な課題のテストや定量性の高い精密な行動解析は行いにくいのであるが，これらのミュータントマウスで学習能力の欠陥が指摘されている．しかしながら，ミュータントマウスでは，学習能力の欠陥がシナプス可塑性の欠損によるものか否かを断定することが困難なことが多い．ミュータントマウスの一次的な欠陥がシナプス可塑性にあるとしても，発生・成長時に二次的な形態変化などが生じ，それらが行動異常の原因となっているという可能性を否定しがたいからである．しかしながら，ミュータントマウスを用いる手法は有用である．なぜなら，ジーンターゲティング法によりつくられたミュータントマウスは，特定の蛋白のみを完全に欠損しているからである．こうしたことを薬理学的に行うには，特定のサブタイプの受容体やキナーゼに特異的に効く薬物を使用しなければならないが，多くの場合そのような薬物は存在しない．最近，発生・成長期の二次的な変化の影響を防ぐことができるようなミュータントマウスの開発が進んできている．この手法で

は，特定の時期に特定の部位で，ある分子を欠損させたり，発現させることが可能となる(Mayford et al., 1995)．今後，有望な手段と考える．

1.8. おわりに

本章では，小脳の長期抑圧発現機構と長期抑圧欠損ミュータントマウスを用いた個体レベルの研究を中心に，シナプス可塑性と学習の問題を解説してきた．シナプス可塑性の発現機構についても，シナプス可塑性と学習機構の関係についてもまだまだ不明な点が多いのであるが，新しい技術の進歩により，これまでとは異なるアプローチが可能となり，多くの問題に答えるための手段が提供されるようになってきていると思う．シナプス可塑性と学習・記憶の問題は，大きな変革期を迎えつつあるのではなかろうか． 〔平野　丈夫〕

文　献

Aiba, A., M. Kano, C. Chen, M. E. Stanton, G. D. Fox, K. Herrup, T. A. Zwingman and S. Tonegawa : Deficit cerebellar long-term depression and impaired motor learning in mGluR1 mutant mice. *Cell*, **79** : 377-388, 1994.

Araki, K., H. Meguro, E. Kushiya, C. Takayama, Y. Inoue and M. Mishina : Selective expression of the glutamate receptor channel δ2 subunit in cerebellar Purkinje cells. *Biochem. Biophys. Res. Commun.*, **197** : 1267-1276, 1995.

Aramori, I. and S. Nakanishi : Signal transduction and pharmacological characteristics of a metabotropic glutamate receptor, mGluR1, in transfected CHO cells. *Neuron*, **8** : 757-765, 1992.

Bannerman, D. M., M. A. Good, S. P. Butcher, M. Ramsay and R. G. M. Morris : Distinct components of spatial learning revealed by prior training and NMDA receptor blockade. *Nature*, **378** : 182-186, 1995.

Bliss, T. V. P. and G. L. Collingridge : A synaptic model of memory : long-term potentiation in the hippocampus. *Nature*, **361** : 31-39, 1993.

Bliss, T. V. P. and T. Lomo : Long-lasting potentiation of synaptic transmission in the dentate area of the anaesthetized rabbit following stimulation of the perforant path. *J. Physiol.*, **232** : 331-356, 1973.

Chen, C., M. Kano, A. Abeliovich, L. Chen, S. Bao, J. J. Kim, K. Hashimoto, R. F. Thompson and S. Tonegawa : Impaired motor coordination correlates with persistent multiple climbing fiber innervation in PKCγ mutant mice. *Cell*, **83** : 1233-1242, 1995.

Conquet, F., Z. I. Bashir, C. H. Davies, H. Daniel, F. Ferraguti, F. Bordi, K. Franz-Bacon, A. Reggiani, V. Matarese, F. Conde, G. L. Collingridge and F. Crepel : Motor deficit and impairment of synaptic plasticity in mice lacking mGluR1. *Nature*, **372** : 237-243, 1994.

Hartell, N.A. : Inhibition of cGMP breakdown promotes the induction of cerebellar longterm depression. *J. Neurosci.*, **16** : 2881-2890, 1996.

Hirano, T. : Depression and potentiation of the synaptic transmission between a granule cell and a Purkinje cell in rat cerebellar culture. *Neurosci. Lett.*, **119** : 141-144, 1990a.

Hirano, T. : Effects of postsynaptic depolarization in the induction of synaptic depression between a granule cell and a Purkinje cell in rat cerebellar culture. *Neurosci. Lett.*, **119** : 145-147, 1990b.

Hirano, T. : Differential pre- and postsynaptic mechanisms for synaptic potentiation and depression between a granule cell and a Purkinje cell in rat cerebellar culture. *Synapse*, **7** : 321-323, 1991a.

Hirano, T. : Synaptic formations and modulations of synaptic transmissions between identified cerebellar neurons in culture. *J. Physiol.* (Paris), **85** : 145-153, 1991.

平野丈夫：小脳培養系におけるシナプス形成と可塑性．日本生理学雑誌，**57** : 261-268, 1995.

Hirano, T., K. Kasono, K. Araki and M. Mishina : Suppression of LTD in cultured Purkinje cells deficient in the glutamate receptor $\delta 2$ subunit. *NeuroReport*, **6** : 524-526, 1995.

Hirano, T., K. Kasono, K. Araki, K. Shinozuka and M. Mishina : Involvement of the glutamate receptor $\delta 2$ subunit in the long-term depression of glutamate responsiveness in cultured rat Purkinje cells. *Neurosci. Lett.*, **182** : 172-176, 1994.

Hollmann, M. and S. Heinemann : Cloned glutamate receptors. *Annu. Rev. Neurosci.*, **17** : 31-108, 1994.

Ito, M. : The Cerebellum and Neural Control, pp. 1-580, Raven Press, New York, 1984.

Ito, M. : Long-term depression. *Annu. Rev. Neurosci.*, **12** : 85-102, 1989.

Ito, M., M. Sakurai and P. Tongroach : Climbing fibre induced depression of both mossy fibre responsiveness and glutamate sensitivity of cerebellar Purkinje cells. *J. Physiol.* (Lond.), **324** : 113-134, 1982.

Kashiwabuchi, N., K. Ikeda, K. Araki, T. Hirano, K. Shibuki, C. Takayama, Y. Inoue, T. Kutsuwada, T. Yagi, Y. Kang, S. Aizawa and M. Mishina : Disturbed motor coordination, Purkinje cell synapse formation and cerebellar long-term depression of mice defective in the $\delta 2$ subunit of the glutamate receptor channel. *Cell*, **81** : 245-252, 1995.

Kasono, K. and T. Hirano : Critical role of postsynaptic calcium in the cerebellar long-term depression. *NeuroReport*, **6** : 17-20, 1994.

Kuno, M. : The Synapse, pp. 1-249, Oxford Univ. Press, New York, 1995.

Lev-Ram, V., L. R. Makings, P. F. Keitz, J. P. Y. Kao. and R. Y. Tsien : Long-term depression in cerebellar Purkinje neurons results from coincidence of nitric oxide and depolarization-induced Ca^{2+} transients. *Neuron*, **15** : 407-415, 1995.

Linden, D. J. and J. A. Connor : Long-term synaptic depression. *Ann. Rev. Neurosci.*, **18** : 319-357, 1995.

Linden, D.J., T. M. Dawson and V. L. Dawson : An evaluation of the nitric oxide/cGMP/ cGMP-dependent protein kinase cascade in the induction of cerebellar long-term depression in culture. *J. Neurosci.*, **15** : 5098-5105, 1995.

Linden, D.J., M. H. Dickinson, M. Smeyne and J. A. Connor : A long-term depression of AMPA currents in cultured cerebellar Purkinje neurons. *Neuron*, **7** : 81-89, 1991.

Lomeli, H., R. Sprengel, D. J. Laurie, G. Kohr, A. Herb, P. H. Seeburg and W. Wisden : The rat delta-1 and delta-2 subunits extend the excitatory amino acid receptor family. *FEBS Lett.*, **315** : 318-322, 1993.

Mayford, M., T. Abel and E. R. Kandel : Transgenic approaches to cognition. *Curr. Opin. Neurobiol.*, **5** : 141-148, 1995.

Morris, R. G. M : Synaptic plasticity and learning : selective impairment of learning in rats and blockade of long-term potentiation in vivo by the N-methyl-D-aspartate

receptor antagonist AP5. *J. Neurosci.*, **9** : 3040-3057, 1989.
Nakazawa, K., S. Mikawa, T. Hashikawa and M. Ito : Transient and persistent phosphorylation of AMPA type glutamate receptor subunits in cerebellar Purkinje cells. *Neuron*, **15** : 697-709, 1995.
Nicoll, R. A., J. A. Kauer and R. C. Malenka : The current excitement in long-term potentiation. *Neuron*, **1** : 97-103, 1988.
Sakurai, M. : Synaptic modification of parallel fibre-Purkinje cell transmission in *in vitro* guinea-pig cerebellar slices. *J. Physiolol*. (Lond.), **394** : 463-480, 1987.
Sakurai, M. : Calcium is an intracellular mediator of the climbing fiber in induction of cerebellar long-term depression. *Proc. Natl. Acad. Sci. USA*, **87** : 3383-3385, 1990.
Saucier, D. and D. P. Cain : Spatial learning without NMDA receptor-dependent long-term potentiation. *Nature*, **378** : 186-189, 1995.
Shibuki, K., H. Gomi, L. Chen, S. Bao, J. J. Kim, H. Wakatsuki, T. Fujisaki, K. Fujimoto, A. Katoh, T. Ikeda, C. Chen, R. F. Thompson and S. Itohara : Deficient cerebellar long-term depression, impaired eyeblink conditioning, and normal motor coordination in GFAP mutant mice. *Neuron*, **16** : 587-599, 1996.
Shibuki, K. and D. Okada : Endogenous nitric oxide release required for long-term synaptic depression in the cerebellum. *Nature*, **349** : 326-328, 1991.
Shigemoto, R., T. Abe, S. Nomura, S. Nakanishi and T. Hirano : Antibodies inactivating mGluR1 metabotropic glutamate receptor block long-term depression in cultured Purkinje cells. *Neuron*, **12** : 1245-1255, 1994.
Squire, L. R., 河内十郎訳：記憶と脳，医学書院，1989.
Zalutskey, R.A. and R. A. Nicoll : Comparison of two forms of long-term potentiation in single hippocampal neurons. *Science*, **248** : 1619-1624, 1990.

2

大脳皮質神経回路の形成機序
―遺伝子と学習の役割―

2.1. はじめに

大脳皮質の最も基本的な構造として層状構造と柱状構造がある．層状構造は神経接続の相手を指定するマクロな構造であるのに対し，柱状構造は層状構造で規定された構造内の部分と部分の神経接続を規定するミクロな構造である．視覚野ではこれらの構造が大脳新皮質の中で最もよく発達している．大脳皮質の神経回路の形成機序に関しては先天説と後天説の論争があったが，最近の研究により層状構造は遺伝子に依存する先天的構造であり，柱状構造は学習に依存する後天的構造であることが明らかにされている．生後直後の子ネコの両眼を縫合し視覚体験を奪い，あるいは，眼球にテトロドトキシンを注入し，神経活動を除去すると，眼優位円柱などの柱状構造の発達が阻害される(Stryker and Harris, 1986)．一方，脳移植標本や共培養標本などの手法を視覚野や体性感覚野の生後発達の研究に適用することにより，層状構造は神経活動に依存しない先天的な構造であることが示されている(Yamamoto *et al.*, 1989, 1992；Toyama *et al.*, 1993)．

2.2. 層状細胞配列の生後発達

哺乳類では視覚野をはじめとする大脳新皮質は6層の層状構造をもつ．それが完成する時期は動物種により多少異なるが，ネコでは生後2か月で層構造がほぼ完成する(図II.2.1 A)．脳室の側脳室帯(ventricular zone，図II.2.1 A の VZ)にある神経芽細胞から最終分裂を終えて形成された神経細胞が表面に移動し，その後に生まれた神経細胞は先に生まれた細胞を追い越してその上に積み上げられる形で大脳皮質(CP)が形成される．したがって，最も早い時期

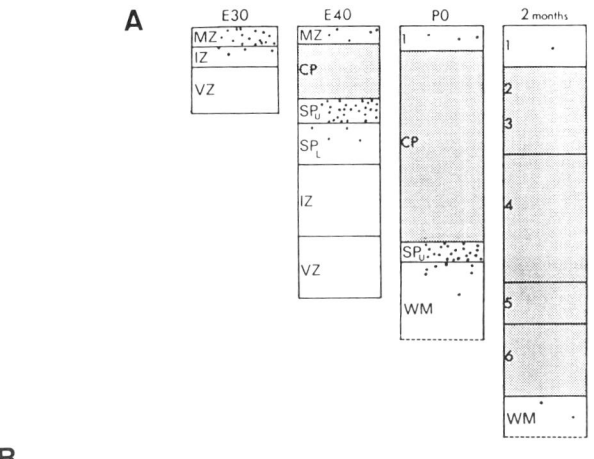

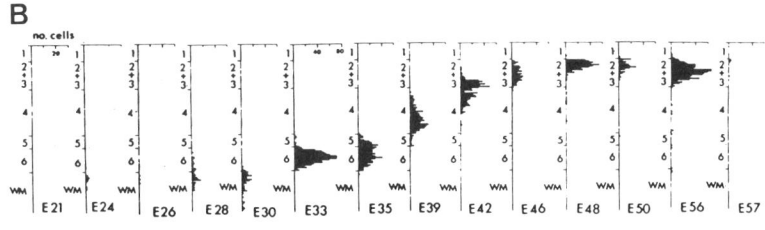

図 II. 2. 1　ネコ大脳皮質の層形成

A：大脳皮質の形成過程を示す模式図．大脳皮質の神経細胞は E 30 頃から形成される．最も初期に形成された細胞(黒点)は E 30 では境界層 marginal zone(MZ)に局在するが，E 40 で新たに形成された細胞を収納する皮質板 cortical plate(CP)により二分され，MZ と皮質下板 subplate(SP)に分かれて存在する．これらの細胞はすべて生後間もなく消失する過渡的な細胞である．胎生 40(E 40)の CP には将来大脳皮質の深部(5, 6 層)の細胞になる細胞が存在する．浅層の細胞は VZ で生まれつつあり，これらの細胞は中間層 intermediate zone(IZ)，SP を経て，CP の表層に移動する．出生(P 0)の頃には，すべての層の細胞が生まれているが，浅層の細胞はまだ移動の途上にある．皮質形成は生後 2 か月で終わる(Luskin and Shatz, 1985 a)．B：放射性アミノ酸(^{3}H-tymidine)の single-shot 注入によりラベルされた皮質細胞の層局在を示す．6 層の細胞が最も早く(E 33)，2/3 層の細胞が最も後で生まれる(Luskin and Shatz, 1985 b)．

に生まれた神経細胞が 6 層，最も遅く生まれた細胞は 2 層を形成する．それぞれの層の細胞は錐体細胞や星状細胞など層特有の形態をもつ細胞に分化するが，層状構造は単なる細胞形態や配列に関する構造ではなく，その層に含まれる細胞の神経連絡(層特異的神経結合)を規定する構造でもある．^{3}H-thymidine 注入で最終細胞分裂の時期を特定する方法により，6 層の細胞は胎生 33 日(E 33)，2 層の細胞は E 46-50 に生まれることが示されている(図 II. 2.1 B)．

層特異的な細胞特性は，細胞移動の前に決定されていることが明らかになっ

てきた．McConnellらは胎生期のフェレットの将来第5/6層になるべき皮質細胞を最終分裂直前から分裂後1日の時期に，新生動物の将来視覚野の2/3層になる脳室部の位置に移植して，移植された細胞の移動を調べた．最終分裂後1時間〜1日の細胞を移植した場合には細胞は5/6層に移動し，分裂直前の細胞を移植した場合には2/3層と5/6層両者に存在したが，移植したすべての細胞はそれぞれの層に特有な神経結合をもっていた．このことは，細胞運命(cell fate)は移動後の位置(層)により決められるのではなく，最終分裂前にすでに決定されていることを示している(McConnel, 1989)．錐体型，非錐体型など皮質細胞の形態的特性も細胞移動前に決定されていることが，レトロバイラス(retro-virus)を用いた細胞系譜(cell lineage)解析により示されている．これらのことは大脳皮質細胞の層特異性(細胞運命)は層形成の前に何らかの遺伝子機構により決定され，それを標識する分子機構が存在することを示している(Parnavelas et al., 1991)．

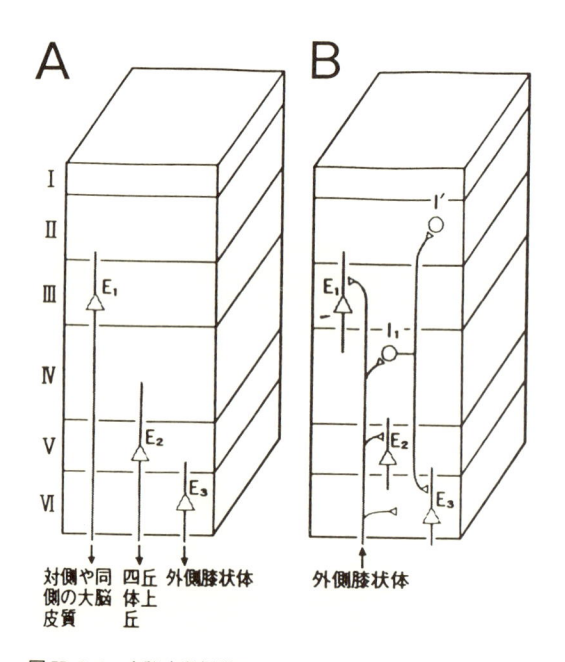

図 II. 2. 2　大脳皮質視覚野の層状構造(Toyama et al., 1974)
A：遠心性結合の層特異性，B：求心性結合の層特異性．E 1-3, 3-6層の錐体細胞．I_1, I', 4層と2層の介在細胞．

2.3. 層特異的神経結合の制御機構

層構造は一次視覚野で最もよく発達し，多くの研究が行われてきた．成長した動物の視覚野の層特異的な神経結合はこれまでの形態学的な研究や電気生理学的研究によりほぼ解明されている．視覚信号を中継する外側膝状体の求心線維は主として4層でシナプス結合を形成し，一方他の大脳皮質の求心線維は2/3層や5層でシナプス結合をつくる．遠心性結合にも明確な層状特異性があり，2/3層の細胞は他の皮質領野，5層の細胞は上丘，6層の細胞は外側膝状体の皮質下核へ投射している(図II.2.2)．筆者らは移植や器官培養などの in vitro 標本を用いてこれらの層特異性の形成機構を調べている．

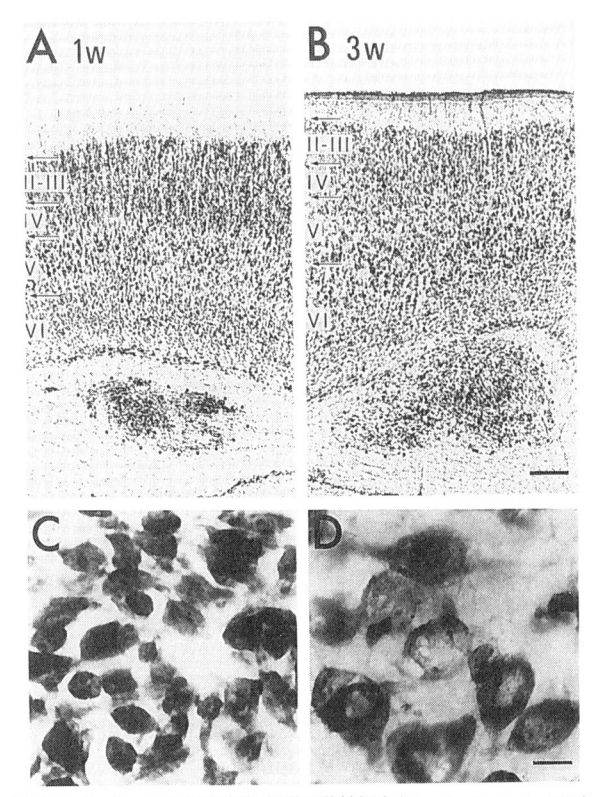

図 II. 2. 3 ラット外側膝状体−視覚野移植標本(Kurotani *et al.*, 1993)
A,CとB,D，移植後1週と3週と外側膝状体−視覚野移植標本から切り出された脳切片のニッスル染色．A,Bは弱拡大で，3週では1週に比べて視覚野が厚くなり，外側膝状体も大きくなっていることがわかる．移植外側膝状体を点線で示す．C,Dは強拡大像で，個々の外側膝状体細胞が大きくなっていることを示す．A,Bの矢印とII-VIの標識は視覚野の層構造を示す．A,BとC,Dのキャリブレーションはそれぞれ200 μm と 10 μm を示す．

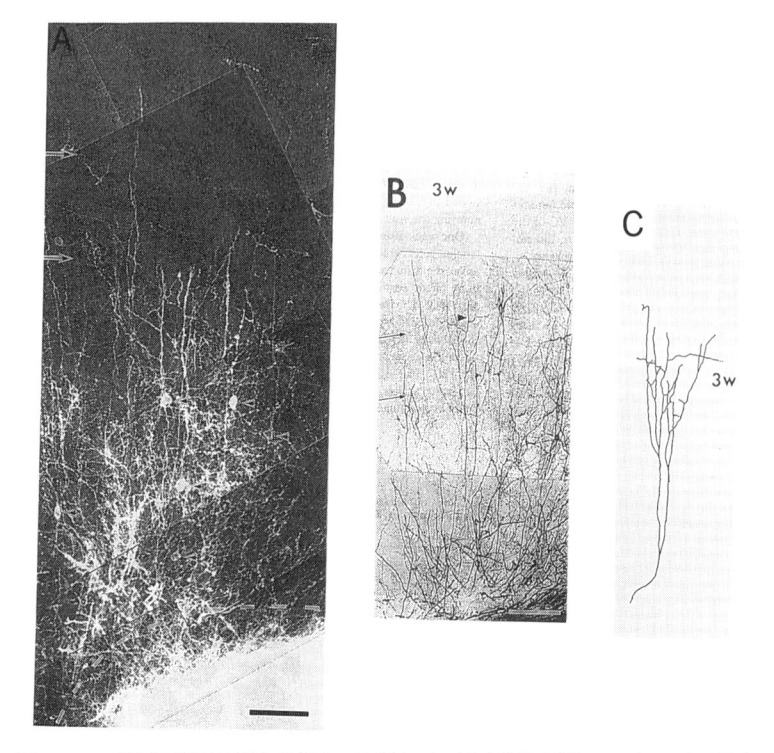

図 II. 2. 4　外側膝状体移植脳切片標本の遠心性および求心性結合(Kurotani *et al.*, 1993)
A：移植後3週の蛍光色素(DiI)による逆行性標識像．短い矢印は外側膝状体に注入された DiI により逆行性に標識された6層の視覚野細胞を，長い矢印は4層の範囲を示す．B：順行性に標識された外側膝状体軸索を示す．C：Bの短い矢印で示す外側膝状体軸索のトレース像．A，Bのキャリブレーションは100 μm を示す．

　胎児ラットの外側膝状体を新生児ラットの視覚野直下の白質に移植し，移植外側膝状体と宿主視覚野を含む脳切片標本を切り出して調べると(Hamasaki *et al.*, 1987；Kurotani *et al.*, 1993)，移植後1週では視覚野も外側膝状体も未発達であるが，3週では視覚野も移植された外側膝状体もほぼ正常の大きさに成長している(図 II. 2. 3 A〜D)．蛍光色素(DiI)による順行性および逆行性標識などの形態学的観察で移植外側膝状体軸索が宿主視覚野の4層に終止し(図 II. 2. 4 B，C)，6層の細胞が移植外側膝状体に投射することが示され(図 II. 2. 4 A)，外側膝状体刺激により視覚野にひき起こされた電場電位の電流源密度解析(図 II. 2. 5 A)やシナプス反応の細胞内記録(図 II. 2. 5 B〜D)などの電気生理学的手法によっても移植外側膝状体と宿主視覚野の間に層特異性をもった

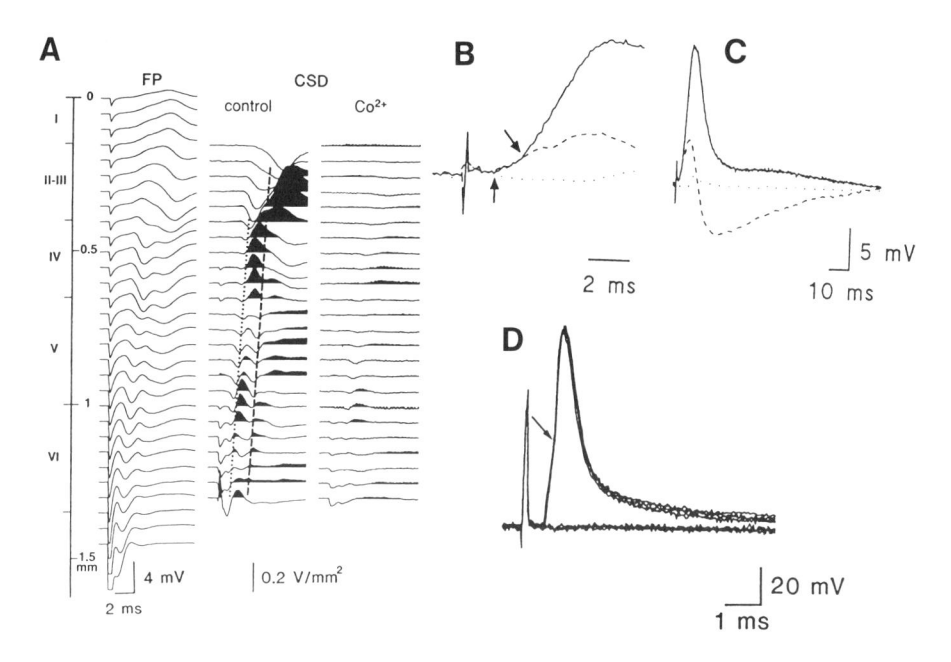

図 II. 2.5 外側膝状体移植脳切片標本の順行性および逆行性反応(Kurotani *et al.*, 1993)
A：電流源密度解析．FP；外側膝状体を刺激し，$50\,\mu\mathrm{m}$ ステップで記録された電場電位．control；電場電位の空間的二次微分として得られた電場電位の電流源．上向きの変位が電流の流れ込み(sink)を示す．点線は単シナプス性，破線は多シナプス性潜時の範囲を示す．単シナプス性電流は主とし4層に，多シナプス性電流は2/3層に局在する．このことは外側膝状体軸索が4層を興奮させ，それが4層の細胞から2/3層の細胞に伝えられることを示している．Co^{2+} は Co^{2+} によりシナプス伝達を遮断するとこれらの電気反応がほぼ完全に消失することを示し，これらの反応がシナプス反応であることを証明したもの．B，C：3層の細胞に微小電極を刺入し，外側膝状体を刺激したときに記録されるシナプス反応．最初に興奮性シナプス電位が生じ，ついで抑制性シナプス電位が生じている．実線は過分極を注入したときの反応．破線がコントロール，点線は電場電位．上向きの矢印は興奮性シナプス電位の立ち上がり，斜めの矢印は抑制性シナプス電位の発生時点を示す．D：6層細胞の逆行性反応．刺激の強度を外側膝状体軸索のいき値に調節し，反応が all or none に生じることを示している．斜めの矢印は軸索起始部スパイクから細胞体・樹状突起スパイクへの移行を示す．

求心性および遠心性神経結合が形成されていることが確認された．さらに電気生理学的観察により4層から2/3層細胞に至る内在性の神経結合も正しく形成されていることも示されている(図 II. 2.5 A)．これのことは正常な神経発達とは異なる時期と場所に外側膝状体が移植されたにもかかわらず，移植外側膝状体と宿主視覚野の間に正常な層特異性をもつ神経結合が形成されることを示している．この事実は外側膝状体細胞と視覚野の各層の細胞にそれぞれ自己の身元(identity)を示す分子的な標識があり，神経軸索は標的となる細胞の標識

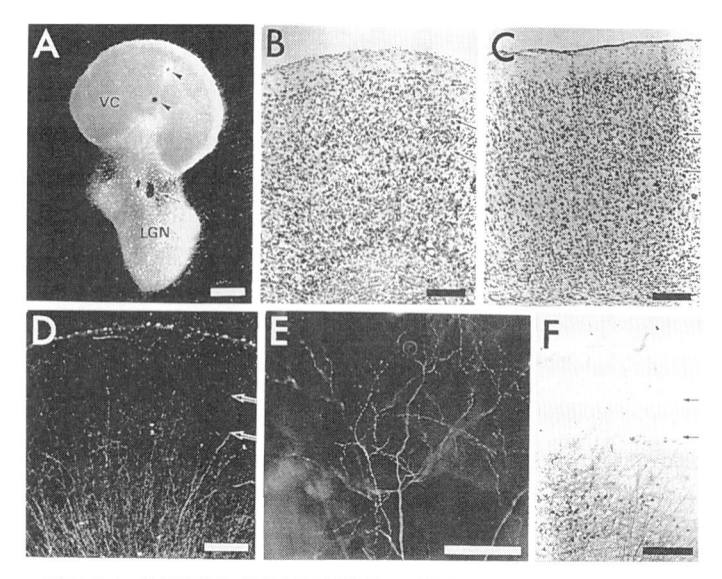

図 II.2.6 外側膝状体-視覚野共培養標本の形態学(Yamamoto et al., 1989)
A：共培養標本の弱拡像，B：培養後3週の視覚野組織のニッスル染色．キャリブレーション，500 μm．C：Bと同年齢の視覚野ニッスル標本．DとE：蛍光色素(DiI)を外側膝状体に与え，順行性に標識した外側膝状体軸索の弱拡および強拡像．外側膝状体軸索が4層に終枝することを示す．キャリブレーション，200, 100 μm．F：逆行性に標識された視覚野の遠心性細胞．外側膝状体に投射する細胞は6層に局在する．矢印は4層の境界を示す．キャリブレーション，200 μm．

を読み取り，正しい神経結合を形成する機構があることを示唆している．

　この考え方を支持する実験結果が外側膝状体と視覚野の共培養標本の研究(Yamamoto et al., 1989, 1992 ; Toyama et al., 1993)で得られている．移植の場合と同様に，胎児ラットの外側膝状体を取り出し，新生児ラットの視覚野切片とともに培養すると，培養後2～3週で両者の間に神経結合が形成され(図II.2.6 A)，また視覚野は正常な視覚野とほとんど同じ層状細胞構築をもつ(図II.2.6 B, C)．また外側膝状体へのHRPあるいはDiI注入により，視覚野の6層の神経細胞が逆行性に標識され(図II.2.6 Fと図II.2.8 AとD)，またDiIにより順行性に標識された外側膝状体軸索は4層に終止する(図II.2.6 D, E)．これらの形態学的所見は外側膝状体と視覚野の間に層特異性をもつ神経結合が相互に形成されていることを示している．

　これを支持する所見が電気生理学的研究で得られている．外側膝状体刺激により生じる電場電位の電流源密度解析で，単シナプス性電流が視覚野の4層に，多シナプス性電流が2/3層に存在することが示された(図II.2.7 A～C)．

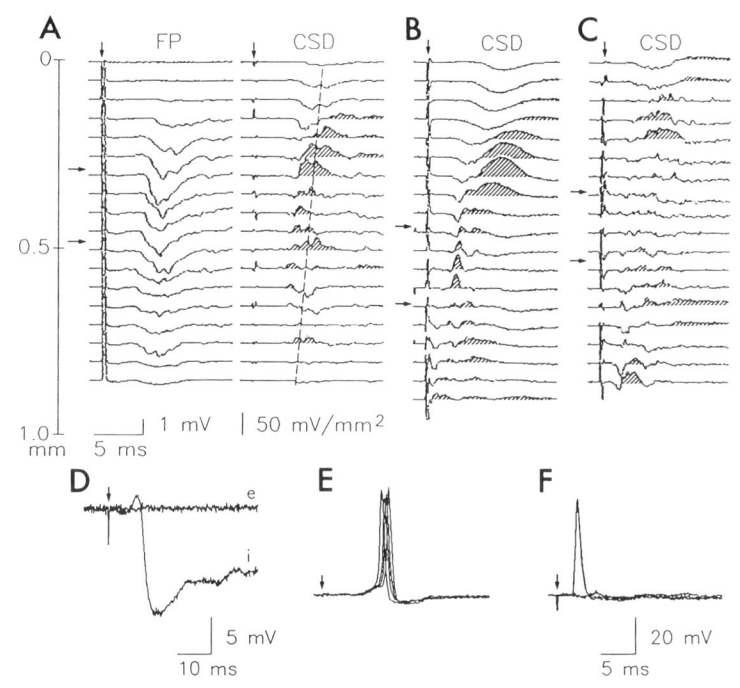

図 II. 2.7　外側膝状体-視覚野共培養標本の電気的反応(Yamamoto *et al.*, 1989)
A〜C：電流源密度解析．A：外側膝状体刺激により培養3週の外側膝状体-視覚野共培養標本にひき起こされた電場電位と電流源．破線は単シナプス性潜時の範囲を示す．B：同年齢のラット視覚野の電流源．C：外側膝状体-視覚野の接続部を切断し，外側膝状体軸索を変性させたのち，白質を刺激したときの電流源．4層の電流源が消失し，それが外側膝状体軸索によりひき起こされたものであることを示す．D〜F：それぞれ外側膝状体刺激により3層細胞にひき起こされたシナプス反応，順行性スパイク，6層細胞の逆行性スパイク．

　また細胞内記録でも2/3層と4層の細胞からそれぞれ多シナプス性と単シナプス性の興奮性シナプス電位が記録され，6層の細胞からは逆行性反応が記録された(図 II. 2.7 D〜F)．これらのことは共培養標本に形成された神経回路が正常な信号伝達機能を備えていることを示している．層特異的な神経結合が視覚野と他の視覚関連部位の共培養標本でも形成されることが示されている．
　さらに，視覚野-視覚野標本では一方の視覚野から投射される交連性求心線維は4層を避けて2/3層と5層でシナプス結合を形成し，その起始細胞は主として2/3層に存在した(図 II. 2.8 CとF)．また視覚野と上丘の共培養標本では上丘へ投射する遠皮質性細胞は視覚野の5層に局在していた(図 II. 2.8 BとE)．これらの所見は層特異的神経結合形成のための標的認識機構が神経組織

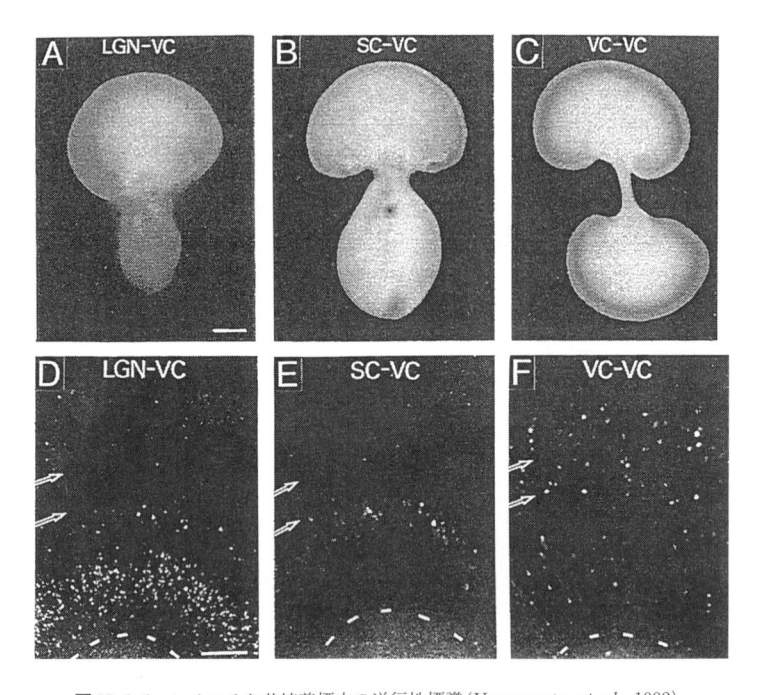

図 II.2.8 いろいろな共培養標本の逆行性標識(Yamamoto *et al.*, 1992)
A〜C：外側膝状体-視覚野，上丘-視覚野，視覚野-視覚野共培養標本のマクロ像．
D，E：それぞれ標本の逆行性標識像．外側膝状体-視覚野，上丘-視覚野，視覚野-視覚野共培養標本でそれぞれ6，5，2/3層が選択的に標識されている．キャリブレーション，500 μm と 250 μm．

に内在することを示すものである．

2.4. 領野特異的神経結合の制御機構

　層特異性より，よりマクロな神経結合特異性として特定の皮質領野が特定の脳構造と結合する領野特異性あるいは感覚種特異性がある．たとえば，視覚野は外側膝状体，体性感覚野は視床 VPL 核と相互神経連絡をもつ．領野特異性は共培養標本では保存されない(Yamamoto *et al.*, 1992; Toyama *et al.*, 1993)．外側膝状体と体性感覚野，あるいは視覚以外の感覚系に属する視床核と視覚野の共培養標本では，外側膝状体-視覚野と同様の層特異性を備えた求心性および遠心性神経結合が形成されることが明らかにされている(図 II.2.9 A〜D)．この結果については二つの説明が可能である．その一つは，起始細胞と標的細胞に内在する標識機構は領野特異性に関与せず，領野特異性は別の

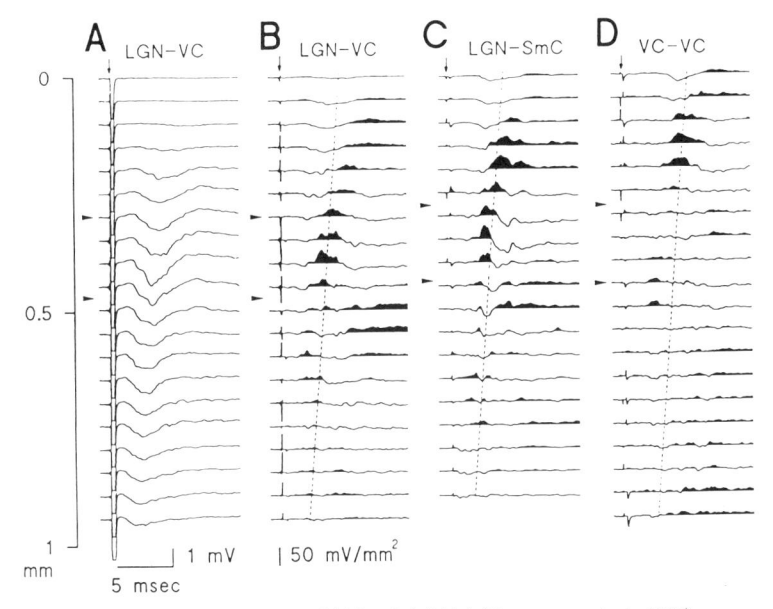

図 II.2.9 いろいろな共培養標本の求心性結合（Yamamoto et al., 1992）
A, B：外側膝状体-視覚野標本の電場電位と電流源．CとD，外側膝状体-体性感覚野，視覚野-視覚野共培養標本の電流源．B, C：まったく同様の単シナプス性と多シナプス性電流がそれぞれ4層と6層に局在する．しかし，視覚野-視覚野標本では単シナプス性電流は2/3層に局在する．これらの結果は共培養標本には領野特異性あるいは感覚種特異性は再現されないことを示している．

軸索誘導機構により発現するという考え方で，他の一つは領野特異性は発生の初期の大脳皮質には存在せず，網膜部位対応などの特異性と同様に感覚入力などの神経活動に依存して発現するという考え方である．

　前者の仮説については，ネコやラットの外側膝状体-視覚野間神経結合の誘導機構としてサブプレートニューロン(subplate neuron)が報告されている．McConnelらはこの細胞が皮質内で最も早くに誕生し，外側膝状体-視覚野間の神経結合が形成されたのちに死滅すること，サブプレートニューロンをカイニン酸によって破壊すると，外側膝状体線維は視覚野に進入できないなどのことから，サブプレートニューロンが軸索誘導の役割を担うと想定している(McConnel et al., 1989)．後者の仮説については，O'Learyらが新生ラットの運動領を一部取り去り，そこへ胎生期の後頭部皮質(将来視覚野になる領域)を移植すると，移植された皮質の深層の細胞は脊髄へ投射し，移植皮質が運動野として発達したことを示している(O'Leary, 1989)．このことは皮質発生の初期においては領野特異性が欠落しており，後期において周囲組織との関係や神

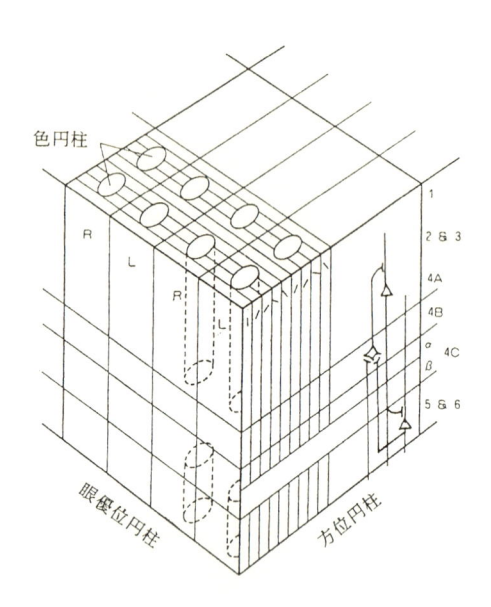

図 II. 2. 10 大脳皮質視覚野の柱状構造(Livingstone and Hubel, 1984)
R：右目，L：左目．

経入力などに依存して特定の領野に分化することを示唆している．いずれの考え方も発達初期(少なくとも視床からの求心性投射が形成される時期)の大脳皮質には領野特異性の制御機構が欠如しているとする点では一致し，これは筆者らの共培養標本の研究結果とも一致する．

2.5. 柱状構造の生後発達
2.5.1. 眼優位円柱

柱状構造の生後発達はネコで最もよく研究されている．柱状構造とは同一の反応性を備えた細胞が2層から6層を貫いて柱状に配列される構造で，代表的な例として，眼優位円柱と方位円柱がある．眼優位円柱は左あるいは右目優位の視覚入力に関するもので，右目優位あるいは左目優位の円柱内の細胞はおのおのの目からより強い視覚入力を受ける(図 II.2.10, 眼優位円柱)．視覚野細胞はスリットやエッジなどの線刺激によく反応するが，方位円柱はこれらの刺激の方位に関するものである．垂直から水平に至る方位選択性を備えた細胞が10度刻みで方位円柱の中に垂直に配列されている(図 II.2.10, 方位円柱)．眼優位円柱の中心部には光の波長に対して選択性を備えた細胞を格納する色円柱

もある．これらの構造は可塑的で生後の視覚体験に依存して形成されることは
WieselとHubel(1963)をはじめとする神経生理学的研究により明らかにされ
ている．その後，眼球に放射性アミノ酸を注入して外側膝状体線維を経シナプ
ス的に標識し，その眼球につながる皮質視覚野の領野をオートラジオグラフィ
ーで染め出す手法で眼優位円柱の生後発達の過程が形態学的に研究されてい
る．眼優位円柱は生後直後には存在せず，生後2～4週の間に形成される．生
後直後には左右の眼球の支配領野は完全に重なっているが，支配領野の分離が
第3週から始まり，8～10週でほぼ完成する(LeVay et al., 1978)．

　生後直後から小ネコを暗闇中で育て視覚体験を奪うと，眼優位円柱の発達は
ある程度阻害されるが，完全に阻止することはできない．これは生後発達の初
期においては網膜に強い自発発火があり，この自発発火により眼優位円柱の形
成が進むためであると想定されている．これを支持する実験として，フグ毒
(TTX)を両眼に注入して網膜の神経活動を完全に止めると，眼優位円柱の発
達は完全に阻害され，生後4週でも両眼の支配領域は完全に重なったままであ
る(Stryker and Harris, 1986)．外側膝状体にも左右眼網膜線維の支配領域が
層構造を形成するが，この構造も網膜神経活動ブロックをしたネコでは発現し
ない(Shatz and Stryker, 1988)．またこのネコでは網膜部位対応(網膜と外側
膝状体の神経結合の局所的な対応関係)の形成も阻害される．Shatz(1990)は
多極電極を用い，バースト状の神経節細胞の活動が網膜のある部分から他の部
分に向かって伝播することを示している(Miller et al., 1989)．この活動は開眼
とともに消失する．

　これらの実験的証拠から，眼優位円柱は神経活動に依存して学習的に形成
(自己組織化)されると考えられている．この自己組織化のメカニズムとしてシ
ナプス前後の神経細胞の活動の相関に基づいてシナプス結合が変化するコバリ
アンス学習が想定されている．視覚野細胞Aが二つの外側膝状体細胞BとCか
ら興奮性入力を受けると仮定する．BとCが同一眼の信号を中継する細胞であ
れば，神経活動の間に高い相関があり，BとCの興奮が同時に生じ，Aが興奮
する確率は高い．このような場合にはAとB，AとCの神経活動のコバリアン
スはともに正となり，両者のシナプス結合は強化される．つまり両者のシナプ
スは競合することなく，共存しうる(図II.2.11，同期シナプスの協調)．しか
し，BとCが別々の目に由来する細胞であれば，両者の神経活動の間には相関
がなく，AとB，AとCの神経活動のコバリアンスは負となる確率が高い．こ

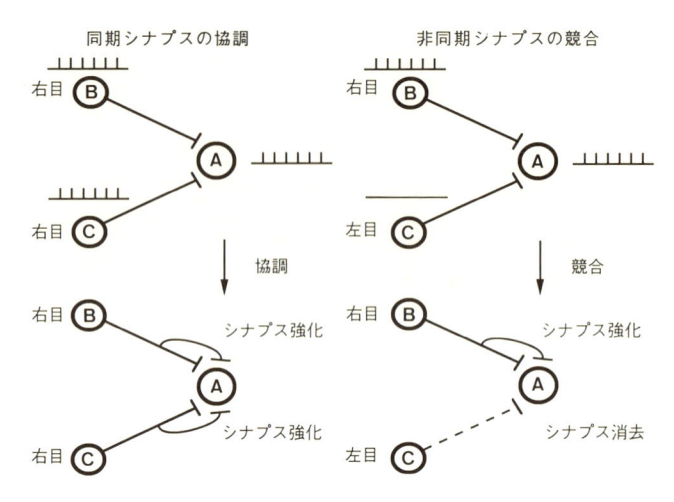

図 II. 2. 11　眼優位円柱形成のメカニズム
同一の目に由来する二つの外側膝状体細胞(B, C)は同期して活動し，視覚野細胞(A)との間のシナプスに協調(互いに強め合う)が生じる．一方，左右の目に由来する外側膝状体細胞は非同期に活動するので，両者のシナプスの間に競合(互いに弱め合う)が生じる．

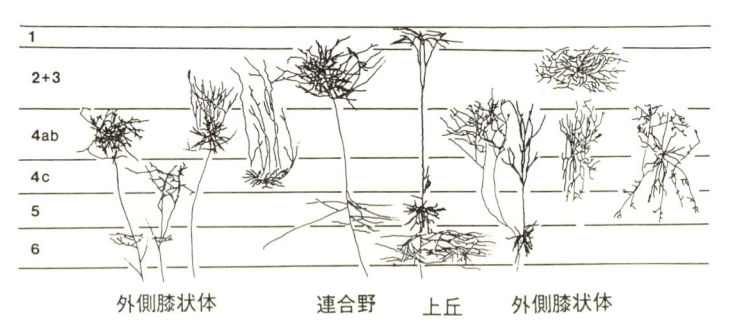

図 II. 2. 12　大脳皮質視覚野内の神経回路(Gilbert, 1987)
2〜6層の神経細胞の樹状突起と軸索分枝を示す．

の場合には，両者のシナプスは競合状態になり，一方のシナプスが他方のシナプスにより駆逐される(非同期シナプスの競合)．このメカニズムにより左右の目の支配領域の住み分けが起こる．さらに，同様のメカニズムで同一眼でも互いに離れた網膜部位に由来する神経線維のシナプスの間にも競合が生じ，これによって網膜部位対応が形成されると想定されている．

2.5.2. 柱状構造の可視化

　同一の反応性を備えた神経細胞が2〜6層に柱状に形成されるためには，これらの反応性を支える柱状の神経回路が必要である．視覚野細胞の樹状突起と軸索分枝を細胞内染色法により調べる形態学的研究により，外側膝状体に始まり，4層，2/3層，5層，6層から4層に帰る垂直の神経回路の存在が推定されている(図II.2.12)．筆者らは視覚野の切片標本に光学的記録法を適用して視覚野内の神経興奮の伝播する様子を映像としてとらえ，柱状構造の形成過程を研究している(Toyama et al., 1996)．成長したネコの視覚野を切片として切り出し，電位感受性色素で染色する．電位感受性色素は神経細胞膜に吸着され，膜電位変化に比例して，吸光が変化する．白質を電気的に刺激したときに生じる神経興奮がひき起こす光学的信号をCCDビデオカメラでとらえる．この手法により，白質刺激によりひき起こされたインパルスが，4層に興奮をひき起こし，それが2/3層から5層，6層に伝えられ，さらに4層に帰り，興奮の循環をひき起こすことが明らかにされた．興奮は幅数百μmの垂直の柱の中に閉じ込められ，側方には伝播しない(図II.2.13)．

　GABAa抑制の伝達阻害剤を与えて抑制を部分的に取り除くと，興奮は側方に伝播し，脳切片全体に広がる．したがって，柱状興奮は興奮が抑制によって閉じ込められることにより生じると考えられる．同様の手法を外側膝状体-視覚野共培養標本に適用し，神経興奮伝播を調べると，切片標本の場合と同じように興奮は4層から2/3層へ伝えられる．しかしながら，柱状興奮は生ぜず，興奮は視覚野全体に広がる．このことは感覚入力を欠く共培養標本では柱状構造は形成されないことを示し，柱状構造が神経活動に依存して形成される後天的な構造であるという考えを支持するものである．

2.5.3. バレル構造

　柱状構造のもう一つの代表的な例としてラットの体性感覚野のバレル構造がある．ラットの体性感覚野は口のまわりにある個々のヒゲの感覚信号を処理するために特殊化したバレル構造をもつ．これはネコの視覚野の眼優位円柱に対応した構造と考えられる．バレル構造の生後発達は形態学的によく研究されている(図II.2.14)．出生直前では，大脳皮質が未分化で皮質板(図II.2.14のE16とE20のCP)の状態にあり，視床線維はサブプレート(SP)に終わっている．出生時には5，6層が分化し，視床線維は皮質に侵入を開始する(P0)．その後線維の分枝が始まり，生後8日でバレル構造がほぼ完成する(P2〜8)．

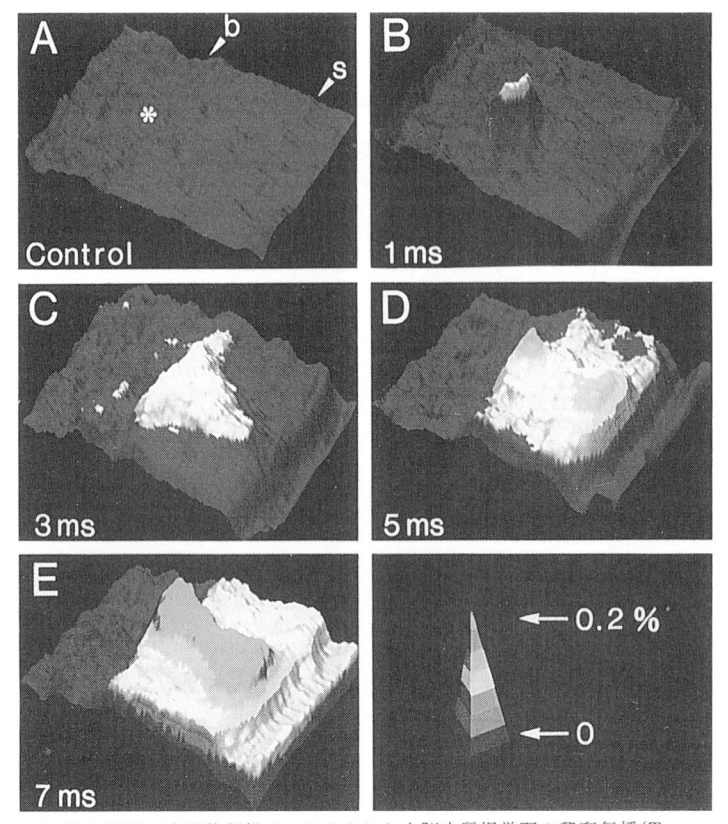

図 II. 2.13(口絵1参照)　光学的記録でとらえられた大脳皮質視覚野の興奮伝播(Toyama *et al.*, 1996)
A〜E：白質刺激(星印)によりひき起こされた視覚野の興奮の time-lapse image.
各図に示された数値は白質刺激後の時間を示す．白質刺激により生じたインパルスが4層，2/3層，5層，6層に伝えられる．sは視覚野の表面，bは視覚野と白質の境界を示す．

　筆者らは光学的記録法を視床-体性感覚野切片標本に適用して，バレルの神経回路の生後発達を調べた．その結果，出生時の視床線維が大脳皮質へ侵入を開始した時点で，サブプレートと5，6層細胞にシナプスを形成し，興奮伝達を行い(単シナプス性興奮)，さらにこれらの細胞を経由して，皮質板の細胞にも間接的に興奮を伝達(多シナプス性興奮)していること，この時点では柱状構造はなく，興奮は体性感覚野切片全体に拡散することが明らかになった．バレルの原器は6層から皮質板を貫く柱として生後2日にみられる．このときにも5，6層に単シナプス性興奮，皮質板には多シナプス性興奮が生じ，層状構造はすでに形成されている．その後生後4〜8日にかけて単シナプス性興奮は4

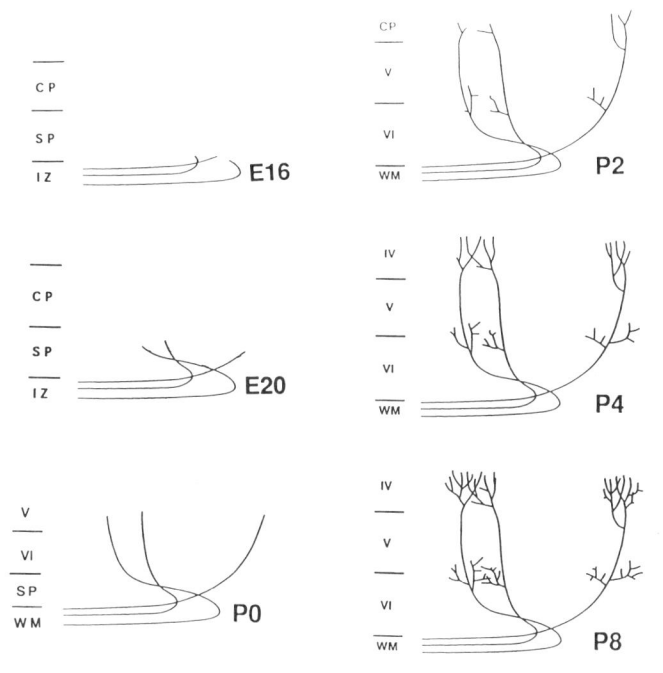

図 II. 2.14 体性感覚野バレル構造の生後発達(Agmon et al., 1993)
出生前(E 16, 20)と出生後(P 0-8)の視床線維の軸索分枝の発達を示す．
CP：皮質板，SP：サブプレート，IZ：中間帯，WM：白質．

層にパッチ状に限局され，多シナプス性興奮が2/3層，5，6層に広がり，バレル構造の神経回路が完成される．これらの所見は視床線維が皮質に侵入すると同時に単シナプス性と多シナプス性の層状構造の神経回路が形成され，その後に柱状構造の神経回路が完成されることを示している．バレル構造もまた神経活動に依存する後天的構造であることを示すさまざまな実験的証拠がある．体性感覚野の生後発達のごく初期において，視床線維がサブプレートとシナプス伝達をもつことはバレルの形成過程におけるサブプレートの役割を示唆するものとしてきわめて興味深い．

2.6. おわりに

大脳皮質はきわめて複雑な構造をもつが，整然とした規則に基づいて神経回路が構築されている．その意味で神経結合の形成機構を調べるのに適した系である．精子と卵子のもつ限られた遺伝的情報に基づいて，きわめて複雑かつ精

密な大脳皮質の神経回路が正しく形成されるためには，遺伝子と環境の相互作用が不可欠であると考えられる．ステレオタイプな遺伝子の情報だけで神経回路が組み立てられていると考えられていた下等動物の中枢神経系も実は遺伝子と外部環境との相互作用により形成されることも明らかにされている．ここで述べたように大脳皮質の神経回路の形成過程における遺伝子と学習の相互作用の骨組みはある程度明らかにされているが，まだ解明されていないことも多い．その全貌を明らかにすることは，脳の理解にとって最も重要な課題であると思われる． 〔外山敬介・黒谷 亨・山本亘彦〕

文 献

Agmon, A., L. T. Yang, D. K. O'Dowd and E. G. Jones: Organized growth of thalamocortical axons from the deep tier of terminations into layer IV of developing mouse barrel cortex. *J. Neurosci.*, **13**: 5365-5382, 1993.

Gilbert, C. D.: Microcircuitry of the visual cortex. *Ann. Rev. Neurosci.*, **6**: 217-247, 1987.

Hamasaki, T., Y. Komatsu, N. Yamamoto, S. Nakajima, K. Hirakawa and K. Toyama: Electrophysiological study of synaptic connections between a transplanted lateral geniculate nucleus and the visual cortex of the host rat. *Brain Res.*, **422**: 172-177, 1987.

Kurotani, T., N. Yamamoto and K. Toyama: Development of neural connections between transplanted lateral geniculate nucleus and host visual cortex in the rat. *Brain Res.*, **71**: 151-168, 1993.

LeVay, S. M., M. P. Stryker and C. J. Shatz: Ocular dominance columns and their development in layer IV of the cat's visual cortex. A quantitative study. *J. Comp. Neurol.*, **179**: 559-576, 1978.

Miller, K. D., J. B. Keller and M. P. Stryker: Ocular dominance column development: Analysis and stimulation. *Science*, **245**: 605-615, 1989.

McConnel, S. K.: The determination of neuronal fate in the cerebral cortex. *TINS*, **12**: 342-349, 1989.

McConnel, S. K., A. Ghosh and C. J. Shatz: Subplate neurons pioneer the first axon pathway from the cerebral cortex. *Science*, **245**: 978-982, 1989.

O'Leary D.: Do cortical areas emerge from a protocortex? *TINS*, **12**: 400-406, 1989.

Parnavelas, J. G., J. A. Barfield, E. Franke and M. B. Luskin: Separate progenitor cells give rise to pyramidal and nonpyramidal neurons in the rat telencephalon. *Cereb. Cortex.*, **1**: 463-468, 1991.

Shatz C. J.: Impulse activity and the patterning of connections during CNS development. *Neuron*, **5**: 745-756, 1990.

Shatz C. J. and M. P. Stryker: Prenatal tetrodotoxin infusion blocks segregation of retinogeniculate afferents. *Science*, **242**: 87-89, 1988.

Stryker, M. P. and W. A. Harris: Binocular impulse blockade prevents the formation of ocular dominance columns in cat visual cortex. *J. Neurosci.*, **6**: 2117-2133, 1986.

Toyama, K., M. Tanifuji and N. Yamamoto: Pre- and postsynaptic structures in the rat cerebral cortical circuitry. Basic Neuroscience in Invertebrates (Koike, H., Y. Kidokoro, K. Takahasi and T. Kanaseki eds.), pp. 333-339, Japan Scientific Societies Press, 1996.

Toyama, K., Y. Komatsu, N. Yamamoto and T. Kurotani: In vitro studies of visual cortical development and plasticity. *Prog. Neurobiol.*, **41** : 543-563, 1993.

Toyama, K., K. Matsunami, T. Ohno and S. Tokashiki: An intracellular study of neuronal organization in the visual cortex. *Exp. Brain Res.*, **21**: 45-66, 1974.

Yamamoto, N., T. Kurotani, K. Toyama: Neural connections between the lateral geniculate nucleus and visual cortex in vitro. *Science*, **245** : 192-194, 1989.

Yamamoto, N., K. Yamada, T. Kurotani and K. Toyama: Laminar specificity of extrinsic cortical connections studied in coculture preparations. *Neuron*, **9** : 217-228, 1992.

3

記憶回路への情報の書き込み

3.1. はじめに

　脳の記憶方式は，現在のコンピュータで用いられているアドレス方式とはまったく異なると考えられている．脳の記憶システムに関しては，海馬が記憶の書き込み（新しい記憶の形成；短期記憶；現在の記憶）に重要な役割を果たしている．長期に保存される記憶（過去の記憶）は新皮質に存在し，また過去の経験に基づく新しい仮説や予測のための記憶（未来の記憶）は，前頭葉に存在している可能性が高いことが，それぞれの脳部位のローカルな入出力関係を調べる研究で明らかにされている．しかし，各部位に独立に記憶が存在しているのではない．人間は経験に基づいて記憶を創るばかりでなく，現在の入力によってそれを修正し汎化する能力がある．また未来に向けて予測や仮説のモデルの構築を試みている．したがって，記憶の情報処理は複数のシステムのダイナミックな相互作用の結果として実現されていることは疑いない．本来，記憶回路全体のダイナミクスを論ずるべきであるが，本章では海馬神経回路に焦点をあてて述べる．海馬は外界の事象を短期記憶として保存する役割を担う．このためには外界の事象の時空間情報を文脈として神経回路に書き込む必要がある．このための学習則が海馬では有効に働いている．このような観点から海馬神経回路での記憶の書き込みと学習則について示す．

3.2. 神経細胞集団のダイナミクスと情報表現

　従来，神経細胞あるいは神経回路の情報表現は，ニューロンの平均発火頻度に注目して解析がなされてきた．しかし，最近では平均頻度ばかりでなく，ニューロン活動のダイナミクスに注目し，ニューロン集団の同期やリズムが重要

であるとの実験および理論的研究が報告されている．実験的には，刺激提示あるいは課題，行動，実行において応答する二つの細胞の発火率(平均頻度)はほとんど変化しない．しかし，その細胞活動のダイナミクス(相互相関係数で計測される)は，刺激，課題，行動依存的に変化することが報告されている(Vaadia et al., 1991, 1995 ; Abeles et al., 1993 ; Sakurai, 1994, 1996 ; Aertsen and Gerstein, 1991)．

　これらの実験結果は，神経細胞の集団の活動のダイナミクスによって情報が表現されているとの観点(Fujii et al., 1996)を支持するデータである．たとえば，図II.3.1に示すように結合がきわめて弱い二つのニューロンA，Bについて考えよう．結合が弱いのでたとえAが高頻度で発火してもそれだけではBは発火しない．しかし，Bニューロンに結合するA以外の多くのニューロンからAと同期した入力があればBは発火できる．すなわち，Aからの1個のスパイクによってBが発火するか否かは，他の周囲のニューロンからのBへのスパイクが同期して入力されるかどうかの同期レベルに依存して決まる．このことは，AとBの結合がきわめて弱いので，解剖学的には結合がないが，他の神経細胞集団の活動のダイナミクスの挙動によって，A-B間に機能的結合が生まれることを意味し，神経細胞の集団の活動のダイナミクスによって情報が表現されることになる．いいかえれば，ニューロンは同期性あるいは一致性の検出器(coincidence detector)として機能しているといえる(Abeles, 1982, 1991 ; Aertsen and Gerstein, 1991)．

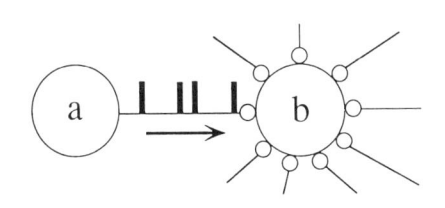

　さらにこの考えを発展させ，ニューロンは"スパイクの時間構造の検出器"として機能すると仮定する．具体的には，ニューロングループAがスパイク系列のやりとりによって別のグループと相互作用している場合を考える(図II.3.2)．Aの一つのニューロンaは，aへの入射する他のニューロン達からスパイク列の時間構造や入力スパイクの同期レベルによって，他のニューロンb, eなどと機能的に結合しているものとする．別の細胞c, d, fは，a, b, eと解

図II.3.1 一致性(coincidence)による細胞aとbの結合

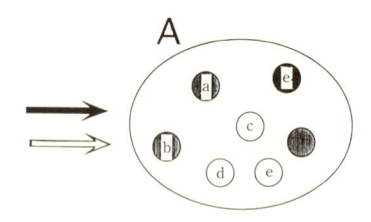

図 II. 3. 2 神経回路のダイナミクスによって情報を表現する動的細胞集合体

剖学的に結合していてもまったく機能的には結合をもたない．このような集団では，入力時系列の依存した機能的結合によるダイナミクスに参加しないものもあるし，参加する細胞も生ずる．すなわち，ある特定の入力時系列はある特定の細胞の集合入力時系列に依存したニューロン集団を活性化する．ここに，入力時系列(時空間文脈)に依存したニューロン集合体の概念が生まれる．このような概念は，まさに音楽の"オーケストラ"にたとえるようなものであり，いろいろの楽器が奏でるリズムがハーモニーをもって調和し，秩序ある全体を構成している．このようなニューロン集団の同期性やリズムを使って，異種情報を統合することが可能である．いま，ニューロン集団Aに異なる二つの入力が単独に入力されたときには，それぞれ対応する動的細胞集合体が活性化するが，二つの入力が同時に入力された場合，二つの動的ニューロン集合体はどのようになるであろうか．相互作用して新たな第三の集合体が活性化する場合を含めて，複数の動的ニューロン集合体が同時に活性化されることになろう．したがって，ニューロンが活性化されているという点では，一つのニューロン集合体であるが，その集合体が文脈依存性に異なった複数個のダイナミクスを形成すれば，そのダイナミクスによって情報分離が可能となる．

3.3. 記憶の文脈構造と学習則

　知・情・意の情報処理は，記憶システム，価値判断システムなどの複数のシステムのダイナミックな相互作用の結果として実現されていることには疑いの余地がない．このことは記憶形成のダイナミックなプロセスを明らかにするには，従来のような局所的な部位の研究では不十分であり，空間的に広がりをもった脳の活動ダイナミクスに基づく研究方法を必要とすることを示している．ここでは，主に海馬のニューロン活動やオプティカルレコーディングの知見をもとに，文脈構造をもった記憶をつくるための時空間学習則を導く．

海馬は，その構造と機能から学習・記憶の基礎課程に重要な働きをすると考えられてきた．海馬の損傷が記憶の書き込み機能に重篤障害を生じ，特にエピソード記憶（人・場所・もの・できごとの記憶）に関する障害となる(Milner et al., 1968)．海馬で発見された長期増強(long-term potentiation, LTP)として知られるシナプス伝達効率の変化(Bliss and Lømo, 1973)は，記憶形成の細胞レベルおよび神経回路網レベルの基礎課程とみなされている．行動的には，海馬錐体細胞では，空間のある特定の領域に動物が入るときに強く応答する細胞群が存在し，場所に依存して異なった細胞群が発火することが知られている(O'Keefe and Dostrovsky; 1971)．場所に依存したこの固有の神経活動は場所の情報表現と考えられている(Wilson and McNaughton, 1993)．この空間的位置の記憶は，動物世界の認知地図の表現として説明されてきた(O'Keefe and Nadel, 1978)．これは，物事の出来事の発生を認知地図との関連において記憶するためであろう．小野らは，海馬ニューロンが場所と対象，物体，行動，方位，空間などの連合に特異的に応答することを報告している(Kita et al., 1995 ; Eifuku et al., 1995)．したがって，海馬では空間的，時間的に発生する事象をひとつの時空間文脈構造として，それを一時的に記憶する場所であると考えることができる．

　時空間文脈構造はどのようにつくられるのであろうか．外界の情報が集合としてのニューロン活動のダイナミクスで表現されているとすれば，ニューロン群の時空間活動ダイナミクスを一時的に海馬ニューロン回路網の荷重空間の上に表現する必要がある．すなわち，時空間入力系列に対し，海馬神経回路網のニューロンとニューロンの結合を変化させること(学習則)によって，シナプス荷重空間に情報を埋め込むことになる．したがって，海馬ではどのような学習則が成立しているのかを明らかにすることが重要になろう．学習則に関しては，Hebb(1949)が"二つのニューロンが同時に活動すれば，そのときに限り両ニューロンの結合(シナプス荷重)が強化される"との仮説を提唱して以来，生理学的にもこの仮説を実証あるいは発展させるために，多くの実験が報告されてきた(Tsumoto, 1992)．しかし，海馬のLTPの現象について十分説明されているわけではない．

　海馬CA1の細胞外電極記録による海馬LTPの今までの研究結果から，高頻度刺激(100〜500 Hzの3〜10パルス)がLTPを誘起するのに効果的である(Bliss and Lømo, 1973 ; Bliss and Gardner-Medwin, 1973 ; Dunwiddie and

Lynch, 1978 ; Yamamoto and Sawada, 1981). その後の研究によって，低頻度刺激(5〜10 Hz での100〜200パルス)に刺激によってもある時間構造をもてば，効果的に LTP を誘起されることが報告されている(Rose and Dunwiddie, 1986 ; Tsukada *et al*., 1990, 1991). 以上のことから，LTP の誘導には時間的ダイナミクスに二つの過程があり，一つはバースト現象に相当する時間的に短い間隔(数 ms〜10 ms)であり，他方は θ リズムにみられるような数百 ms のオーダの長い間隔の振動である．Rose と Dunwiddie(1986)は，θ リズムの 200 ms 間隔のバーストパターンが最適であると報告している．塚田らは，刺激のパルス頻度を固定したとき(刺激パルスの強さが一定でかつ刺激される線維はいずれも同数のパルスであるので，空間的刺激条件は一定とみることができる)，LTP の大きさは時間相関パターンに依存して変化することを示した(図 II.3.3, 図 II.3.4). すなわち，相続く刺激間隔が無相関の系列で誘起する LTP の大きさを基準として，負の相関系列の場合には LTP の大きさは比

Markov stimuli

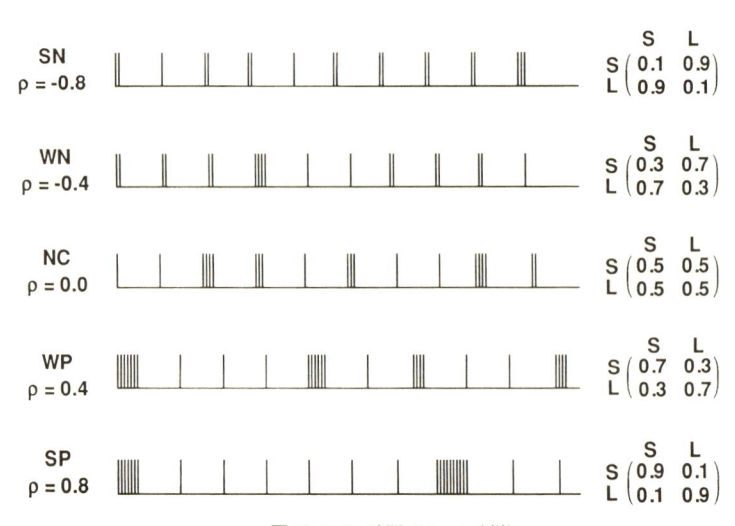

SN ρ = -0.8		S $\begin{pmatrix} S & L \\ 0.1 & 0.9 \\ 0.9 & 0.1 \end{pmatrix}$
WN ρ = -0.4		S $\begin{pmatrix} S & L \\ 0.3 & 0.7 \\ 0.7 & 0.3 \end{pmatrix}$
NC ρ = 0.0		S $\begin{pmatrix} S & L \\ 0.5 & 0.5 \\ 0.5 & 0.5 \end{pmatrix}$
WP ρ = 0.4		S $\begin{pmatrix} S & L \\ 0.7 & 0.3 \\ 0.3 & 0.7 \end{pmatrix}$
SP ρ = 0.8		S $\begin{pmatrix} S & L \\ 0.9 & 0.1 \\ 0.1 & 0.9 \end{pmatrix}$

図 II.3.3　時間パターン刺激
刺激間隔が，50 ms と 950 ms の二つの刺激間隔から成る五つのタイプのマルコフ刺激で，同一の刺激パルス数(200 発)から成るが，時間関係の相関だけが異なっている．SN, WN は強い負の相関と弱い負の相関の刺激で，長い間隔と短い間隔が交互に発生する傾向にある．SP, WP は強い正の相関と弱い正の相関の刺激で，長い間隔ののちに長い間隔が，短い間隔ののちに短い間隔が続く傾向にある．NC は両者の独立過程で無相関の系列である．

Temporal-pattern dependent LTP

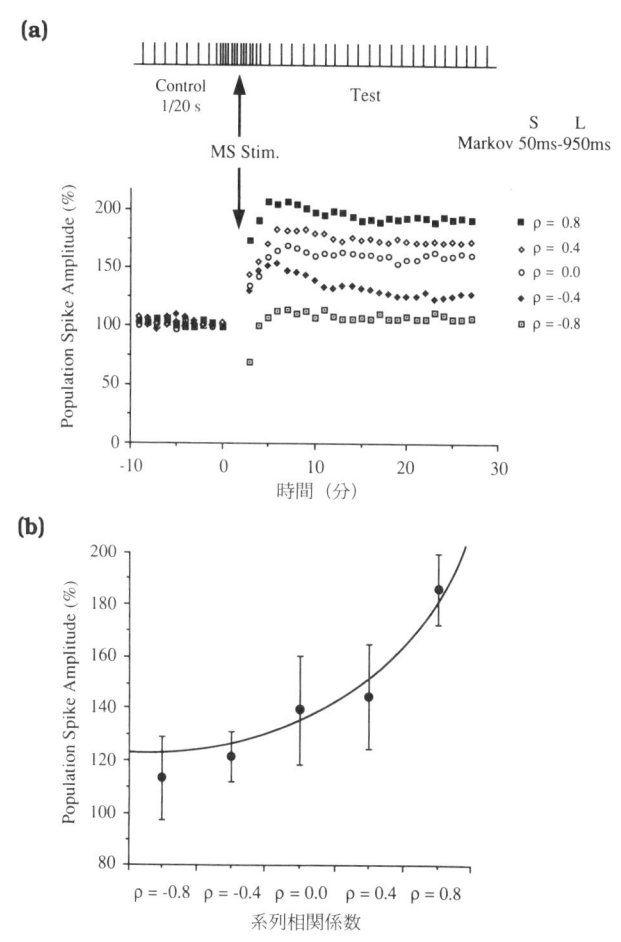

図 II.3.4 シェーファー側枝の時間パターン刺激で誘導される海馬 CA1 スライスの LTP
図 II.3.3 の五つのタイプのマルコフ刺激による LTP
(a) 五つのマルコフ刺激に対する LTP の例。20 秒に 1 回のコントロール刺激の LTP を基準として、各刺激に対する LTP の大きさを％表示(縦軸)で示してある。
(b) マルコフ刺激の系列相関係数に対する LTP の大きさの統計処理結果。縦軸は五つのスライスの標準偏差 σ を示している。実線のカーブはモデルによるパラメータフィッティングの結果を示している((1)式参照)。

較的小さいのに対し、正の相関系列では大きいことを示した(Tsukada *et al.*, 1990, 1991, 1992, 1994)。典型例を図 II.3.4 に示す。この関係は海馬スライスの CA1 領域のオプティカルイメージング法による LTP の空間分布で一目瞭

114 II. コバリアンス学習仮説

(a) Negative correlation
ρ=-0.8 (S,L)=(50,950)

(b) No-correlation
ρ=0.0 (S,L)=(50,950)

(c) Positive correlation
ρ=0.8 (S,L)=(50,950)

a-1 Before Stimuli   b-1 Before Stimuli   c-1 Before Stimuli

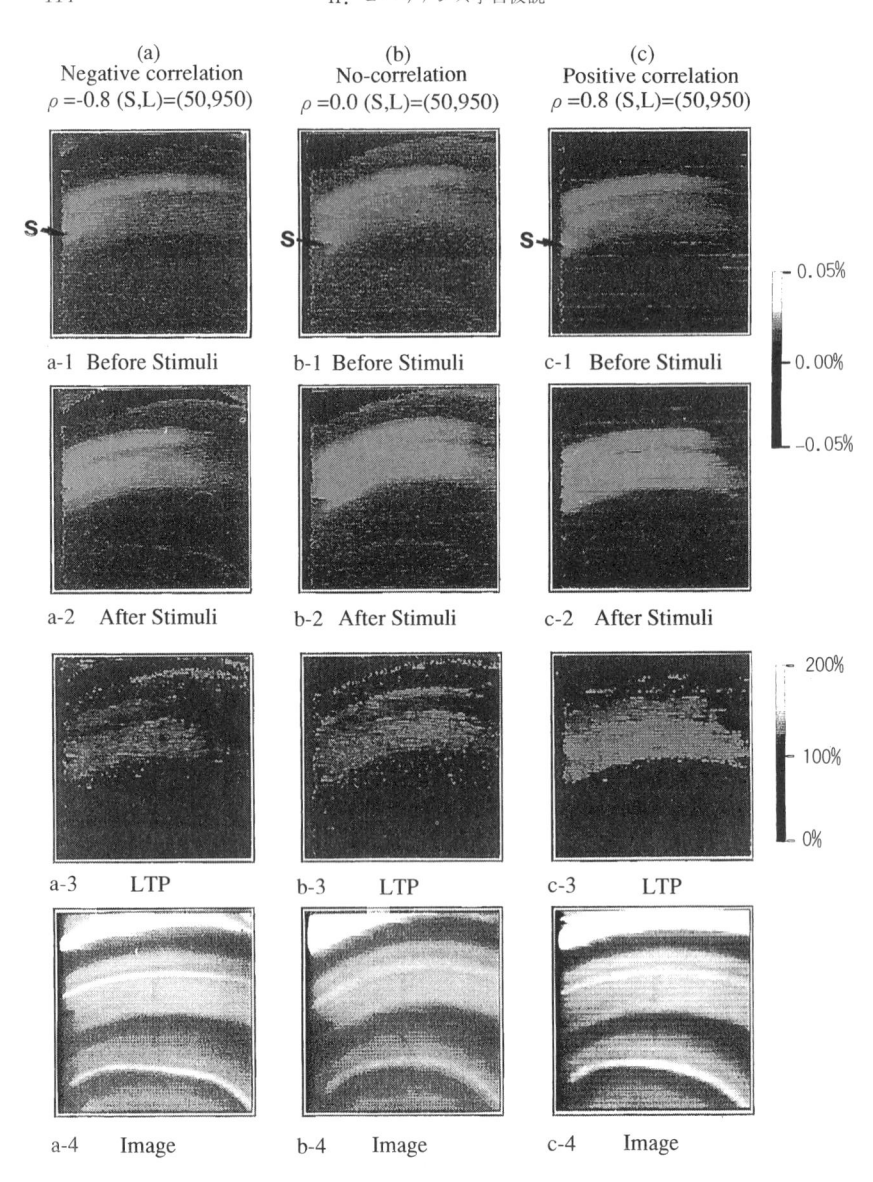

- 0.05%
- 0.00%
- -0.05%

a-2 After Stimuli   b-2 After Stimuli   c-2 After Stimuli

a-3 LTP   b-3 LTP   c-3 LTP

- 200%
- 100%
- 0%

a-4 Image   b-4 Image   c-4 Image

図 II.3.5（口絵 2 参照）　三つの典型的なマルコフ刺激で誘導される LTP のオプティカルレコーディング結果
図中 S→は刺激位置を示す．列(a)：負の相関，列(b)：無相関，列(c)：正の相関に対する 1 行目はコントロール刺激の応答，2 行目は刺激後のテスト刺激の応答，3 行目は LTP，4 行目は海馬 CA1 領域の層構造写真をそれぞれ示してある．

然である(Tsukada, 1996)(図II.3.5). 図II.3.5(a～c-3)から明らかなように,正の相関の刺激によるLTP(図c-3)の空間分布は,無相関の場合(図b-3)と比較して広い領域に,負の相関(図a-3)は狭い領域に誘起されている. すなわち,系列相関の違いによって与えられた時間パターン刺激はLTPの現象によって海馬CA1の空間分布に情報表現された(一時的に記憶された)ことになる. この現象をみるかぎり,入力時間パターン刺激を海馬CA1の回路網全体で情報表現していることが明らかであり,Hebbの学習則のように,二つのニューロン間の局所的現象ではない. 一方,シナプス後細胞に対して,複数の入力の協調活動(co-activity)がLTPの大きさに影響することが報告されてきた(McNauton et al., 1978; Levy and Steward, 1983). この種のタイプのLTPは,テスト刺激側のみの刺激ではLTPを誘起しないが,条件刺激入力と同時に刺激されるときに連合によってLTPを誘起するもので,連合LTPとして知られている. StantonとSeinowski(1989)は,テスト刺激と条件刺激が負相関(anti-correlated, out of phase—同期が外れた状態)では,連合LTD(長期抑圧)を示すことを報告している. これらの結果より,時間的には相続く刺激の時間パターン(time history, 時間履歴),空間的には協調活動(cooperation, co-incidence, 同期性)がLTPを形成する重要因子であることがわかる. それでは,両因子によってどのようなLTPの空間分布ができるのであろうか. 塚田らは,弱い刺激("W")と強い刺激("S")の電気的パルス刺激を同数混合した系列刺激をつくり(図II.3.6),海馬CA1の入力であるシェーファー側枝を刺激した. 1発のS刺激の強さは,集合電位(出力)の最大振幅の1/2(比較的大きい領域が刺激される―模式図では領域(A+B), 図II.3.6 b)とし,他方1発のW刺激は最大振幅の1/10(比較的小さい領域が刺激される―模式図では領野(A), 図II.3.6 b)に調節してある. 刺激Sでは,領野AとBが同時に活性化される(空間的一致性―協調活動)のに対し,刺激Wでは,領野Aのみが活性化される(領野AとBとの間に空間的一致性がない). 図の四つのタイプの刺激は,同じ平均頻度(10 Hz)で同じ200パルスから成っており,WとSの組合せは次の確率行列で決まるものとする(図II.3.6 a).

$$\text{Type 1}: \begin{matrix} & W & S \\ W & 1 & 0 \\ S & 1 & 0 \\ & W & S \end{matrix}. \quad \text{Type 2}: \begin{matrix} & W & S \\ W & 0.1 & 0.9 \\ S & 0.9 & 0.1 \end{matrix}. \quad \text{Type 3}: \begin{matrix} & W & S \\ W & 0.9 & 0.1 \\ S & 0.1 & 0.9 \end{matrix}.$$

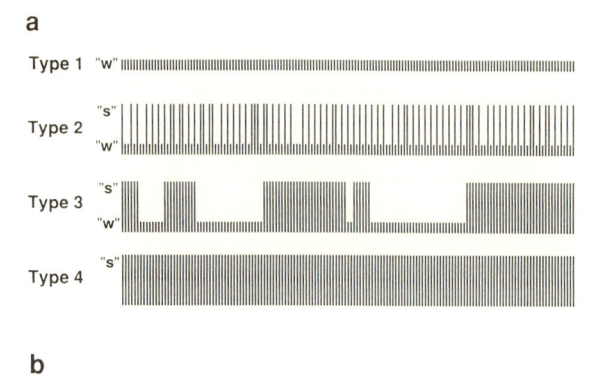

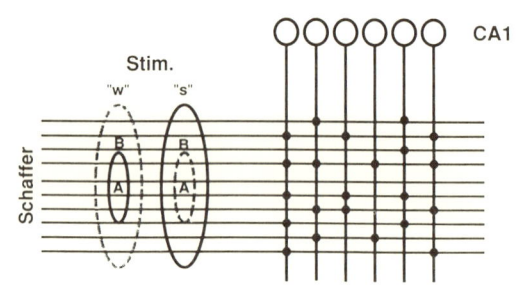

図 II. 3. 6 海馬 CA 1 神経回路への時空間刺激

a：弱い刺激"W"と強い刺激"S"の組合せから成る四つのタイプの時空間刺激．タイプ1とタイプ4はそれぞれ200個のWとSとから成る．タイプ2と3はおのおの100個のWとSの組合せから成るが，WとSの順序系列の相関が異なっている．タイプ2は負の相関，タイプ3は正の相関が強い．

b：弱い刺激"W"と強い刺激"S"の違いによるシェーファー側枝の刺激される領域の差の模式図．弱い刺激Wでは狭い領野A，強い刺激Sでは広い領野A+Bが刺激される．

Type 4 : W $\begin{bmatrix} 0 & 1 \\ 0 & 1 \end{bmatrix}$
　　　　S

この刺激は，空間的一致性(spatial coincidence)の大きさに関しては次の順序関係にある．

$$\text{Type 4} > \text{Type 3}(=\text{Type 2}) > \text{Type 1}$$

ここで，Type 2 と 3 は，同数のS(100発)とW(100発)から構成されているので，空間的一致性については同一であるが，時間相関のみが異なっている．すなわち，Type 3 は強い正の時間相関(Sの連続とWの連続を多く含む)があるのに対し，Type 2 は強い負の時間相関(Sの次にW，Wの次にSの連続を多

く含む)がある．この四つの時空間刺激に対する LTP の応答を図 II.3.7 に示す．各タイプに対する LTP の大きさの評価は，テスト刺激として用いた刺激 W と刺激 S とによる二つの方法で評価された．

LTP 誘起の効果における順序関係は，

Type 1 ＜ Type 2 ＜ Type 3 ＜ Type 4

の順に増大する(図 II.3.7)．刺激の強さが一番弱いのが Type 1 で，一番強いのが Type 4 であるので，Type 1 が最小で Type 4 が最大になる LTP の結果は当然の結果といえる．Type 2 と Type 3 の違いは，時間パターンによる効果の違いとして記述した結果(図 II.3.4)とまったく同様に解釈することができる．すなわち，負の相関では低く，正の相関の場合が高い効果をもってい

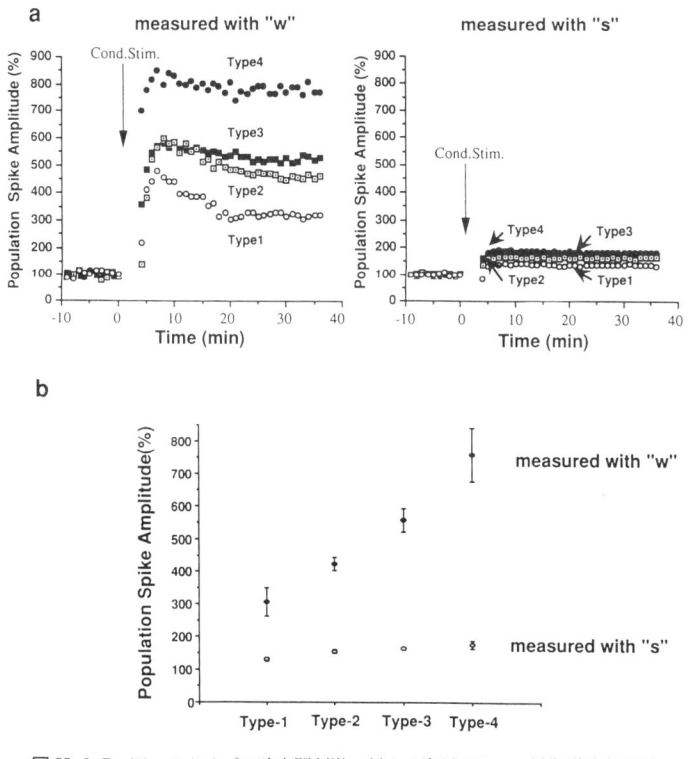

図 II.3.7 四つのタイプの時空間刺激に対する海馬 CA 1 の長期増強(LTP)
a：テスト刺激 W を用いて計測した W 刺激領域に誘導される長期増強(LTP)の例．
b：テスト刺激 S を用いて計測した S 刺激領域に誘導される長期増強(LTP)の例．
c：上記両領域に誘導される LTP の統計的結果．各データ点は 7 個の LTP の平均と標準偏差を示している．

measured with "W"

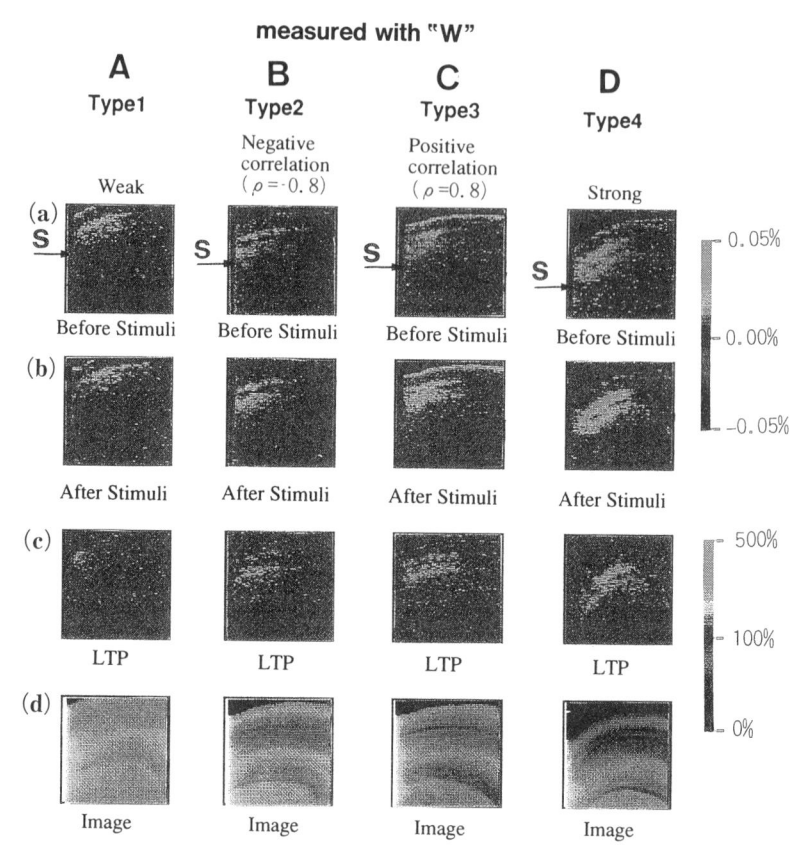

A Type1 — Weak
B Type2 — Negative correlation ($\rho = -0.8$)
C Type3 — Positive correlation ($\rho = 0.8$)
D Type4 — Strong

(a) Before Stimuli
(b) After Stimuli
(c) LTP
(d) Image

図 II.3.8(口絵3参照) 　四つの時空間刺激(A〜D)によって誘導された長期増強(LTP)のオプティカルレコーディング
テスト刺激Wを用いて計測されたW刺激領域のLTPのみを示す．
図中のS→は刺激位置を示す．
(a) 刺激前のテスト刺激Wに対する応答．
(b) 刺激後のテスト刺激Wに対する応答．
(c) LTP(刺激前と後の%変化)の空間分布．
(d) CCDカメラによる海馬CA1領域の層構造写真．

る．これらの結果は，オプティカルレコーディングによる結果においても，順序関係はそのままLTP誘発領域の広さの順序関係として一致性をみることができる(図 II.3.8)．時空間刺激による新しい結果は，テスト刺激Wによって計測したLTPの大きさが常にテスト刺激Sによる場合よりも大きいという事実である．すなわち，弱い刺激側に大きいLTPが誘起されるということである．この違いを解釈するために，可塑性シナプスのタイプに2種類，同名シナ

表 II.3.1 刺激領野に依存した LTP 誘起要因とテスト刺激 W と S による LTP の差異
stimuli: Type 2 or Type 3 which are composed of each 100 pulses of "w" and "s"
with "w", only the area A is activated
with "s", area A+B activated

LTP inducing factor	Area of connections activated	homosynaptic/ heterosynaptic	activated by	total stimulation number
1	within A	homosynaptic	"w" and "s"	200
2	within A	homosynaptic	"w" and "s"	200
3	A to B	homosynaptic	"s"	100
4	B to A	homosynaptic	"s"	100
5	within B	homosynaptic	"s"	100
6	within B	homosynaptic	"s"	100

LTP inducing factor	mean stimulus interval	LTP measured with the test stimuli	
		"w"	"s"
1	100 ms	average of factors 1, 2 & 4	average of all factors from 1 to 6
2	100 ms		
3	200 ms		
4	200 ms		
5	200 ms		
6	200 ms		

プス(Homosynaptic)LTP と異名シナプス(Hetrosynaptic)LTP が存在すると仮定すれば，表に示す六つの刺激領野に依存した LTP 誘起要因が考えられる (表 II.3.1, 1〜6).

Type 2 と Type 3 の刺激で，中心部 A の領野では，高い頻度(100 ms の間隔)で 200 回刺激されるのに対し，周囲の B 領野は，低い頻度(200 ms の間隔)で 100 回刺激されることになる．したがって，1番，2番の要因は，5，6の要因に比較して LTP 誘起に大きく影響する．要因 3，4 に関しては，領域 B が領域 A に比較してきわめて大きいと考えられるため，要因 4 は要因 3 に比較して大きいと考えられる．したがって，テスト刺激 W によって評価される LTP は，要因 1，2，4 によって誘起する LTP の平均の大きさであるのに対し，テスト刺激 S ではすべての要因 1〜6 の平均である．したがって，テスト刺激 W によって評価される LTP は，大きい要因の三つの平均であるので，テスト刺激 S によって誘記される LTP より大きい値をもつことになる．

これらの結果より LTP の大きさは，時間的には"過去に入力された時間履歴"，空間的には"入力の一致性(coincidence)"によって大きく影響されること

が明らかである．したがって，Hebb の学習則は時間パターンを考慮していないという点で不十分であり，より一般的な学習則が必要となる．

細胞レベルの LTP の大きさは，シナプス後膜に分布する NMDA 受容体に結合するグルタミン酸の量に依存する(Bekkers and Stevens, 1989；O'Brien and Fischback, 1986)．また，その後のダイナミクスは，指数関数的に減衰することが知られている(Lester et al., 1990)．この指数関数的減衰は，LTP の時間パターン感受性に重要であるという観点から，篠本らは次のような式を提案した．

$$T(\{\tau_i\}) = Ie^{\frac{\tau_1}{\lambda}} + Ie^{\frac{\tau_2}{\lambda}} + \cdots + Ie^{\frac{\tau_n}{\lambda}} \tag{1}$$

ここで，I は単発パルスによるグルタミン酸の結合の基本量，τ_i は第1番目のパルスと第 i 番目のパルスとの間の時間間隔，λ は指数関数の時定数である．この式に基づいて時間パターン依存性 LTP の実験データ(図 II.3.4 b)と，パラメータフィテッグをすると，$I=0.533$，$\lambda=223$ ms となる(図 II.3.4 b：実線のカーブ)．この時定数の数値は細胞レベルの生理学的実験値とかなりよく一致している．一方，同時に多数のニューロンから入力がある場合には，グルタミン酸の基本量 I が変化すると考えれば，"空間的一致性"を上の学習則に取り入れることができる．すなわち，注目するある入力とその他の入力との間の一致性を式(2)で定義することができる．

$$I_{ji}(t) = w_{ji}(t)x_{ji}(t) \sum_{k \neq i} \{w_{jk}(t)x_{jk}(t)\} \tag{2}$$

ここで，$x_{ji}(t)$ はニューロン i からニューロン j への入力，$x_{jk}(t)$ はニューロン k からニューロン j への入力，$w_{ji}(t)$ はニューロン i からニューロン j へのシナプス荷重，w_{jk} はニューロン k からニューロン j へのシナプス荷重，$\sum_{k \neq i}\{w_{jk}(t)x_{jk}(t)\}$ は，ニューロン i とその他の周囲のニューロンからの入力の空間的一致性の測度となっている．

以上，時間要素の"時間履歴"と空間要素の"一致性"を結合し，一般的に知られているいき値特性を導入すれば，時空間学習則式(3)を導くことができる．

$$\Delta w_{ji}(t_n) = \eta F\left\{ \sum_{k \neq i}^{n-1} I_{ji}(t_{n-m}) e^{-\frac{m}{\lambda}} - \theta \right\} \tag{3}$$

ここで，Δw_{ji} はニューロン i からニューロン j へのシナプス荷重の変化で，η は学習の効率を決める速度係数である．F は単純なしきい値関数である．この学習則によって海馬 CA1 の入力のさまざまな時空間パターンを海馬 CA1 回

路網のシナプス結合の空間パターンに変換される.したがって,海馬では出来事の時間と空間の文脈構造をつくり,一時的に保存するために,式(3)の時空間学習則が重要な働きをしていると考えられる(Tsukada et al., 1996).

3.4. お わ り に

本章では,認知,学習,記憶などの脳の高次機能などの脳の高次機能を考える上で,神経回路のダイナミクスに基づいた情報表現,情報の統合に関し新しい視点を解説した.また,時空間文脈構造をもつエピソード記憶の自己組織化に関連して,海馬神経回路における時空間学習則の実験式を導入し,神経回路のダイナミクスによる情報表現と時空間学習則が密接に関連していることを示した.

この研究は,緒についたばかりであり,理論的にも実験的にも不明な点が多々あるが,ダイナミクスを計測する技術であるオプティカルレコーディング,MEG,fMRI などの急速な進歩により,理論的仮説の実験的検証が可能となり,新しい展開が期待される.この意味において,神経回路のダイナミクスの理論的研究と認知,学習,記憶などの脳の高次機能の実験的研究の共同研究の新しい段階を迎えることになろう. 〔塚田 稔〕

文　　献

Abeles, M.: Role of the cortical neuron: integrator or coincidence detector? *Isr J. Med. Sci.*, **18**: 83-92, 1982.

Abeles, M.: Corticonics: Neural Circuits of the Cerebral Cortics, Cambridhe Univ. Press, New York, 1991.

Abeles, M., Y. Prut, H. Bergman, E. Vaadia and A. M. H. J. Aertsen: Integration, synchronicity and plasticity. Brain Theory: Spatio-Temporal Aspects of Brain Function(Aertsen, A. M. and H. J. eds.), pp. 149-181, Elsevier, Amsterdam, 1993.

Aertsen, A. M., H. J. and G. Gerstein: Dynamic Aspects of Neuronal Cooperativity: Fast Stimulus - Locked Modulations of Effective Connectivity. Neuronal Cooperativity(Krüger, J. eds.), Springer-Verlag, Berlin, 1991.

Bekkers, J. M. and C. F. Stevens: NMDA and non-NMDA receptors are colocalized at individual excitatory synapses in cultured rat hippocampus. *Nature*, **341**: 230-233, 1989.

Bliss, T. V. P. and T. Lømo: Long-lasting potentiation of synaptic transmission in the dentate area of the anaesthetized rabbit following stimulation of the perforant path. *J. Physiol.*, **232**: 331-356, 1973.

Bliss, T. V. P. and A. R. Gardner-Medwin: Long-lasting potentiation of synaptic transmission in the dentate area of the unanaesthetized rabbit following stimulation of the perforant path. *J. Physiol.*, **232**: 357-374, 1973.

Dunwiddie, T. and G. Lynch : Long-term potentiation and depression of synaptic responses in the rat hippocampus localization and frequency dependency. *J. Physiol.*, **276** : 353-367, 1978.

Eifuku, S., H. Nishijo, T. Kita and T. Ono : Neuronal activity in the primate hippocampal formation during a conditional association task based on the subject's location. *J. Neurosci.*, **15** : 4952-4969, 1995.

Fujii, H., H. Ito, K. Aihara, N. Ichinose and M. Tsukada : Dynamical cell assembly hypothesis : Theoretical possibility of spatio-temporal coding in the cortex. *Neural Networks*, **9**(8), 1303-1350, 1996.

Hebb, D. O. : The Organization of Behavior, John Wiley & Sons, 1949.

Kita, T., H. Nishijo, S. Eifuku, K. Terasawa and T. Ono : Place and contingency differential responses of monkey septal neurons during conditional place-object discrimination. *J. Neurosci.*, **15** : 1683-1703, 1995.

Lester, A. J., J. D. Clements, G. L. Westbrook and C. E. Jahr : Channel kinetics determine the time course of NMDA receptor-mediated synaptic currents. *Nature*, **346** : 565-567, 1990.

Levy, W. B. and O. Steward : Temporal contiguity requirements for long-term associative potention/depression in the hippocampus. *Neuroscience*, **8** : 791-797, 1983.

McNauton, B. L., R. M. Douglas and G. V. Goddard : Synaptic enhancement in fascia dentata : cooperativity among coactive afferents. *Brain Res.*, **157** : 277-293, 1978.

Milner, B. S., S. Corkin and H. L. Teuber : Further analysis of the hippocampal amnesic syndrom : 14-year followup study of H. M. *Neurophysiologia*, **6** : 215-234, 1968.

O'Brien and G. D. Fischbach : Characterization of excitatory amino acid receptors expressed by embryonic chick motoneurons in vitro. *J. Neurosci.*, **6** : 3275-3283, 1986.

O'Keefe, J. and J. Dostrovsky : The hippocampus as a spatial map : Preliminary evidence from unit activity in the freely moving rat. *Brain Res.*, **34** : 171-175, 1971.

O'Keefe, J. and L. Nadel : The Hippocampus as a Congnitive Map, Oxford Univ. Press., Oxford, 1978.

Rose, G. M. and T. V. Dunwiddie : Induction of hippocampal long-term potentiation using physiologically patterned stimulation. *Neurosci. Lett.*, **69** : 244-248, 1986.

Sakurai, Y. : Involvement of auditory cortical and hippocampal neurons in auditory working memory and reference memory in the rat. *J. Neurosci.*, **14** : 2606-2623, 1994.

Sakurai, Y. : Hippocampal and neocortical cell assemblies encode memory processes for different types of stimuli in the rat. *J. Neurosci.*, **16** : 2809-2819, 1996.

Stanton, P. K. and T. J. Seinowski : Associative long-term depression in the hippocampus induced by Hebbian covariance. *Nature*, **339** : 215-218, 1989.

Tsukada, M., T. Aihara, M. Mizuno, H. Kato and K. Ito : Long-term potentiation to temporal pattern stimuli in hippocampal slices. Vision, Memory, and the Temporal Lobe (Iwai, E. and M.Mishikin eds.), pp. 251-254, Elsevier, New York, 1990.

Tsukada, M., T. Aihara, M. Mizuno, H. Kato and K. Ito : An induction algorithm for LTP in hippocampal CA1 neurons studied by temporal pattern stimulation. Proceedings of IJCNN-91 Internatinal Joint Conference on Neural Networks, Singapole, **3** : 2177-2182, 1991.

Tsukada, M. : A proposed model of the hippocampal-cortical memory system and temporal pattern sensitivity of LTP in hippocampal neurons. *Concepts Neurosci.*, **3** : 213-224, 1992.

Tsukada, M., T. Aihara, M. Mizuno, H. Kato and K. Ito : Temporal pattern sensitivity of long-term potentiation in hippocampal CA1 neurons. *Biol. Cyber.*, **70** : 495-503, 1994.

Tsukada, M., T. Aihara, H. Saito and H. Kato : Hippocampal LTP depends on spatial and temporal correlation of inputs. *Neural Networks*, **9** : 1357-1365, 1996.

Tsumoto, T. : Long-term potentiation and long-term depression in the neocortex. *Prog. Neurobiol.*, **39** : 209-228, 1992.

Vaadia, E., E. Ahissar, H. Bergman and Y. Lavner : Correlated activity of neurons : a neural code for higher brain functions? Neuronal Cooperativity(Krüger, J. ed.), Springer-Verlag, Berlin, 1991.

Vaadia, E., I. Haalman, M. Abeles, H. Bergman, Y. Prut, H. Slovin and A. M. H. J. Aertsen : Dynamics of neuronal interactions in monkey cortex in relation to behavioural events. *Nature*, **373** : 515-518, 1995.

Wilson, M. A. and V. L. McNaughton : Dynamics of the hippocampal ensemble code for space. *Science*, **261** : 1055-1058, 1993.

Yamamoto, C. and S. Sawada : Important factors in induction of long-term potentiation in thin hippocampal sections. *Exp. Neurol.*, **74** : 122-130, 1981.

4

記憶の想起と非線形ダイナミクス
―カオス・複雑系としての脳とそのモデリング―

4.1. カオス・複雑系としての脳

カオスや複雑系の研究が，世界的に大きな高まりをみせている(合原，1993, 1996；金子・津田，1996；Waldrop，1996；山口，1996)．これらの研究は，非線形ダイナミクスがこの世の中のさまざまなシステムの理解にとって，本質的に重要であることを明らかにした．しかしながらその一方で，カオスや複雑系がカバーする概念や現象があまりに広く深いため，「そもそもカオスや複雑系とは何か？」という基本的問題自体が，研究の進展とともに未解決のまま深化を続けている．

この問題は，カオスの場合は一応力学系の言語が利用できるためまだしも，複雑系の場合はより困難でそれゆえチャレンジングな問題となっている．ちなみに，筆者らが(社)日本電子工業振興協会「バイオ・カオス応用技術専門委員会」で行った調査研究に基づいて，複雑系をとりあえず大まかに定義しておけば，「多数の，多様で非線形な要素から構成され，それら相互間には多くのダイナミカルに変化する非線形相互作用があり，また各要素は上位階層から影響を受けつつ，これら要素の相互作用から全体の秩序が生成されるような，非線形システム」といったイメージでとらえられている(合原編，1996)．

このように複雑系をとらえてみると，ニューロンという非線形素子が密に結合して構成された大規模非線形システムである脳は，ある意味で複雑系の典型例であるともいえるであろう．

非線形システムの重要な特徴は，線形システムと異なり，「重ね合わせの原理」が成り立たないことである．これまでの科学技術は，基本的に線形システムの美しい理論体系に立脚して進歩してきた．この線形システムの顕著な特徴

である「重ね合わせの原理」は，システムを要素に分解してその要素の特性を解明し，それらを重ね合わせてシステムを再構成することによってシステム全体の特性を理解するという「要素還元論」と相性がよい．そして，この要素還元論こそ，今世紀科学をリードしてきた指導原理であった．

カオスや複雑系の研究は，このような線形的，要素還元論的アプローチに強烈な一撃を加えた．すなわち，非線形システムでは，その非線形性により「線形重ね合わせの原理」が破綻する．このことは，しばしば要素還元論の破綻として拡大解釈される．

しかし，ここで注意しなければいけないことがある．それは，非線形システムにおける線形重ね合わせ原理の破綻は，決して非線形システムの要素解明の重要性を否定するものではないという点である．いやそれどころか，線形重ね合わせの成り立たない非線形システムにおいても，要素の特性の解明はきわめて重要なのである．

このことは特に脳を考える上で本質的であるように思える．それは，一つには，脳という非線形システムにおいては，その基本構成要素であるニューロン自体がまさに複雑系であるという点である．もう一つの重要な点は，脳の基本構成要素であるニューロンの性質が，ニューロン間の相互作用，ニューラルネットワーク上の情報表現やネットワークダイナミクスのあり方を，逆に規定してしまっている可能性が高いからである．

このような観点から，これまでのニューラルネットワーク理論を振り返ってみよう．ニューラルネットワークのおそらく最初の数学モデルは，McCullochとPittsによるいわゆる形式ニューロンモデルであろう (McCulloch and Pitts, 1943)．彼らは，ニューロンの発火と非発火をおのおの1と0で表し，時間を離散的に刻む論理的ニューロンモデルから成るニューラルネットワークが，任意の論理関数を実現できることを示した．1943年のことである．時あたかもディジタルコンピュータ開発の黎明期であり，彼らの研究はコンピュータ研究にも少なからぬ影響を与えた．

これ以降，さまざまなニューラルネットワークモデルが提案されてきた．もう一つ忘れてはならないモデルは，甘利-ホップフィールドモデル (Amari, 1972; Hopfield, 1984) である．このモデルにより，発火率を表す $[0,1]$ のアナログ量を出力変数とする連続時間力学系としてのニューラルネットワークモデルが与えられた．

これらのさまざまなニューラルネットワークモデルを用いて，脳の情報処理原理に関する理論的研究は，今日まで独自の進歩をとげてきた．最近では，これらの原理に基づく新しい集積回路，さらにはニューロコンピュータやブレインコンピュータの開発も活発に行われている．

しかしながらその一方で，特に単一ニューロンの動作特性を詳しく調べた実験研究者によって，ニューロンの理論モデルは実際のニューロンをあまりに単純化しすぎているのではないかという指摘がなされてきた(Segurdo, 1986；Matsumoto, 1988)．

このあたりのかねあいは，なかなかむずかしい．確かに実際のニューロンはそれ自体きわめて複雑なシステムである．その一方で，ニューラルネットワークの動作原理の理論的研究を見通しよく行うためには，本質を見失わない限りでできるだけ単純なモデルが望まれる．ところが，ニューロンのどの特性が脳の情報処理にとって本質的に重要かという問題が未解決なのである．

ただしここで強調しておきたいのは，1980年代以降の実験研究の進歩により，それ以前には知られていなかったいくつかのニューロンの性質が明らかになってきたことである．

本章ではそのなかで，特に，① カオスダイナミクス(Aihara *et al.*, 1990)と② コインシデンスディテクション(入力一致性検出)ダイナミクス(Fujii *et al.*, 1996)を取り上げて，これらの非線形ダイナミクスと記憶の想起との関連を議論する．

記憶の問題は，本来はそれだけを取り出して単独で考えるのには無理がある．すなわち，記憶は，認知，行動，学習，情動，意識などとの関係の上で議論されるべき問題であるが，ここではきわめて単純化したニューラルネットワークモデル上の問題に限って考察する．

4.2. 連想記憶とそのモデル

連想記憶の基本原理は，1972年に中野(1972)，Kohonen(1972)，Anderson(1972)らによって提案された．また，周期的想起の原理も，同じ年に甘利によって定式化されている(Amari, 1972)．それ以降，連想記憶の研究は，ニューラルネットワーク理論の主要な研究テーマの一つでありつづけている(最近の研究については，本書の甘利ら(I編3章)，森田(I編4章)の解説も参照されたい)．

一般に記憶は，符号化(encoding)，書き込み(store)，想起(retrieval)の3過程から成っている．多くの連想記憶ニューラルネットワークモデルにおいては，分散パターン表現への符号化，そして共分散学習則による書き込みが仮定される．このような仮定のもとで，マッカロック-ピッツ型ニューラルネットワークや甘利-ホップフィールド型ニューラルネットワークを構成すると，その想起のダイナミクスは，記憶パターンに対応するこれらの力学系の安定平衡点への収束過程として理解される．

ここで，これらの連想記憶モデルは，力学系の観点からは極端に単純なものであることに注意しよう．より一般的には，各要素は，振動子(リミットサイクル)やカオス素子であってもよい．また，想起過程を表すネットワークダイナミクスも，周期状態(Amari, 1972)，カオス状態やカオス的遍歴状態(金子・津田，1996；Tsuda, 1992；奈良・Davis, 1996；Adachi and Aihara, 1997)，さらにはもっと複雑な力学状態であってよい(Fujii et al., 1996)．

4.3. カオスニューラルネットワークと記憶の想起

カオスニューロンモデルは，ヤリイカ巨大神経膜のカオスダイナミクス(Aihara et al., 1986；Matsumoto et al., 1987)を参考にして，実際のニューロンが示す複雑さの一つの側面を抽出したモデルとして定式化された(Aihara et al., 1990)．

最も単純なバージョンの単一カオスニューロンのダイナミクスは，次式で表される(図II.4.1)．

$$y(t+1) = ky(t) - \alpha \frac{1}{1+\exp\left(-\frac{y(t)}{\epsilon}\right)} + a \quad (1)$$

$y(t)$：時刻 $t(t=0,1,2,\cdots)$ におけるニューロンの内部状態

k：ニューロンの不応性もしくは自己フィードバック抑制入力の減衰定数

α：不応性もしくは自己フィードバック抑制入力項をスケーリングするパラメータ($\alpha>0$)

ϵ：神経膜の入出力特性の急峻さを表すパラメータ

a：外部入力バイアス

式(1)のカオスニューロンモデルは，その数式表現は単純であるが，その解の挙動は複雑である．外部入力バイアス a を0から α へと増加させた際の，

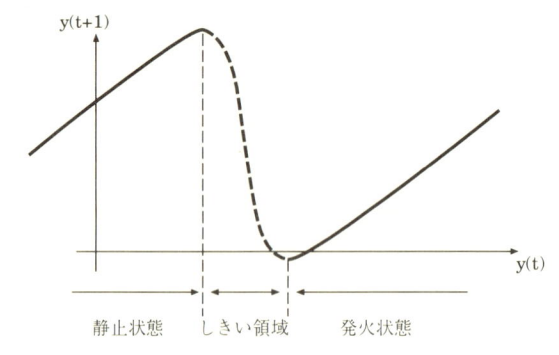

図 II.4.1　単一のカオスニューロンのダイナミクスを表す一次元写像

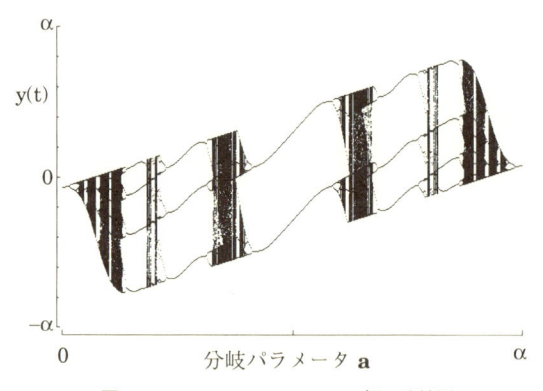

図 II.4.2　カオスニューロンの解の分岐図

解の挙動の変化を図 II.4.2 に示す．

次に，このような単純な法則が複雑な応答特性を生み出すカオスニューロンモデルから構成されたニューラルネットワーク(カオスニューラルネットワーク)を考えよう．カオスニューラルネットワークを構成する i 番目のニューロンの入出力の様子を図 II.4.3 に示す．ここで各ニューロンは，① ネットワーク外部からの時空間入力，② ネットワーク内のニューロンとの相互作用による時空間フィードバック入力および ③ 不応性(または自己抑制)の時間的加算効果を有すると仮定する．これらの三つの効果の時間減衰率は一般に異なってよい．そして，これらの値を調節することによって，多様なネットワークダイナミクスが生み出される．

連想記憶ネットワークを構成するために，100 個のカオスニューロンから成るニューラルネットワークを考え，ネットワーク内のニューロン間のシナプス

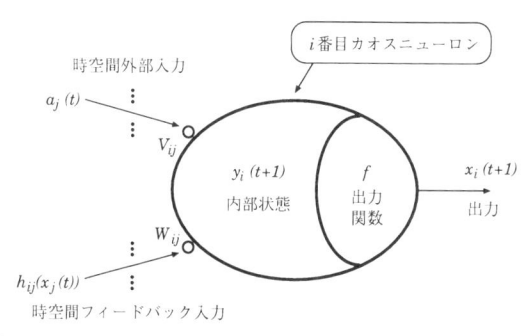

図II.4.3 カオスニューラルネットワークの i 番目のニューロンの入出力の様子

結合係数を図II.4.4(a)〜(d)の四つのパターンの共分散行列によって与えてみよう．ここで，図II.4.4の各パターンは，100個のニューロンを10×10上の格子上に並べてその出力値を表したものである．黒い四角は出力1，黒い点は出力0をおのおの表す．

もしも各ニューロンが通常のマッカロック-ピッツ型ニューロンであれば，上述のようにシナプス結合係数を決定することによって，図II.4.4(a)〜(d)の四つのパターンは，連想記憶ニューラルネットワークの安定平衡状態として記憶される．図II.4.5に示すように，たとえば図II.4.4(a)のパターンに摂動を加えた初期状態からネットワークの動作をスタートさせると，ただちに図II.4.4(a)のオリジナルパターンへと収束して，その状態を永久に保つ．これは記憶パターンが，ネットワークダイナミクスの安定平衡点になっているからである．

次に，各ニューロンに微小な不応性を導入した場合において，同じく図II.4.4(a)の摂動パターンからスタートしたネットワークの振る舞いを図II.4.6に示す．この場合，各ニューロンは不応性効果によって出力1の発火状態を永久には保つことができないため，間欠的に非発火状態となる．しかしながら，ネットワークの状態としては図II.4.4(a)の近傍にとどまる．

各ニューロンの不応性の減衰を十分小さくすると，強い不応性効果によって，ネットワークのすべての平衡点を不安定化することができる．この場合のネットワークの出力パターンの時系列を図II.4.7に示す．この場合，ネットワーク出力の時空間パターンは，カオス的挙動を示すが，シナプス結合係数に埋め込まれた図II.4.4の記憶パターンを間欠的かつ非周期的に想起する（Adachi and Aihara, 1997）．これは記憶内容のサーチ過程と考えることもできる．

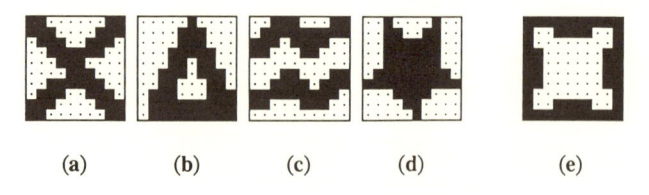

130 　　　　　　　　　　II．コバリアンス学習仮説

図 II. 4. 4　記憶パターン (a)〜(d) と非記憶パターン (e)

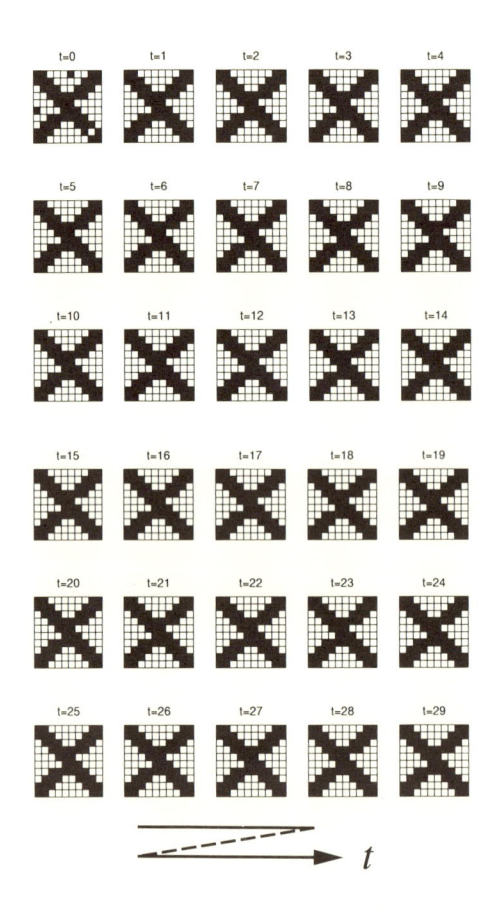

$\alpha=1, \ k\_f=0, \ k\_r=0$

図 II. 4. 5　通常の安定平衡点を利用した記憶の想起過程

4 記憶の想起と非線形ダイナミクス

このようなカオス的遍歴状態(金子・津田,1996)にある連想ネットワークにさらに外部入力を加えると,想起過程を"ある程度制御する"(ハーネシング)することができる(Adachi and Aihara, 1997).

図II.4.7の連想カオスニューラルネットワークに,図II.4.4(d)の静的記憶パターンまたは図II.4.4(e)の静的非記憶パターンを外部入力として加えた場合の,記憶の想起過程を図II.4.8と図II.4.9におのおの示す.

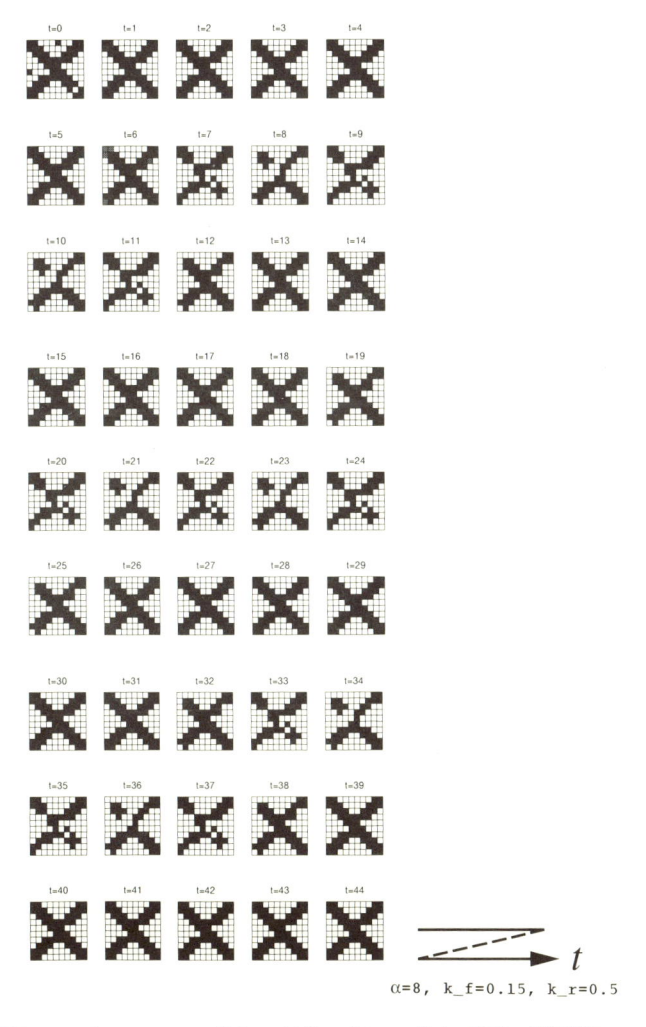

図II.4.6 各ニューロンに微小な不応性を導入した場合の記憶の想起過程

$\alpha=10, k\_f=0.2, k\_r=0.9$

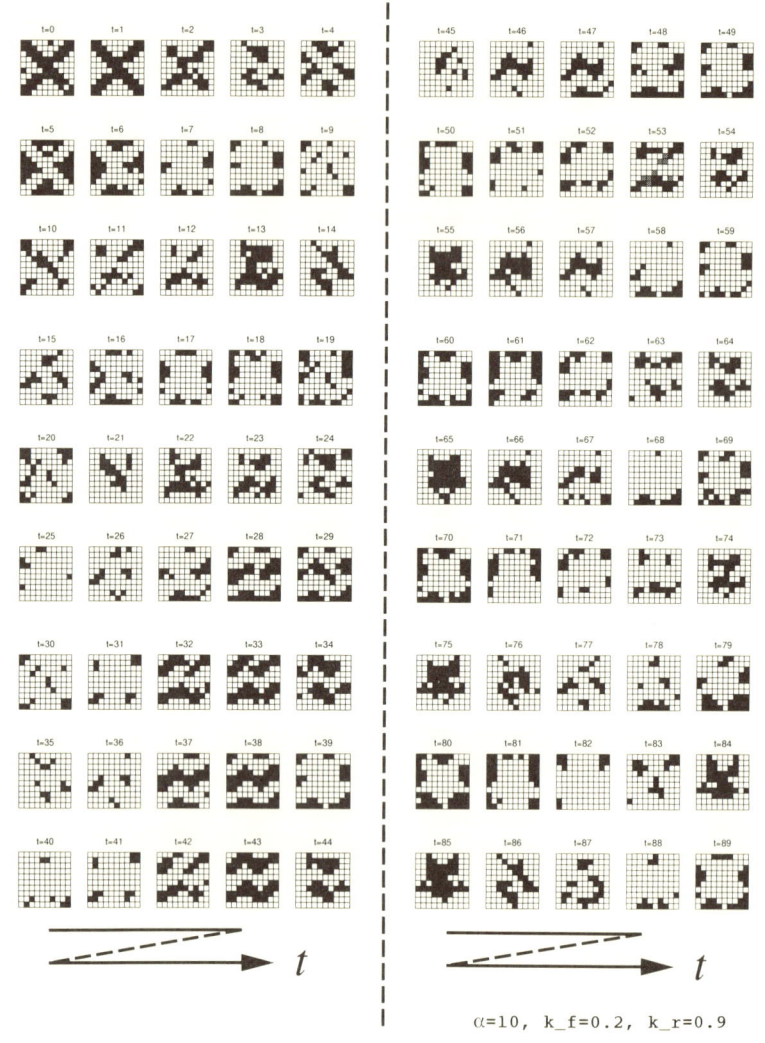

図 II.4.7 カオスニューラルネットワークにおけるダイナミカルな記憶の想起過程

　図 II.4.8 より，記憶パターンを入力することによって，カオス的遍歴過程をそのパターンの近傍に引き寄せることができることがわかる．このことは，非記憶パターンに関しても，ある程度可能である(図 II.4.9)．図 II.4.9 のような状態とシナプス可塑性を組み合わせることによって，新たな記憶を過去の記憶構造に付け加えることもできよう(Tsuda, 1992；渡辺ら, 1995)．これら

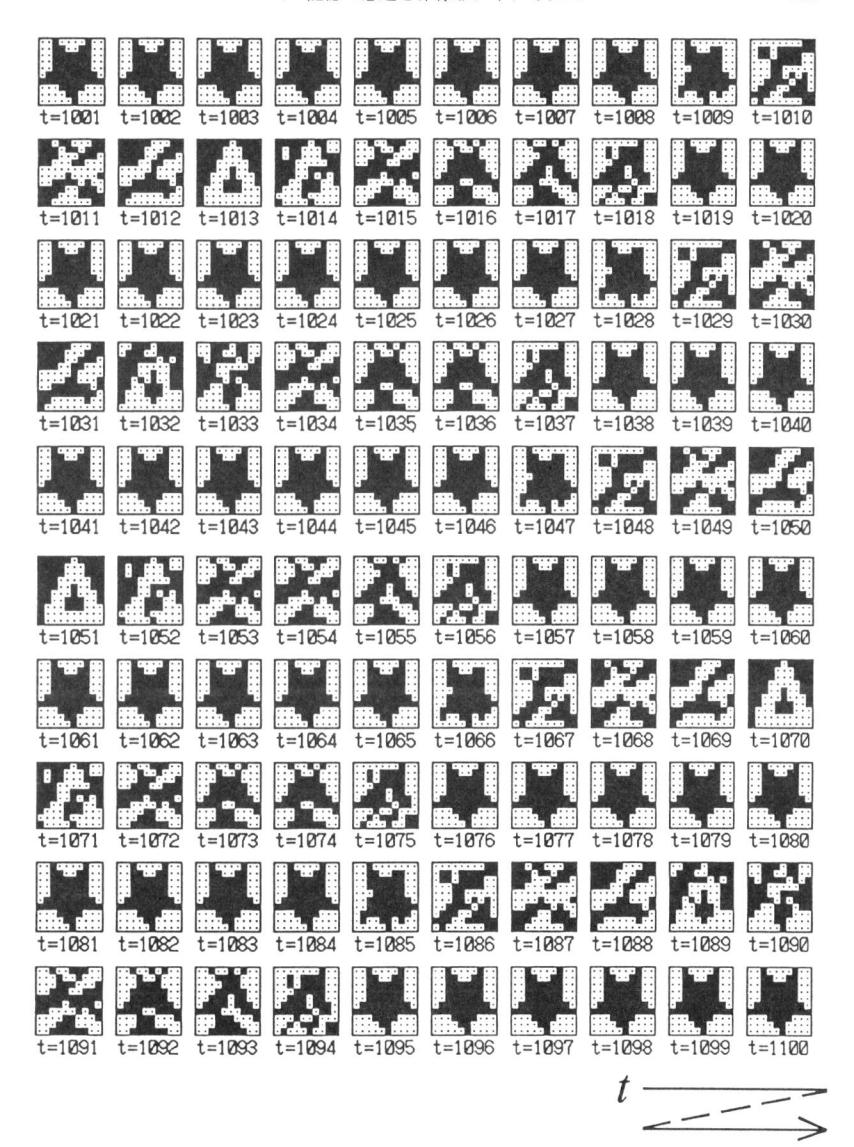

図 II.4.8 図 II.4.7 のカオスニューラルネットワークに図 II.4.4(d) の静的記憶パターン入力を外部から加えた場合の想起過程

のカオスニューラルネットワークの想起ダイナミクスは，Freeman らによって得られたウナギの嗅覚系に関する実験結果(1992)と定性的によく一致する．

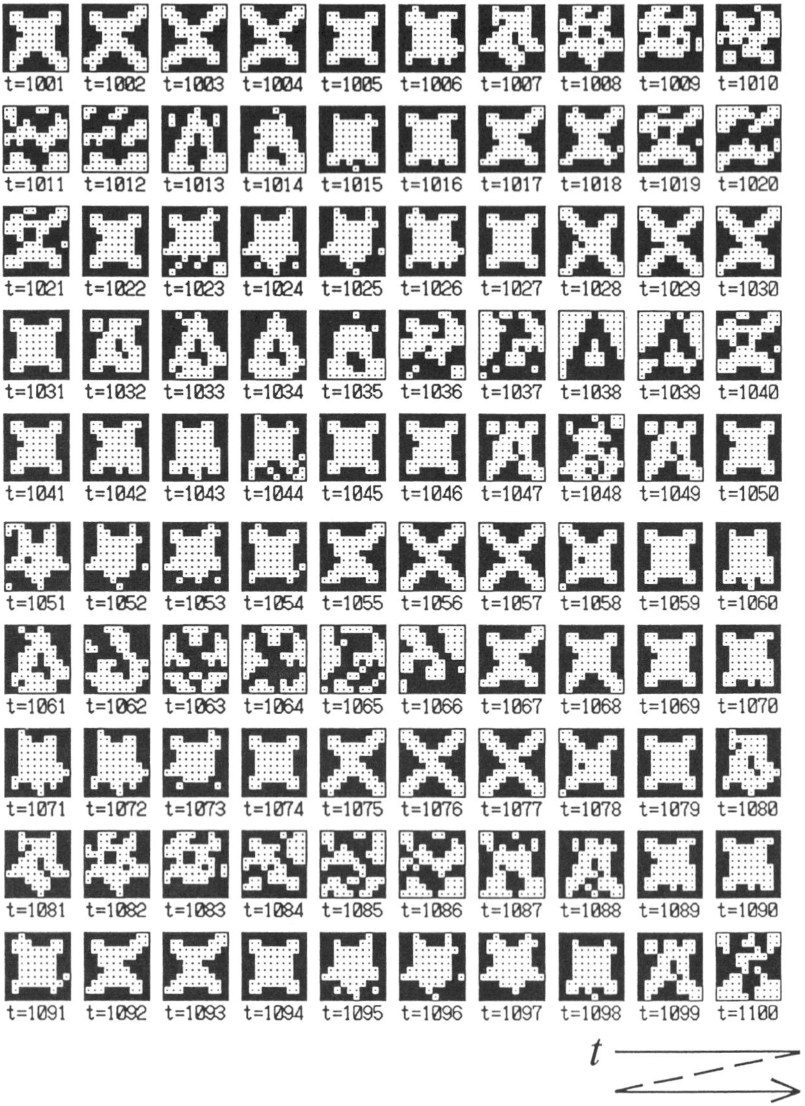

図 **II.4.9** 図 II.4.7 のカオスニューラルネットワークに図 II.4.4(e) の静的非記憶パターン入力を外部から加えた場合の想起過程

4.4. ダイナミカルセルアセンブリーと記憶の想起

最近，皮質ニューロンがインテグレータ (integrator) として振る舞うのか，もしくはコインシデンスディテクタ (coincidence detector) として振る舞うの

かという問題(Abeles, 1982)が大きな論争となっている(Fujii *et al.*, 1996 ; Softky and Koch, 1993 ; Softky, 1994 ; Shadlen and Newsome, 1994 ; Softky, 1995 ; Shadlen and Newsome, 1995 ; König *et al.*, 1995).

　前者のインテグレータニューロンは，次々に入力される EPSP と IPSP を時間的に積分して，その結果軸索のトリガー領域の膜電位がしきい値に達すれば発火するというものである．もしも皮質ニューロンがインテグレータであれば，解剖学的に存在するシナプス結合がそれ自体でニューロン間の信号伝達機能に結び付き，ニューラルネットワークのコーディング機構としては，平均発火率が重要な意味をもつ．

　一方，後者のコインシデンスディテクタニューロンは，入力の一致性を検出して発火する．もしも皮質ニューロンがコインシデンスディテクタであれば，シナプス結合が解剖学的に存在するだけでは不十分で，ニューラルネットワーク上に，どのような活動電位群の時空間パターンが飛びかっているかによって，ニューロン間の実効的(機能的)結合が決定される．したがって，時空間的コーディングを考えることが不可欠となる．この場合の情報キャリアとしてはとりあえず活動電位パルスを想定するが，バーストやポピュレーションスパイクを情報素過程と考えることも可能である．

　なお，インテグレータとコインシデンスディテクタは，いわば理想化した両極端のモデルであり，一般には，膜電位の減衰時定数，平均入力間隔，EPSPや IPSP の平均的大きさ，しきい値，不応性などの諸パラメータに依存して，この中間のさまざまな特性を有するニューロンが存在しうるし，実際の脳はこのようなさまざまな特性を有するニューロン群から成るハイブリッドシステムとして理解されよう．

　前節で紹介したカオスニューロンモデルは，基本的にインテグレータとしてのニューロン特性に着目して導出したものであるが，コインシデンスディテクタモデルとして拡張することができる(Judd and Aihara, 1993 ; 市瀬・合原, 1995).

　実際の皮質ニューロンがコインシデンスディテクタとして機能するための具体的条件として(Fujii *et al.*, 1996)，①平均入力間隔に比べて膜電位の減衰時定数が十分小さい，②能動的樹状突起の存在(Softky, 1993)，③実効的コインシデンスディテクション(Softky, 1995)などのいくつかの異なった可能性を挙げることができる．

どのようなメカニズムにしろ，もしもニューロンがコインシデンスディテクタとして機能するとすれば，そのようなニューロンから構成されたニューラルネットワークは，従来のニューラルネットワークとは大きく異なる性質をもつことになる．すなわち，各ニューロンは入力の一致性を検出して発火し，このような一致性検出イベントの同期的もしくは非同期的な連鎖により，ニューラルネットワークにダイナミカルセルアセンブリーが自己組織される．

このときに重要なのは，ニューラルネットワーク内のニューロン間の時間遅れ(活動電位の生成に要する時間＋軸索伝播時間＋シナプス遅延時間)とシナプス結合係数の分布などの内部構造と，このニューラルネットワークに入力する外部入力の時空間構造である．すなわち，コインシデンスディテクタから成るニューラルネットワークは，その内部構造に基づいて外部入力の時空間パターンの特定の構造に対して"共鳴"を生じ，ダイナミカルにセルアセンブリーを創発するとともに，他のニューラルネットワークへ興奮の時空間パターンを出力する(Fujii et al., 1996)(図II.4.10)．このようなダイナミカルセルアセンブリーの入出力特性は，従来の連想記憶とは異なる想起ダイナミクスを実現する．双方向性結合(川人・乾, 1991)を有するダイナミカルセルアセンブリーシステムにおける，たとえば結び付け問題のような情報処理能力の解明は，今後の重要な研究課題である．

4.5. おわりに

新しいニューラルネットワークモデルとして，カオスニューロンとコインシデンスディテクタニューロンを取り上げ，特に記憶の想起過程との関わりを論じた．

前者のカオスニューラルネットワークに関しては，工学的応用のためのアルゴリズム(Chen and Aihara, 1995)やハードウェア(堀尾・合原, 1997)も整備されつつある．

一方，後者のコインシデンスディテクタネットワークは，大脳皮質のモデルとしては，より重要性が高いものと思われるが，同時にこれから解決すべき課題も多い．ここで特に強調しておきたいのは，ダイナミカルセルアセンブリー仮説においては，従来の発火率コーディングとは大きく異なる時空間コーディングが本質的であるが，このことはこれまでの発火率コーディングに基づく生理実験結果を決して否定するものではないという点である．すなわち，ダイナ

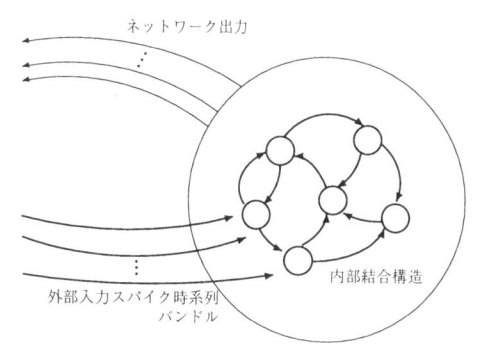

図 II.4.10　ダイナミカルセルアセンブリーの入出力ダイナミクス

ミカルセルアセンブリーに組み込まれて活発に活動するコインシデンスディテクタニューロンは，一般には当然高い発火率を有する．この意味で，これまでの電気生理学実験データは，ダイナミカルアセンブリーに参加しているニューロンを同定しているとわれわれの立場からは解釈できる．したがって次の問題は，このような高い発火率を示すニューロンの発火のタイミングを決定するメカニズム，そしてニューロン間の発火の相互相関と情報表現との関わりを調べることである．

　もう一つの重要な未解決問題は，ダイナミカルセルアセンブリーの基礎構造を生み出す時空間学習則の解明である．この方向にむけて現在さまざまな理論的可能性が模索されている（渡辺ら，1995；Tsukada, 1996；Shigematsu and Matsumoto, 1994；市瀬ら，投稿中）．

　以上，カオスニューラルネットワークとコインシデンスディテクタニューラルネットワークの非線形ダイナミクスを，記憶想起との関係で論じた．時間コーディングの可能性はふるくから論じられてきたが，最近になって実験および理論の両面から研究が大きく進展してきている（Stowell, 1996；Aihara, 1996）．ニューラルネットワーク理論は着実に次のステップへ進もうとしているのである．

　謝　辞：日頃御指導いただく甘利俊一先生，御議論いただくダイナミカルブレイングループの藤井　宏，塚田　稔，奈良重俊，津田一郎の各先生，本章の図の作製に御協力いただいた山田泰司氏に感謝いたします．

〔合原一幸・安達雅春〕

文　献

Abeles, M. : Role of the cortical neuron : integrator or coincidence detector? *Isr. J. Med. Sci.*, **18** : 83-92, 1982.

Adachi, M. and K. Aihara : Associative dynamics in a chaotic neural network. *Neural Networks*, in press.

合原一幸：カオス―まったく新しい創造の波，講談社，1993．

Aihara, K. : Author's response. *Neural Networks*, **9**(4) : 724-725, 1996.

合原一幸編：バイオ・カオス応用システムに関する調査報告書，(社)日本電子工業振興協会，1996．

Aihara, K., T. Numajiri, G. Matsumoto and M. Kotani : Structures of attractors in periodically forced neural oscillators. *Phys. Lett.*, **A 116** : 313-317, 1986.

Aihara, K., T. Takabe and M. Toyoda : Chaotic neural netwaorks. *Phys. Lett.*, **A 144** (6/7) : 333-340, 1990.

Amari, S. : Characteristics of random nets of analog nueron-like elements. *IEEE Trans.*, **SMC-2** : 643-657, 1972.

Amari, S. : Learning patterns and pattern sequences by self-organizing nets of threshold elements. *IEEE Trans.*, **C-21** : 1197-1206, 1972.

Anderson, J. A. : A simple neural network generating interactive memory. *Math. Biosciences*, **14** : 197-220, 1972.

Chen, L. and K. Aihara : Chaotic simulated annealing by a neural network model with transient chaos. *Neural Networks*, **8**(6) : 915-930, 1995.

Freeman, W. J. : Tutorial on neurobiology : from single neurons to brain chaos. *Int. J. Bifurcation and Chaos*, **2** : 451-482, 1992.

Fujii, H., H. Itoh, K. Aihara, N. Ichinose and M. Tsukada : Dynamical cell assembly hypothesis-theoretical possibility of spatio-temporal coding in the cortex. *Neural Networks*, **9**(8) : 1303-1350, 1996.

Gerstner, W., R. Kempter, J. L. Hemmen and H. Wagner : A neuronal learning rule for sub-millisecond temporal coding. *Nature*, **383**(5) : 76-78, 1996.

Hopfield, J. J. : Neurons with graded response have collective computational properties like those of two-state neurons. *Proc. Natl. Acad. Sci. USA*, **81** : 3088-3092, 1984.

堀尾喜彦・合原一幸：カオスニューラルネットワーク集積回路．生体の科学，印刷中．

市瀬夏洋・合原一幸：非同期カオスニューラルネットワークにおけるパルス伝搬ダイナミクスの解析．電子情報通信学会論文誌 **A, J78-A**(3) : 373-380, 1995．

市瀬夏洋・合原一幸・岡部洋一：パルスニューラルネットワークにおける相関コーディングとディレイ適応．日本神経回路学会誌，投稿中．

Judd, K. and K. Aihara : Pulse propagation networks : a neural network model that uses temporal coding by action potentials. *Neural Networks*, **6** : 203-215, 1993.

金子邦彦・津田一郎：複雑系のカオス的シナリオ，朝倉書店，1996．

川人光男・乾　敏郎：視覚皮質の計算理論―再構成からパターン認識，記憶まで．科学，**61** : 214-222, 1991．

Kohonen, O. : Correlation matrix memories. *IEEE Trans.*, **C-21** : 353-359, 1972.

König, P., A. K. Engel and W. Singer : Integrator or coincidence detector? The role of the cortical neuron revisited. *TINS*, **19**(4) : 130-137, 1996.

Matsumoto, G. : Neurocomputing-neurons as microcomputers. *Future Generations Com-*

puter Systems, **4** : 39-51, 1988.

Matsumoto, G., K. Aihara, Y. Hanyu, N. Takahashi, S. Yoshizawa and J. Nagumo : Chaos and phase locking in normal squid axons. *Phys. Lett.*, **A 123**(4) : 162-166, 1987.

McCulloch, W. S. and W. H. Pitts : A logical calculus of the ideas immanent in neural nets. *Bull. Math. Biophys.*, **5** : 115-133, 1943.

Nakano, K. : Associatron-A model of associative memory. *IEEE Trans.*, **SMC-2** : 381-388, 1972.

奈良重俊, P. Davis：ネットワークダイナミックス―物性・デバイス・情報との接点を探る. 個体物理, **31**(6) : 47-60, 1996.

Segundo, J. P. : What can neurons do to serve as integrating devices? *J. Theor. Neurobiol.*, **5** : 1-59, 1986.

Shadle, M. N. and W. T. Newsome : Noise, neural codes-and cortical organization. *Curr. Opin. in Neurobiol.*, **4** : 569-579, 1994.

Shadlen, M. N. and W. T. Newsome : Is there a signal in the noise? *Curr. Opin. Neurobiol.*, **5** : 248-250, 1995.

Shigematsu, M. and G. Matsumoto : A new learning rule for temporal sequence. Proc. International Conference on Neural Information Processing, Seoul : 1113-1116, 1994.

Softky, W. R. : Sub-millisecond coincidence detection in active dendritic trees. *Neurosci.*, **58** : 13-41, 1994.

Softky, W. R. : Simple codes versus efficient codes. *Curr. Opin. Nerurobiol.*, **5** : 239-247, 1995.

Softky, W. R. and C. Koch : The highly irregular firing of cortical cells is inconsistent with temporal integration of random EPSPS. *J. Neurosci.*, **13** : 334-350, 1993.

Stowell, H. : Naming the neuron in vain. *Neural Networks*, **9**(4) : 723-724, 1996.

Tsuda, I. : Dynamic link of memory-chaotic memory map in nonequilibrium neural networks. *Neural Networks*, **5** : 313, 1992.

Tsukada, M., T. Aihara, H. Saito and H. Kato : Hippocampal LTP depends on spatial and temporal correlation of inputs. *Neural Networks*, **9**(8) : 1357-1365, 1996.

Waldrop, M. M. (田中, 遠山)：複雑系, 新潮社, 1996.

渡辺正峰・合原一幸・近藤駿介：カオスニューラルネットワークによる自動学習. 電子情報通信学会論文誌 **A, J78-A**(6) : 686-691, 1995.

山口昌哉：カオス入門, 朝倉書店, 1996.

III. 認知の順逆変換仮説

　この重点領域研究の知覚・認知班の研究目的は脳がどのようにして外界にある対象の形や色や模様などからそれが何であるかを認識し，空間的な位置や動きや構造を識別するかという感覚情報処理のメカニズムを明らかにすることであった．このような認知系の情報処理にはボトムアップとトップダウンのプロセスがあると考えられている．視覚系では第一次視覚野から視覚前野を経て側頭連合野と頭頂連合野に至る複数の並列で階層的な神経経路があることが知られているが，この中でこの両方向のプロセスがどのような相互作用を行っているかが注目される．

　視覚の計算論の原典といわれる Marr(1982) の理論では視覚の主な目的は網膜に投影された二次元の画像データから対象の三次元的形態を復元することであるとされている．Poggio らは視覚情報処理の過程が三次元物体から二次元画像への写像である光学のちょうど逆のプロセスになっているので逆光学 (inverse optics) と呼んだ．この考えに従うと視覚の場合，脳に形成されているとみられる三次元の視覚世界像からあるべき網膜情報を推定する過程が順変換，網膜情報から視覚世界像を推定する過程が逆変換とみなされる．川人と乾はこのような順変換と逆変換の相互作用により，正しい視覚認知を実現する多層神経回路モデルを提案した．

　一方，実験的研究のグループは，田中，斉藤，酒田，三上らを中心に視覚情報処理のプロセスを単一ニューロン活動のレベルで分析し，脳がどのようにして三次元世界の視覚像を復元しているかを明らかにしようとした．それは主に視覚情報の階層的な処理過程をボトムアップ的に追跡する作業であるが，その中で記憶との照合のためにトップダウンのプロセスが起きると推定される場所も浮かび上がってきた．

　この章では田中啓治氏が複雑な図形認知に中心的役割を果たしている側頭連合野の TE 野の中に発見した機能的コラム構造の働きについて述べている．

まずTE野ニューロンの最適刺激をたとえば楕円と棒のような単純な図形の組合せに還元し，それと似た刺激特徴に反応する細胞が集まってコラム状のモジュールを構成していることを示し，さらに光計測法（オプティカルレコーディング）によってコラムを画像化し，たとえば顔の向きによって活動部位が少しずつずれているような図形特徴の連続的なマップが存在することを示した．
　次に三上章允氏はTE野よりさらに上位の側頭葉尖端部（側頭極）のニューロンが知覚と記憶のインターフェイスの役割を果たし，特定の人物の顔写真や食べかけのみかん，消毒用綿棒などサルが日常見ているものに選択的に反応するニューロンがあることを述べている．これらの細胞の多くは物体の一部を見ただけで全体を見たときと同じように活動し，そして短期記憶に一致した持続的な活動を示す．また一部の細胞からは海馬などからのトップダウンの作用を受けていることを示唆する周期的な振動波（オシレーション）が記録される．
　一方，理論の側からは乾 敏郎氏が入力と出力の間に一層の隠れ素子（hidden unit）から成る中間層が介在する砂時計型のニューラルネットワークで人の顔などの識別を学習させるモデルのシミュレーションを紹介している．その結果，顔のような複雑な図形を識別するプロセスは多変量解析の主成分分析にあたるプロセスであると述べている．このモデルはネットワークの入力と同じ出力を出す恒等写像を学習させ，中間層で情報圧縮をしているものである．そしてこの中間層ユニットと山根らが行ったサルの脳細胞の性質を比較して，脳細胞は集団で主成分分析をしていると結論している．この結論は大変興味深いものではあるが，単一ニューロンレベルで具体的にどのような情報処理が行われているかについてはよくわからないままである．視覚認知がニューロンレベルでどのようにコードされているかをめぐって，単一ニューロン仮説とニューロン群仮説がある．乾氏の考えはニューロン群仮説の典型であるが，実際に脳のニューロン活動を実験的に観察している人達は三上氏のようにニューロン群仮説を支持する人でさえ個々のニューロンがかなり高い識別能力をもち，それぞれの脳領域を特徴づけるような単一ニューロン活動が必ず記録されるはずであると信じている．
　これに対して杉江昇氏はある機能を実現する回路は一つだけとは限らないから，可能ないくつかのモデルに共通する本質的処理を明示する理論を提示することが重要であると述べている．実例として運動立体視，両眼立体視，陰影からの立体視，主観的輪郭などいわゆる視覚の初期過程（early vision）に属する

知覚のメカニズムを挙げている．たとえば両眼立体視の処理の本質は左右網膜像の間の対応決定にある，として一義的には決めにくい局所的なエッジの対応の曖昧さを解消する方法として，ほとんどの局所的特徴はその近くにある他の特徴と同じ奥行きをもつことに着目して計算する手法があることを示している．このように基本的な知覚過程をもとに個々の物体が脳の中でどのように表現されているかについては，視線の方向によって異なる三つの方向の見え（像）の各部分の間の対応が決定されていればその中間の方向からの見えを合成できるという Ulman の理論を紹介している．さらにたとえば顔のように複雑な構造の物体については部分と全体との関係を規定する「構造的表現」が用いられるだろうと述べている．しかし実際には物体の表現理論はほとんど未開拓であるという．

　現在は複雑な対象や情景の情報表現を実現する本質的な処理を明示する理論を模索している段階である．しかし問題解決の糸口はすでにいくつかみつかっている．理論家と実験家の共同作業はこれからますます実りあるものになるだろう．

〔酒田　英夫〕

1

視覚認知の高次情報処理
―コラム仮説と組合せ表現―

1.1. はじめに

　似た性質をもった神経細胞が大脳皮質の表面に垂直な方向に伸びた領域(コラム)に固まって存在する構造をコラム構造と呼ぶ．コラム構造が第一次体性感覚野(Mountcastle, 1957)と第一次視覚野(Hubel and Wiesel, 1962)ではじめて見いだされたのは30年以上も前のことである．その後，高次視覚野であるMT野(Zeki, 1974 ; Albright *et al*., 1984)およびV 4 野(Zeki, 1980)でも類似の構造がみつかったが，コラム構造の機能的意味についての考察は必ずしも進んでいない．最近，筆者らの研究グループは，高次視覚野である下側頭連合野に複雑な図形特徴に関わるコラム構造が存在することを見いだした．本章ではまず下側頭連合野のコラム構造を紹介し，次にその機能を考察する．

　物体の視覚像からその物体が何であるかを認識する「視覚的物体認識」は霊長類を特徴づける高次脳機能のひとつである．霊長類の視覚的物体認識は入力画像と記憶された画像の単なるテンプレートマッチングではなく，照明条件，観察角度，また物体自身の姿勢変化によって入力像が変化しても同じように物体を認識することができる．このような不変性に加えて，霊長類の視覚的物体認識は，はじめて見る物体に対しても過去に見たことのある似た物体に関する知識に基づいて処理を行う，一般化の能力を備えている．

　視覚的物体認識は後頭葉の第一次視覚野から下側頭連合野へ至る大脳皮質の結合連鎖の経路が行っていると考えられている．下側頭連合野の研究はサルを使って行われてきた．サルの下側頭葉皮質はいくつかの異なったやり方で細区分される．最もよく使われるのは細胞構築学に基づく区分で，後半部をTEO野，前半部をTE野と呼ぶ．TEO野とTE野では受容野の大きさ，反応に必

要とする刺激特徴の複雑さが異なる．TE野は第一次視覚野(V1野)からの視覚信号を腹側視覚路と呼ばれる直列経路を経て受ける．腹側視覚路の経路はV1野→V2野→V4野→TEO野→TE野である．V2野からTEO野，V4野からTE野のような一段飛ばしの結合も存在するが，順を追っての結合の方が数が多い．TE野は腹側視覚路の最終段で，TE野からは視覚系の外の多くの脳部位への線維投射がある．投射先には嗅周野，前頭前野，扁桃核，大脳基底核線条体などが含まれる．TE野，とりわけTE野前半部からこれらの脳部位への投射は，腹側視覚路のTE野より前の領野から同じ部位への投射より数が多い．このように，V1野からTE野へは直列的な経路を経て視覚信号が伝えられ，信号処理の結果は経路の最終段であるTE野から視覚系以外の多くの脳部位へ分配される．

　両側のTE野を摘除したサルは物体の視覚的物体認識を必要とする行動課題を学習することが著しく困難になる．この破壊行動実験の結果と腹側視覚路の最終段という解剖学的な位置の重要さからして，物体の視覚的認識に備わった不変性と一般化の柔軟性のメカニズムを解きあかす鍵はTE野にあるものと期待される．

　本章で紹介する筆者らの実験結果はすべて麻酔した標本から得られたものである．また筆者らのTE野からの記録は前中側頭溝(amts溝)の外側のTE野背外側部からの記録である．この部分はTEd野と呼ばれることがある．TE野の背外側部と腹内側部の間には他の領野との解剖学的な結合に微妙な差があり(Saleem and Tanaka, 1996)，その機能にも違いがある可能性がある．

1.2. TE野の細胞の刺激選択性

　物体視の神経メカニズムの研究における障害のひとつは個々の細胞の刺激選択性を決めることの困難さにあった．自然界には途方もなく多数の図形特徴が存在し，脳がどうやってこの多様性の次元を圧縮しているかは現在のところ不明である．

　TE野からの単一細胞活動記録はGrossらのグループ(Gross *et al*., 1969；1972)によって始められた．TE野の細胞が大きな受容野をもち，その多くが中心視を含むこと，たわしのような多数の突起をもった形あるいは手のシルエットに選択的に反応する細胞が存在することが報告された．Grossらは刺激選択性の研究をそれぞれ構成的あるいは還元的な手法を用いた二つの異なる方向

に展開させた．第一の手法では，円周からの周期的な凹凸の周波数と振幅で定義されるフーリエ表現素を用いた．任意の形の輪郭は異なった周波数と振幅のフーリエ表現素の線型和で構成することができるから，基本的なフーリエ表現素に対する反応を調べることで，その細胞の任意の形に対する反応を構成することができるとの期待が背景にあった．TE野のいくつかの細胞は刺激の大きさによらずに特定の周波数範囲のフーリエ表現素に選択的に反応した (Schwartz et al., 1983)．しかし，TE野細胞の複合図形に対する反応は，図形を構成するフーリエ表現素に対する反応の線型和とはかけ離れたものであることがのちの研究で示された (Albright and Gross, 1990)．TE野で物体像の表現に用いられる基底関数はフーリエ表現素ではない．

　Grossらは還元的な手法を使った研究も開始している．まず多数の物体刺激を提示して細胞を興奮させるのに有効な刺激を探し，次に有効刺激の像に含まれる図形特徴を紙の切り貼りでつくった紙模型で表して，刺激のどの図形特徴が興奮に本質的であるかを調べた (Desimone et al., 1984)．

　筆者らは後者の還元的な手法を発展させ，特別に設計された画像処理コンピューターを用いた還元的な方法のシステムを開発した (Tanaka et al., 1991; Fujita et al., 1992; Kobatake and Tanaka, 1994; Ito et al., 1994; 1995)．単一細胞からのスパイク活動を分離したのち，まず数十種類の動物あるいは植物の立体模型を提示して有効な刺激を探す．模型の異なった側面を異なった傾きで提示する．次に，有効刺激の像をビデオカメラで撮影してコンピュータに記憶し，テレビ画面に系統的に提示して最も効果的な刺激を決める．最後に，この最も効果的な物体刺激の像を段々に単純化して，細胞にひき起こされる反応が減弱しない限りにおいて最も単純な図形特徴を決定する．図III.1.1の例では，有効刺激は水筒の像から，垂直に伸びた楕円とこの楕円から下向きに伸びた棒の組合せにまで単純化された．本章では，このような単純化された最適刺激を特異刺激特徴と呼ぶことにする．

　還元の過程が終了したのちに，単純化した像を変形することによって選択性をさらに調べた．図III.1.2はこの後者の過程を一つの細胞について例示する．これは刺激選択性の決定される刺激特徴軸が最も明確に決定できた例のひとつである．この細胞は物体刺激のセットの中では西洋梨の模型に最も強く反応し，単純化とそれに続く試験の結果，特異刺激特徴は「丸まった本体から十時の方向への滑らかな凹状の肩をもった丸まった突起」と表現された．本体ま

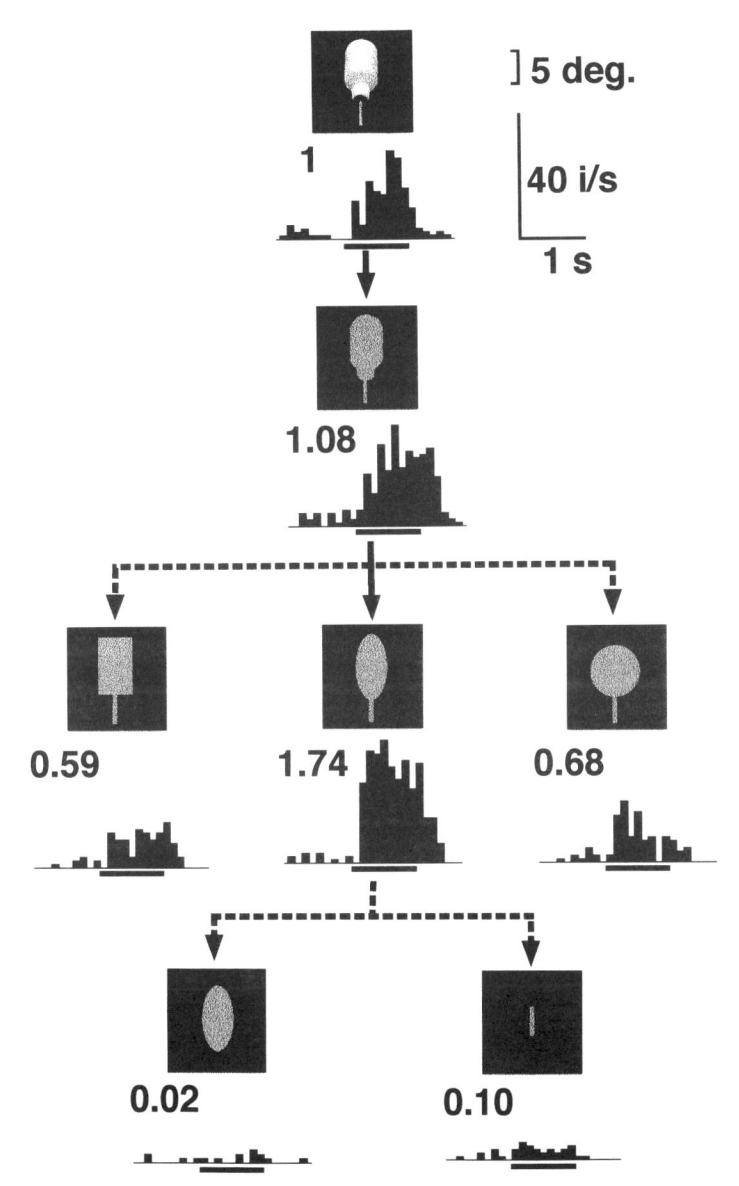

1 視覚認知の高次情報処理　　　*147*

図 III.1.1 腹側視覚路の細胞に興奮活動をひき起こす特異刺激を決める還元的過程の一例
　　　　　（Tanaka, 1996）
横軸が時間，縦軸は細胞の発火頻度．反応は 10 回の刺激提示に対する平均．各反応の左上の数字は反応の大きさを水筒の写真に対する反応で割った値．

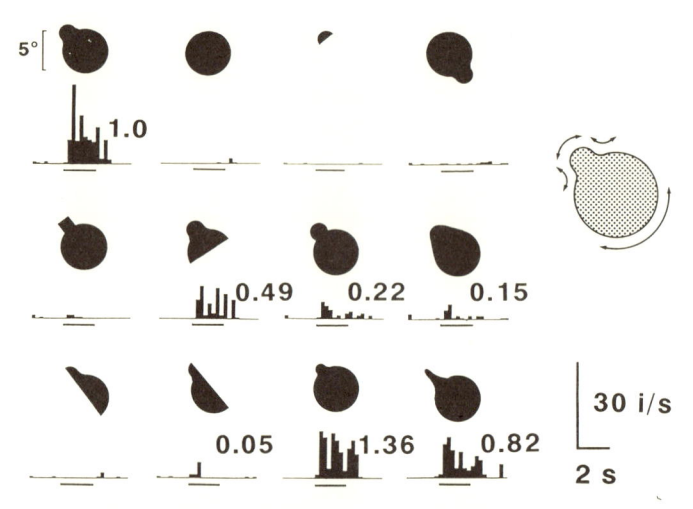

図 III.1.2　有効刺激の特異刺激への還元が終わったあとでさらに刺激選択性を調べる過程の一例
　　　　　　(Kobatake and Tanaka, 1994)
　　　　　　この細胞は TE 野から記録された．

たは突起を単独で提示してもまったく反応しない．丸まった突起を正方形で置き換えると反応が消失することから突起は丸まっていなければいけないことがわかった．本体を真ん中で切断すると反応が51％減少することから本体も丸まっていなければならない．肩をくびれをもった肩あるいはまっすぐな肩で置き換えると反応が75％あるいは85％減弱することから，肩は滑らかな凹でなければいけないことがわかった．図形の右上半分あるいは左下半分だけでは反応は生じなかったので，特異刺激特徴は右上あるいは左下のどちらか一つの肩だけではないことがわかった．突起の長さと幅はそれほど重要ではなかった．

　数百の TE 野細胞について特異刺激特徴を決めることにより，TE 野の細胞の多くは図 III.1.3 に例示するような中程度に複雑な図形特徴を抽出して反応していることが結論された．これらの特異刺激特徴は V1 野の細胞が抽出して表現する輪郭の傾き，刺激の大きさ，色，あるいは単純なテクスチャーなどの特徴よりはずっと複雑である．特異刺激特徴のいくつかは中程度に複雑な形であり，他はそのような形と色あるいはテクスチャーの組合せであった．TE 野細胞の反応は図形のコントラストの極性に選択的である．特異刺激のコントラストを反転すると 60％の細胞で反応が半減し，内部が塗りつぶされた特異

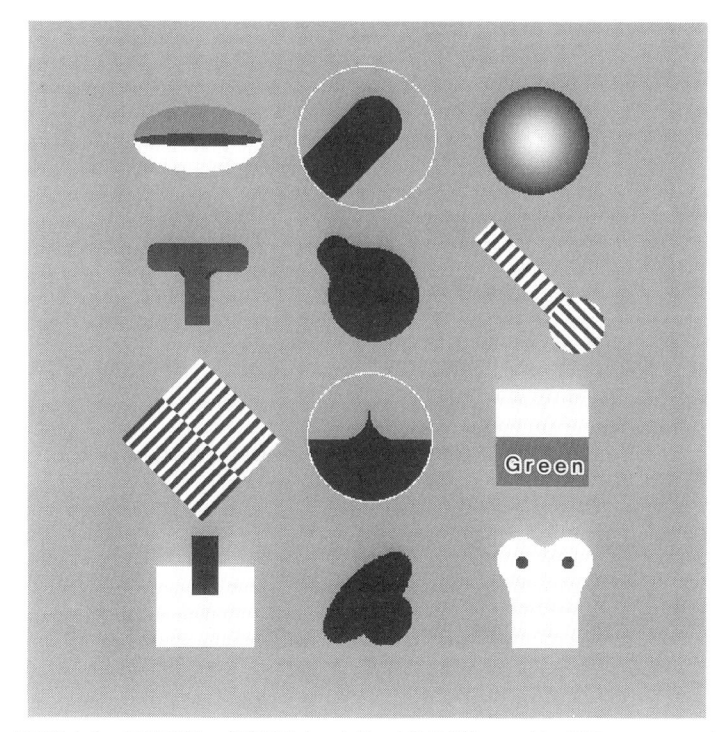

図 III.1.3　TE野細胞に興奮活動をひき起こす特異刺激の12個の例(Tanaka, 1996)
(中程度に複雑である)

刺激を輪郭図形で置き換えると70％の細胞で反応が半減した(Ito et al., 1995).

1.3. 位置，傾き，大きさに対する不変性あるいは選択性

Gross ら(1972)はその先駆的研究において TE野の細胞が大きな受容野をもつことを示した．筆者らは(Ito et al., 1995)は，個々の細胞について上記の方法で決めた特異刺激とこれを変形してつくったいくつかの刺激の組合せを用いて受容野の異なる部位での刺激選択性を調べ，TE野細胞の刺激選択性が受容野の中のどこでもほぼ一様であることを示した．図 III.1.4 は実験の一例である．

視線に垂直な平面での刺激の回転および刺激の大きさ変化に対しては TE野細胞の反応はずっと選択的であった．図 III.1.5 は8個の TE野細胞について視線に直角な平面での刺激の回転に対する反応の変化の様子を示したものであ

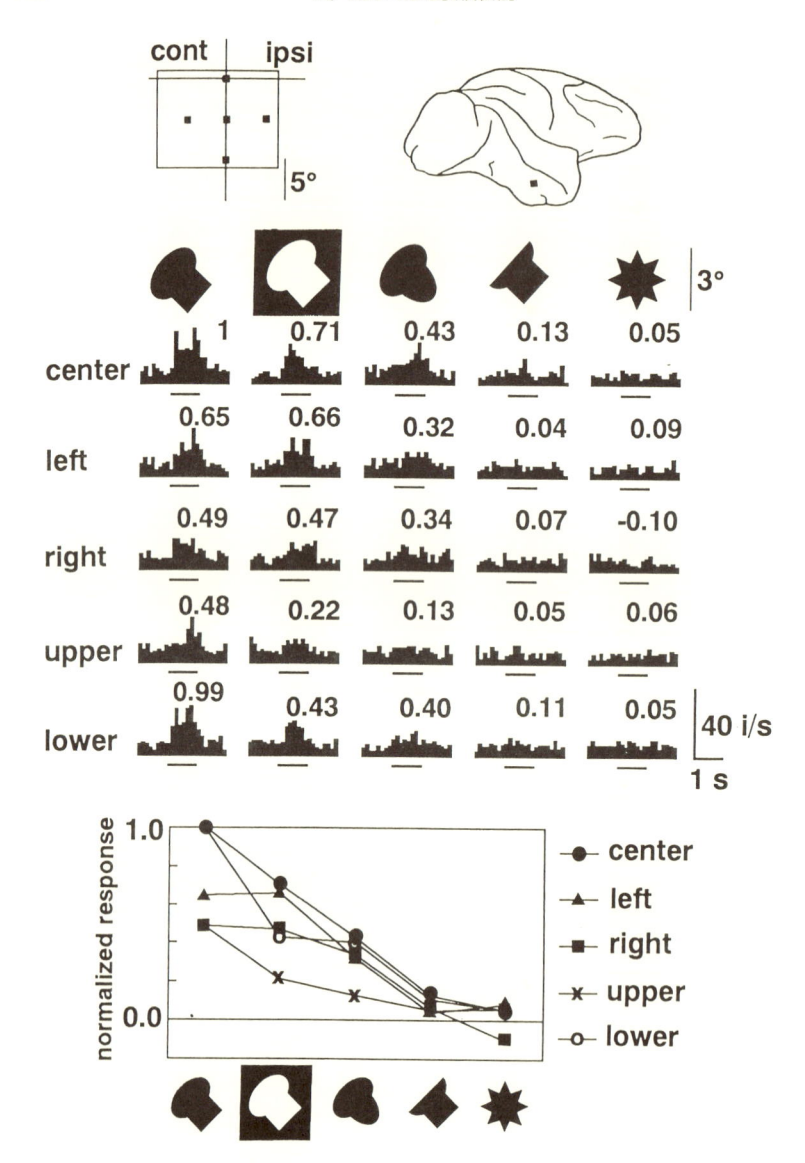

図 III.1.4 TE野細胞の刺激選択性が受容野の中のどこでも同じであることを示す実験例 (Ito *et al.*, 1995)

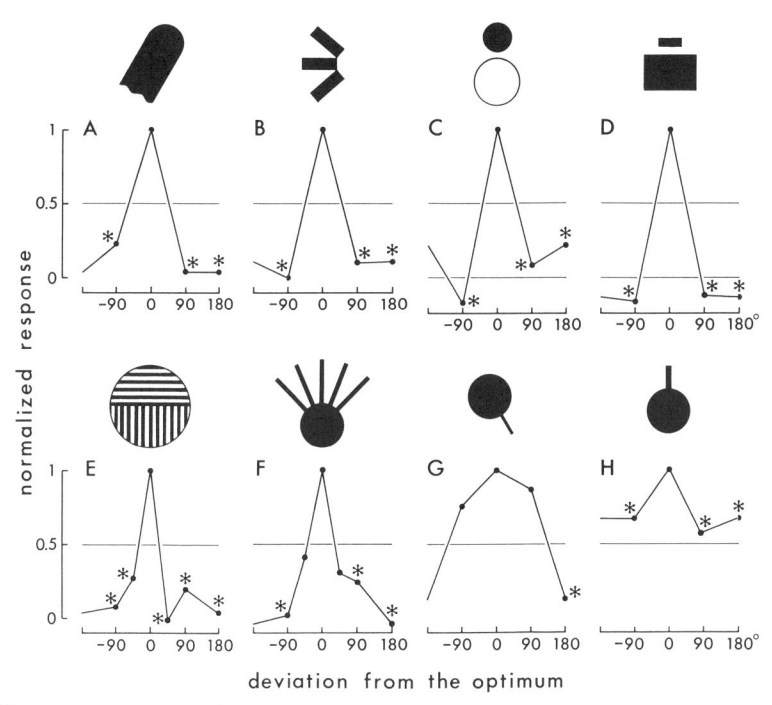

1 視覚認知の高次情報処理   *151*

図 III.1.5 視線に直交する平面の中での刺激の回転に対する反応の変化(Tanaka *et al.*, 1991)
(8個の TE 野細胞の例)

る．8個の細胞は細胞全体の性質の分布をなるべく忠実に表すように選んだ．
大多数の細胞では特異刺激を90度傾けると反応が半分以下に減少した．

　刺激の大きさ変化の影響については細胞ごとにより大きなばらつきがある．
21％の TE 野細胞は4オクターブ(1オクターブは2倍)以上の広い大きさの
範囲で特異刺激に反応したが，43％の細胞は2オクターブ以下の狭い範囲で
のみ反応した．それぞれのグループから細胞を2個ずつ選んでその反応曲線を
図 III.1.6 に示す．大きさに選択的な細胞は大きさに不変的に反応する細胞を
つくる過程の途中に位置すると考えることができる．あるいは TE 野には刺激
の大きさに選択的な処理と不変的な処理の両方が並存すると考えることもでき
る．

1.4. TE 野のコラム構造

多様な特異刺激をもった細胞は TE 野の中でどのように分布しているのだろ

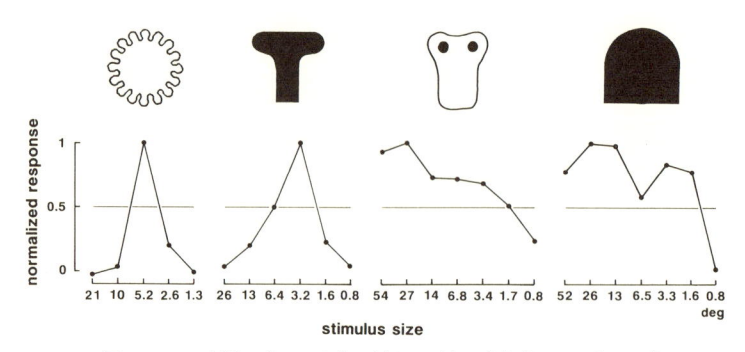

図 III.1.6　刺激の大きさ変化に対する反応の変化(Ito *et al*., 1995)
(4個の TE 野細胞の例)

うか．V1野で輪郭の傾きに関してみられるようなコラム構造が TE 野にも存在するのだろうか．1本の電極で二つの細胞の活動を同時に記録することにより，脳の中で隣合う細胞が似た刺激選択性をもつことを見いだした(Fujita *et al*., 1992)．スパイク活動が一番大きく記録される細胞について特異刺激を決め，特異刺激を変形したときの反応を二つの細胞の間で比較した．ほとんどのペアで，第一の細胞の特異刺激は第二の細胞にも反応をひき起こした．しかし二つの細胞の刺激選択性には微妙な違いがみられ，第二の細胞は第一の細胞の特異刺激とやや異なる刺激に最も強く反応したか，あるいは最適刺激は共通であるがこの刺激を変形したときの反応の減少の様子が異なるかした．図 III.1.7 は後者の例を示す．

　このような似た刺激選択性をもった細胞の固まりの広がりを決定するために，皮質表面に垂直あるいはなるべく平行に近く刺入した電極刺入路に沿って記録された多数の細胞の刺激選択性を比較検討する実験を行った(Fujita *et al*., 1992)．まずはじめに，微小電極を刺入路の中間地点まで進め，記録された単一細胞について特異刺激を決めた．続いて，この特異刺激とこれを回転したり変形したりした関連刺激に，反応をひき起こさないコントロール刺激を加えて刺激のセットをつくった．そして，微小電極を動かして刺入路上のいろいろな位置で細胞群の活動(数個の細胞活動の集合)を次々と記録し，この刺激セットを用いて反応選択性を調べた．図 III.1.8 の例にみるように，皮質表面に垂直な刺入路で記録された細胞は最初の細胞の特異刺激およびこれの関連刺激に共通に反応した．共通に反応した細胞の範囲は2層から6層にいたる灰白質のほぼすべてを覆った．皮質表面になるべく平行になるように傾けた刺入路で

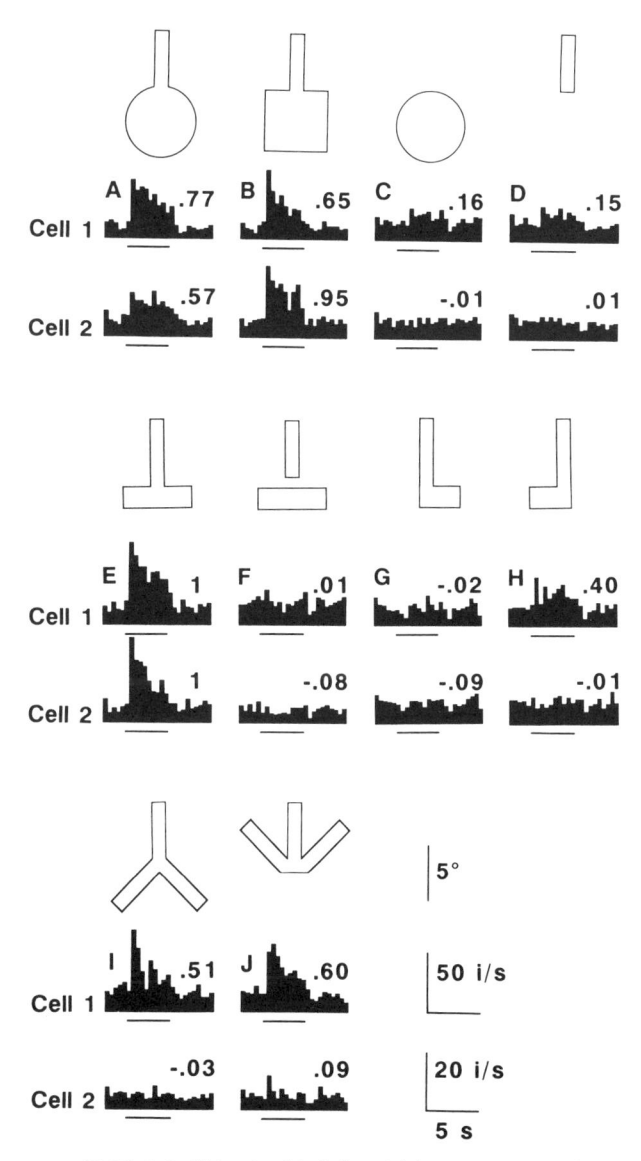

1 視覚認知の高次情報処理　　　　　　　　　　　153

図 III. 1. 7　隣合った2個の細胞の反応(Fujita *et al.*, 1992)

は状況は大違いであった．最初に調べた細胞の特異刺激あるいはその関連刺激に反応する細胞は最初の細胞の近傍に限られ，その皮質表面方向での広がりは平均で 400μm であった．この範囲の外側の細胞は刺激セットに含まれたどの

154 III. 認知の順逆変換仮説

Effective stimuli

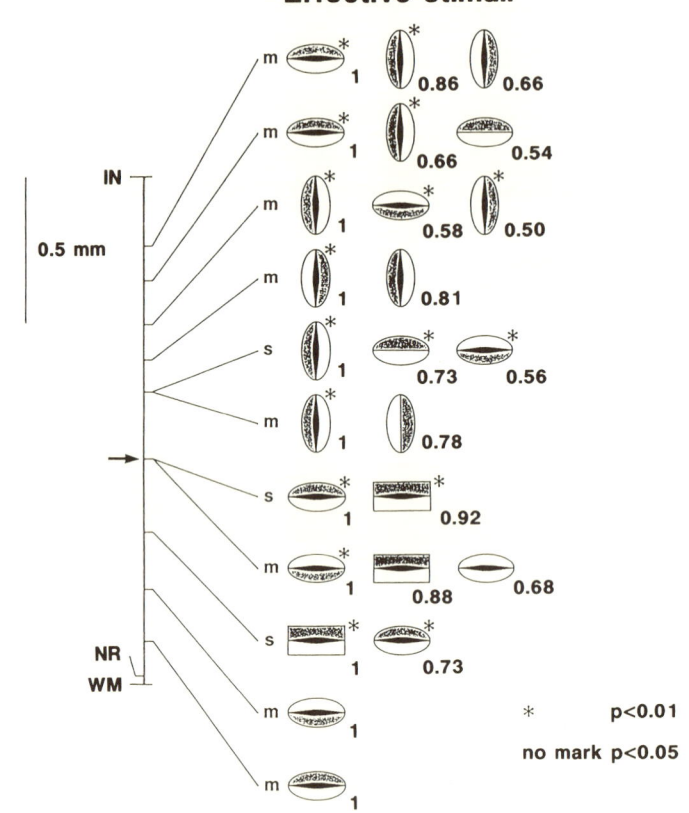

* p<0.01

no mark p<0.05

Stimulus set

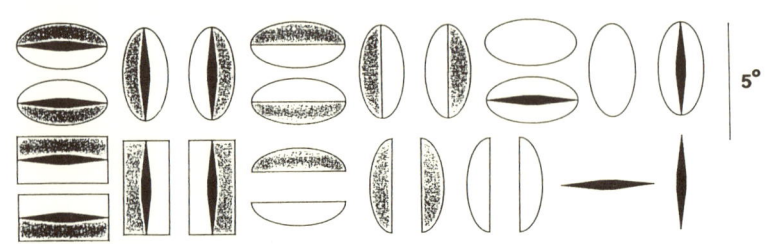

図 III. 1. 8 皮質表面に垂直な電極刺入路に沿って記録された多数の細胞の反応(Fujita *et al.*, 1992) はじめに矢印の位置まで電極を進めて記録された単一細胞について特異刺激を決め，この特異刺激を含んで図下に示すような図形のセットをつくり，次に電極を動かして異なった位置で記録される細胞の反応をこの図形セットを用いて調べた．各細胞について有効であった刺激を反応の大きさの順に左から右に並べる．mはマルチユニットからの記録，sは単一細胞からの記録を表す．

刺激にも反応しないか，あるいははじめの細胞に反応をひき起こさないコントロール刺激として含めていた刺激のどれかにたまたま反応するかいずれかであった．

このようにして，TE野が似た刺激特徴に反応する細胞が固まったコラム状のモジュールから構成されていることが明らかになった．一つのコラムの中の細胞は似た図形特徴に反応するが，別のコラムの細胞は別の図形特徴に反応する．コラムの皮質表面方向での幅は $400\mu m$ より少し大きいと考えられる．コラムの中心を電極がよぎらない限りは，皮質表面に平行な刺入路に沿った一つのコラムの幅はコラムの直径より小さくなる．コラムの総数を，TE野外側部の表面積を $500\mu m$ 四方の正方形の領域で割ることによって推定すると，1300になる．図III.1.9では隣合ったコラムは不連続な境界で仕切られるように描かれているが，この点はのちに，光計測法を用いて行った実験結果に基づいて修正される．

1.5. TE野への入力の構造

複雑な図形特徴への選択的な反応ははじめTE野の細胞にみつかったが，その後の研究でTE野への入力経路のより前の領野に遡ってみつかった．筆者らは，最大の反応のために複雑な図形特徴を必要とする細胞がすでにTEO野とV4野に存在することを見いだした(Kobatake and Tanaka, 1994)．Gallantら(1993)は，V4野の一部の細胞が直線的な縞模様よりも同心円状あるいは双

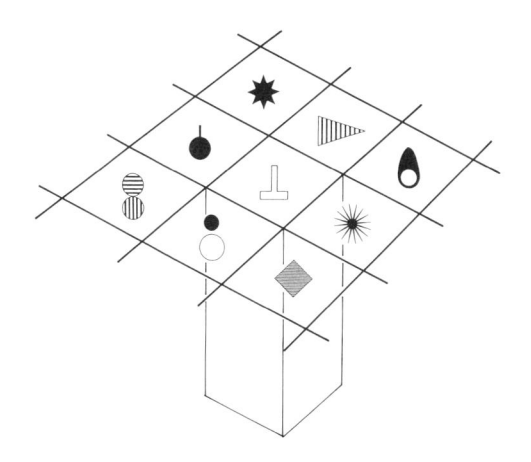

図III.1.9　TE野微小空間構造の模式図(Tanaka, 1996)

極線状の配置の縞模様により強く反応することを見いだした．筆者らが TEO 野とV4野に見いだした特異刺激はいろいろな配置の縞模様，とりわけ同心円状の縞模様を含んではいるが，それだけでなくずっと多様である．

　TEO野とV4野のこのような細胞をTE野の細胞と比較するために，筆者らは単純刺激のセットをつくって，個々の細胞について決めた特異刺激に対する反応とセット内の単純刺激に対する反応を比較する実験を行った(Kobatake and Tanaka, 1994)．単純刺激のセットは，45度間隔の4種類の傾きと2種類の大きさ(0.5×10度と0.5×2度)の棒刺激と，4種類の色(赤，緑，黄，青)と2種類の大きさの色刺激からなる．棒刺激と色刺激はともに背景より明るい刺激と暗い刺激を用意し，全体で32個の刺激からセットは構成される．この刺激セットは，刺激の傾きまたは色，および大きさにだけ選択性をもつV2野とV4野の細胞のどれをとってきても，それぞれの最大とはいかないまでもその半分程度の反応をひき起こすのに十分に多様な刺激を含んでいる．図III.1.10の左半分に示される細胞のように，TE野の細胞の多くはセットの中の単純刺激のどれにもまったく反応しないか，反応があっても個々の細胞についてそれぞれ決めた複雑な特異刺激に対する反応に比べてはるかに小さかった．これに対し，TEO野とV4野の細胞の単純刺激に対する反応性はさまざまであった．いくつかの細胞はTE野細胞と同じように単純刺激にまったく反応せず，他のいくつかの細胞は単純刺激のどれかに最大の反応をした．そして残りの細胞は，複雑な特異刺激に対する最大反応に加えて単純刺激のどれかにも中程度の大きさの反応をした．図III.1.10の右半分に示される細胞は最後のグループの例である．

　図III.1.11はTE野，TEO野，V4野，V2野での3グループの細胞の比率を示したものである．個々の細胞について単純刺激の中での最大反応の大きさをその細胞の複雑図形を含めた中での最大反応で割った比を求め，0.25と0.75で境を引いて，0.25以下を"mature elaborate"，0.25から0.75までを"immature elaborate"，0.75以上を"primary"と名づけて表示している．0.25と0.75という境は便宜的なものであるが，V2野からTE野までの各領野を比較する目的には差し支えない．

　このようにTEO野とV4野にはいろいろな段階の選択性をもった細胞が入り交じって存在する．このいろいろな選択性の混在をもって，複雑な刺激特徴に対する選択性がこれらの領野の局所神経回路でつくられていることの証拠と

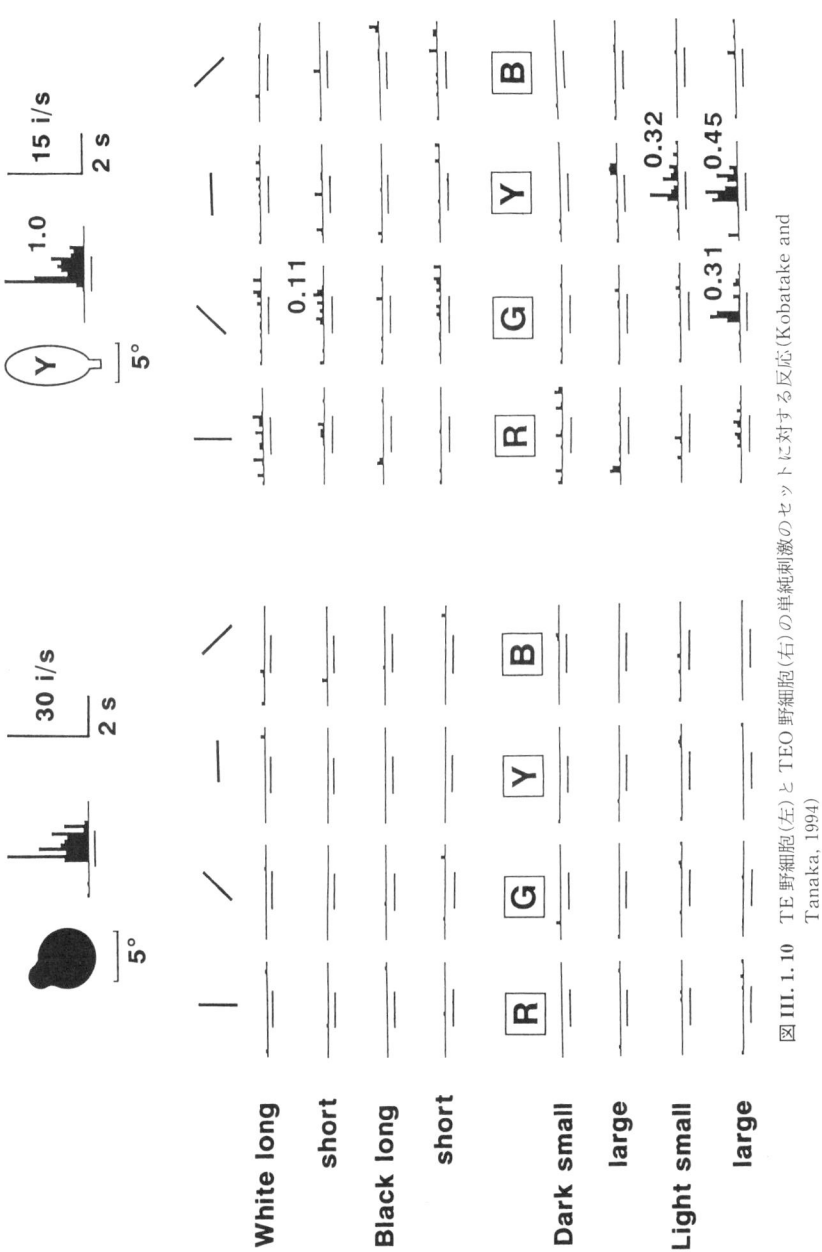

1 視覚認知の高次情報処理　　　　　　　　　　157

図 III.1.10　TE 野細胞(左)と TEO 野細胞(右)の単純刺激のセットに対する反応(Kobatake and Tanaka, 1994)
それぞれの細胞について決めた特異刺激を一番上に示す．

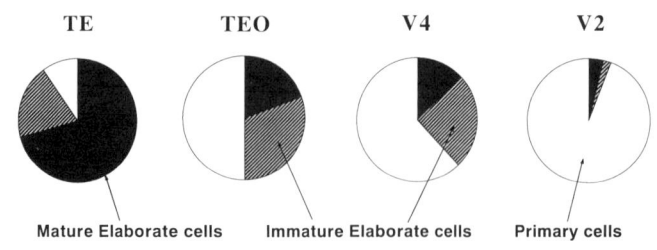

図 III. 1. 11 異なった選択性の程度をもった細胞の各領野での割合(Kobatake and Tanaka, 1994) 単純刺激に対する最大の反応を複雑図形を含めた刺激全体の中での最大の反応で割った比を用いて, 0.25以下を mature elaborate cell, 0.75以上を primary cell, その間を immature elaborate cell とした.

考えることができる. 単純な刺激特徴を統合して複雑な特徴を構成する局所神経回路からランダムに細胞を選んで記録すれば, 記録された細胞の集団にはいろいろな完成度の選択性をもった細胞が含まれるはずである. 回路の入力端に近い細胞は単純な図形特徴で最大反応させることができるだろう. 出力端に近い細胞は統合された複雑な図形特徴にだけ反応するだろうし, 入力から出力への中間に位置する細胞は中間的な反応の仕方をするだろう. この条件によくあてはまるのは TEO 野と V 4 野である. TE 野ではじめにみつかった中程度に複雑な刺激特徴に選択的な反応は, 主に TEO 野および V 4 野の局所神経回路でつくられているのではなかろうか.

筆者ら自身の実験では, V 2 野の細胞が輪郭の傾き, 色, 大きさ以上の特徴に対して選択的な反応をしているたしかな証拠は得られなかった. しかし, 2 割程度以下の微妙な反応の違いに注目すれば, 複雑な図形特徴のコーディングは V 2 野以前の神経回路においてかなり広範に進んでいる可能性がある. V 1 野においてすでに, 細胞ごとに異なる複雑な刺激に, 最適な単純刺激よりやや強い反応をする細胞の存在が示唆されている(Lehky et al., 1992). 複雑な図形特徴に対する選択性は V 1 野, V 2 野などの下位の神経回路を通じてだんだんに成長して, V 4 野で顕在化している可能性がある.

TEO 野から TE 野への順行性結合の微細構造は, (中程度に)複雑な図形特徴に対して選択的な反応が TEO 野までの神経回路ですでにつくられているとの推定と符合する. 筆者ら(Saleem et al., 1993)は PHA-L を TEO 野の一点に注入し, 標識された軸索端末の TE 野内での分布を調べた. PHA-L は神経細胞の細胞体で吸収され, 軸索を通って順行性に運ばれ軸索端末を標識する. PHA-L の注入部位は TEO 野の中で中心視付近に受容野をもつ細胞が集まる

部分であり，注入した PHA-L の皮質表面方向での広がりは 330μm から 600μm であった．標識軸索端末は TE 野の中で 3 ないし 5 個の限局した部位に限って分布した(図 III.1.12)．それぞれの投射部位で，標識軸索端末は 1 層から 6 層まで広がったコラム状の細長い領域に広がって分布した．皮質表面方向での広がりは 200 ないし 380μm で，単一細胞活動記録で決めた TE 野コラムの広がりよりは多少狭かった．すでに紹介したように，TE 野の細胞の受容野は大きくてそのほとんどが中心視を含む．TE 野には視野再現の構造(領野内の部位ごとに受容野の位置が異なり，全体として視野を再現する構造)はない．したがって TEO 野から TE 野への結合の特異性が受容野の位置で決まっていることはありえない．そうではなくて，投射もとの TEO 野の部位と投射先の TE 野の部位が同じ刺激選択性をもっている，すなわち結合は刺激選択性の対応で決まっていると考えられる．TEO 野の一つの部位からの出力は特定の(中程度に)複雑な刺激特徴の情報を担い，そのために，TE 野の少数の限局した部位へ送られる．

コラム状に広がった領域に軸索末端が分布する軸索の終止様式は，腹側視覚路の TEO 野より前のステップでの順行性結合での軸索の終止様式と異なる．

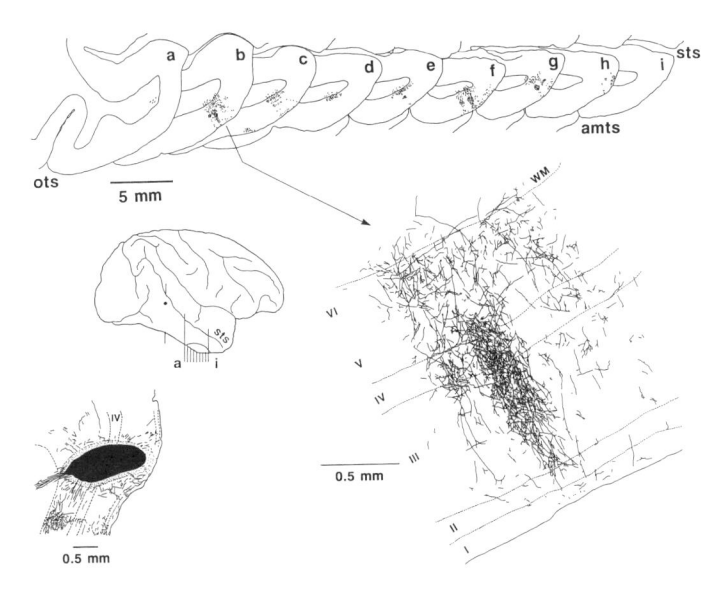

図 III.1.12 PHA-L を TEO 野の 1 か所の局所部位に注入したときの TE 野における軸索末端の分布(Saleem *et al.*, 1993)

V1野からV2野，V2野からV4野，V4野からTEO野への結合では軸索は4層と中心とした中間層にほぼ限局して終止する．

TEO野からの線維の軸索末端が全体としてコラム状の領域を構成するからといって，個々の線維がコラム状の領域に広がっているとは限らない．連続切片から再構成した単一線維の形は複数のグループに分かれた．いくつかの軸索は4層と3層の深部に限局して終止したが(図III.1.13右)，他のいくつかの軸索は主に1層と2層に終止した(図III.1.13左)．一つの軸索で表層と中間層の両方を含めて終止したものもあった．TEO野の一つの部位は，一つの図形特徴に関する複数の異なる質の情報をTE野のコラムに伝え，異なった質の情報はTE野コラムの局所神経回路の中で互いに関係しあっている可能性がある．

以上にみてきたように，TE野では新しく二つの性質が表れる．一つは独特のコラム構造，すなわちおおむね重複した，しかし互いに微妙に異なる選択性をもった細胞がコラム状の局所領域に固まって存在する構造である．もう一つは刺激の位置変化に対する不変性である．TE野の細胞の受容野は中心視を含んで広く，そのどこでも反応の刺激に対する選択性は一定である．TEO野とV4野のいくつかの細胞はTE野細胞と同じくらい複雑な特異刺激をもつが，しかしTEO野とV4野の細胞の受容野はTE野細胞の受容野よりはずっと小さく，TEO野とV4野には視野再現の構造がある(Boussaoud et al., 1991; Kobatake and Tanaka, 1994)．したがって，位置変化に対する不変性を兼ね備えた複雑な図形特徴に対する選択的反応は2段階を経てつくられる．まず特定の視野部位で選択性が構成され，次に視野の異なった部位で同じ刺激に反応する細胞からの入力が集まって位置変化に対する不変性がつくられる．第一の過程はTEO野までの神経回路で起こり，第二の過程はTEO野からTE野への結合あるいはTE野内の神経回路で起こる．

1.6. TE野コラム構造の光計測法による画像化

TE野におけるコラム構造の空間的性質をさらに調べるために，筆者らは光計測法を導入した(Wang et al., 1996)．電位感受性色素を用いる方法と異なり，筆者らの実験ではヘモグロビンの還元に起因すると考えられている内因性信号を測定した．この方法では，皮質表面を露出して605 nmの波長の赤色光で照らし，その反射像を測定する．活動の高進した神経組織はまわりの毛細血

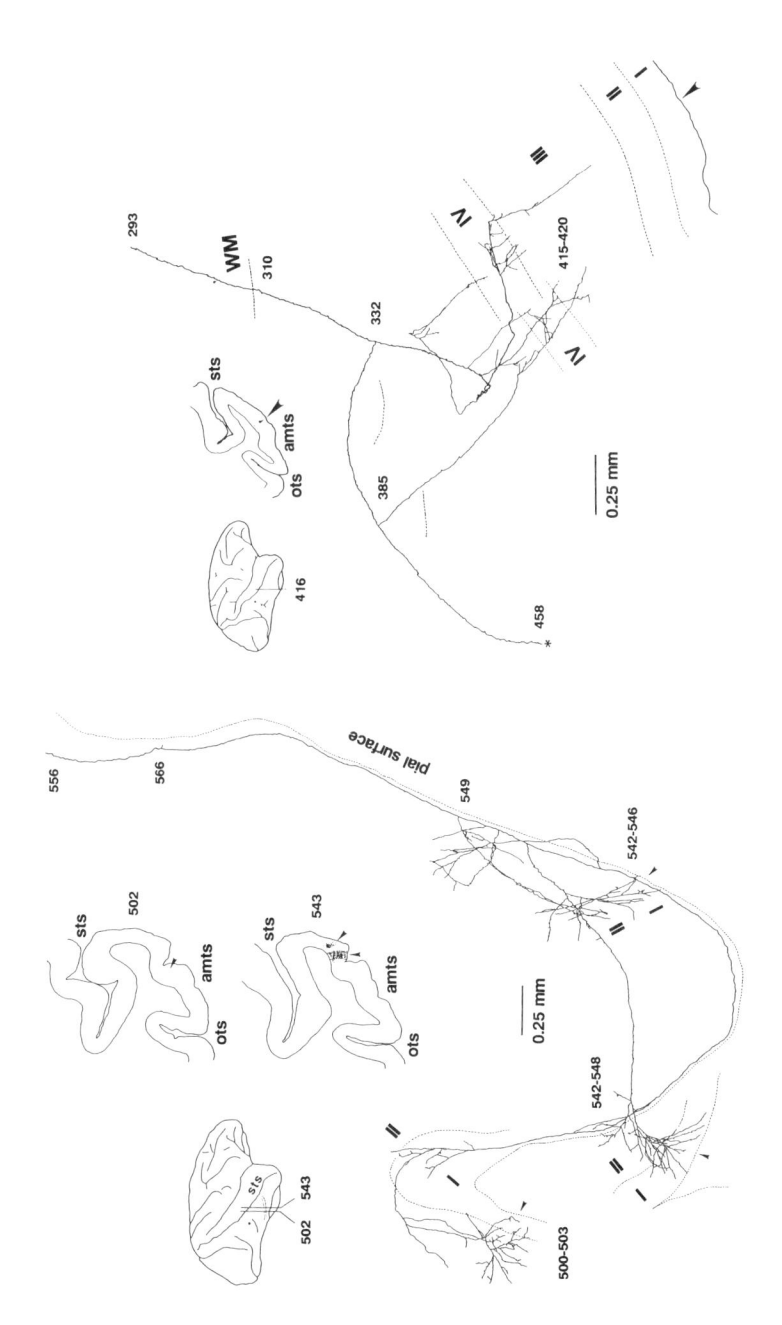

1 視覚認知の高次情報処理　　　*161*

図 III.1.13　TEO 野から TE 野へ投射する二つの軸索 (Saleem *et al.*, 1993)
左の軸索の軸索終末は 1 層と 2 層に分布したが，右の軸索の軸索終末は 4 層付近に分布した．

管のヘモグロビンから酸素を奪い，毛細血管中の還元ヘモグロビンの割合が増加する．605nm付近の波長では還元ヘモグロビンによる光の吸収は酸化ヘモグロビンによる吸収よりずっと多い．そこで，神経活動の高進した皮質領域はそうでないまわりの領域より暗くなる(Frostig *et al.*, 1990)．

　光計測のために露出するTE野の部位の活動に有効な刺激を知り，また神経細胞活動と光学的変化の関係をTE野について確立するために，微小電極による単一細胞活動の記録を光計測に組み合わせた．組み合わせるといっても同一の実験で単一細胞活動記録と光計測の両方を行ったわけではない．光計測に先立って単一細胞活動記録専門の実験を数回行い，数個の部位で細胞の特異刺激を決定した．そして光計測ではこれらの特異刺激がそれを決めた皮質部位にひき起こす光学的変化に注目した．

　図III.1.14の例では，＋マークの位置で記録した細胞の特異刺激特徴は白い部分と黒い部分から成る細長い複合図形であった．白い棒だけ，または黒い棒だけでは反応はほとんど生じなかった(左半分のヒストグラム)．図の右半分は，サルがそれぞれの刺激を見ているときのTE野の1mm×1.5mmの領域からの光計測イメージを表す．白と黒の複合図形は＋マークの位置を含む領域に暗スポットをひき起こしたが，白だけあるいは黒だけでは周辺と同じレベルで，統計的に有意な変化はみられなかった．単一細胞活動記録の実験では，特定の1個の細胞について白と黒の複合図形が最適刺激であることを決めただけであった．しかし，観察可能なヘモグロビンの還元化をひき起こすためにはその領域のかなり大きな割合の細胞が活動しなければならないから，この結果は同一の複合図形に反応する細胞が暗スポットの領域に集まっていたことを示している．暗スポットを活動スポットと呼びかえる．異なった特異刺激は異なったTE野の部位に活動スポットをひき起こした．一つの刺激がひき起こす活動スポットの数は一つとは限らなかったが，活動スポットの一つは必ずその特異刺激を決めた細胞の記録位置を含んだ．

　一つの実験では，同一の電極刺入路で記録された3個の細胞について決めた3個の特異刺激を刺激のセットに含め，ひき起こされる光学的変化の比較を行った．3個の刺激のうち2個は同じ色でしかし異なった明るさの部分から成る図形であり，他の1個は明るい青から暗い青への明るさの勾配を含んだ刺激であった．3個の刺激はいずれも細胞の記録位置付近に活動スポットをひき起こした．3個のスポットはいずれも細胞の記録位置を覆ったが，スポットの重複

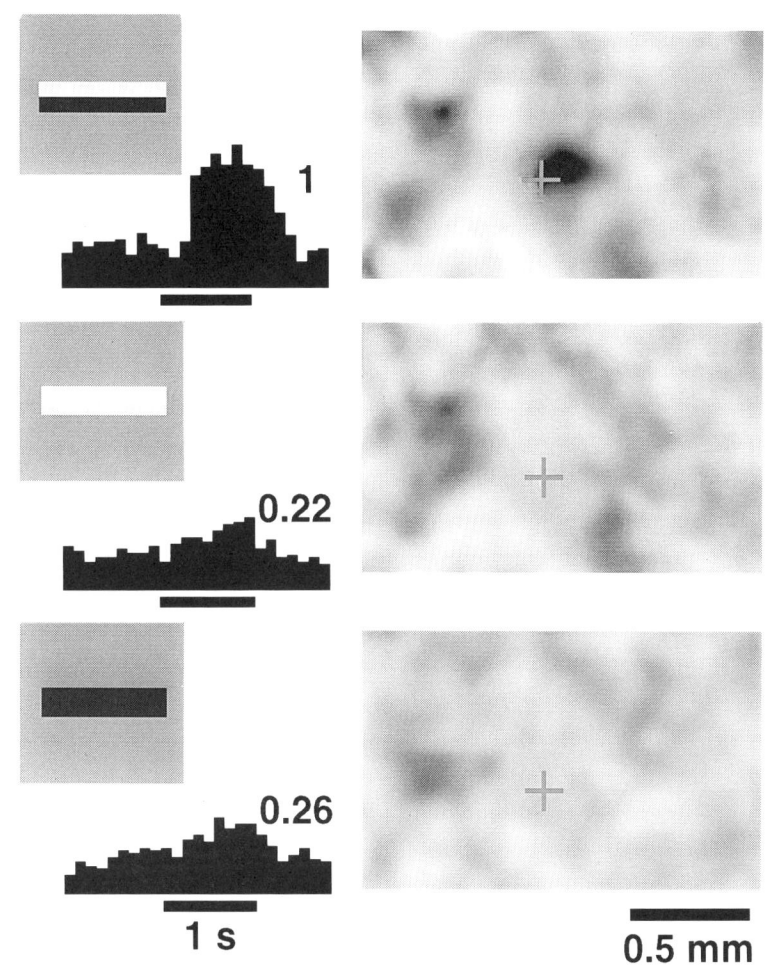

1 視覚認知の高次情報処理   *163*

図 III. 1. 14 白と黒の複合図形に特異的な細胞群の活動の光計測法によるイメージング
(Wang *et al.*, 1996)

は完全ではなかった．個々のスポットの直径は約 500μm で，3 個のスポットが覆った領域全体の長径は 1.1 mm であった．3 個の刺激は厚みをもった物体を斜めから照明したときに現れる特徴とみなすことができ，この意味で関連した刺激である．

　部分的に重複した活動スポットは異なった向きの顔のセットでも得られた．一つの電極刺入路では記録された 5 個の細胞がいずれも顔に選択的に反応した．一つの細胞については顔を目と鼻の組合せに単純化することができたが，

他の4個の細胞は有効刺激を顔そのものから単純化することができなかった。5個の細胞のうち3個は正面向きの顔に最大反応し，残りの2個は横向きの顔に最大反応した．そこで，正面向きの顔，左右の横顔と，左右の斜め前向きの顔を光計測実験の刺激セットに含めた．光計測実験では5個の顔刺激がいずれも電極刺入路付近に活動スポットをひき起こした(図III. 1. 15)．スポットは互いに部分的に重複し合い，スポットの中心はあたかも顔の回転につれてスポットが皮質上で1方向に動くようにずれていた．個々のスポットの直径は300ないし400μmで，5個のスポットが覆う全体の領域の長径は800μmであった．

　これらの結果は，異なってはいるが関連した図形特徴を表現する数個のコラムがお互いに重複して，全体として一段大きい単位を構成していることを示唆する．異なった向きの顔を使った実験の結果はさらに，この一段大きい単位の中での図形特徴の表示が一定の規則に従っていることを示唆する．規則とは，複雑な図形特徴の空間の連続的なマップである．このマップがTE野の広い領域を覆うほどに連続して広がっているのか，それとも1mm程度の直径の単位に不連続に分断されているのかは現在のところ不明である．TE野が表出しなければならない特徴空間の次元がきわめて大きいことを考えれば，後者の可能性が高い．光計測法によって得られたコラム配列に関する知見を取り入れて修正したTE野の空間構造の模式図を図III. 1. 16に示す．

1.7. TE野コラムの機能

　コラム構造の存在は，図形特徴が一つの細胞の活動で表現されるのではなく，コラム内に分布するたくさんの細胞の活動に広がって表現されることを示唆する．コラム内のたくさんの細胞は重複するが少しずつ異なる選択性をもっており，このような細胞群による図形特徴の表出は視覚的物体認識における二つの一見相矛盾する要求を満たしうる．一つは入力像の変化に対する不変性であり，他の一つは表現の精密さである．物体の網膜上への投影像が照明条件，物体の向き，物体自身の姿勢の変化によって変化しても，TE野からの出力の構造はおおむね変化しないでほしい．コラムの中に少しずつ異なる選択性をもった細胞が存在することは，入力像の多少の変化をコラムを単位とした出力の構造に反映させない緩衝装置の働きをしている可能性がある．

　重複するが少しずつ異なる選択性をもったたくさんの細胞による情報の表現は個々の細胞による表現の単純和より精密である可能性がある．似た議論が超

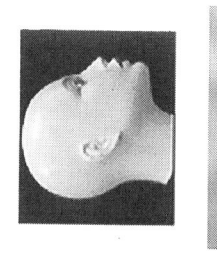

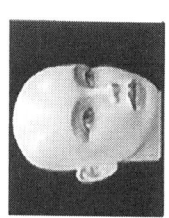

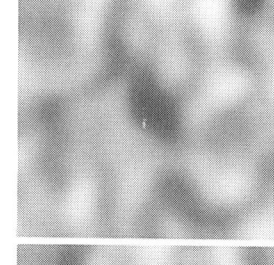

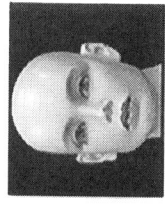

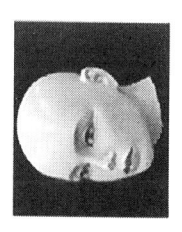

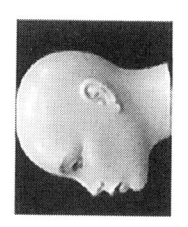

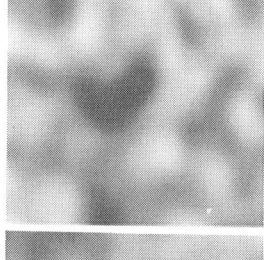

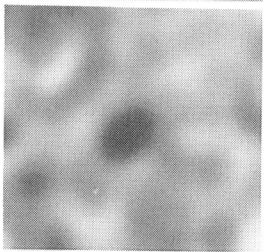

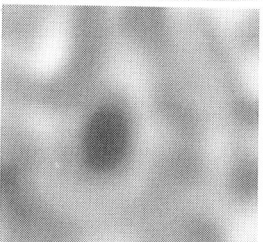

1 視覚認知の高次情報処理 165

図 III.1.15 顔の回転に伴う活動スポットの系統的な移動(Wang et al., 1996)

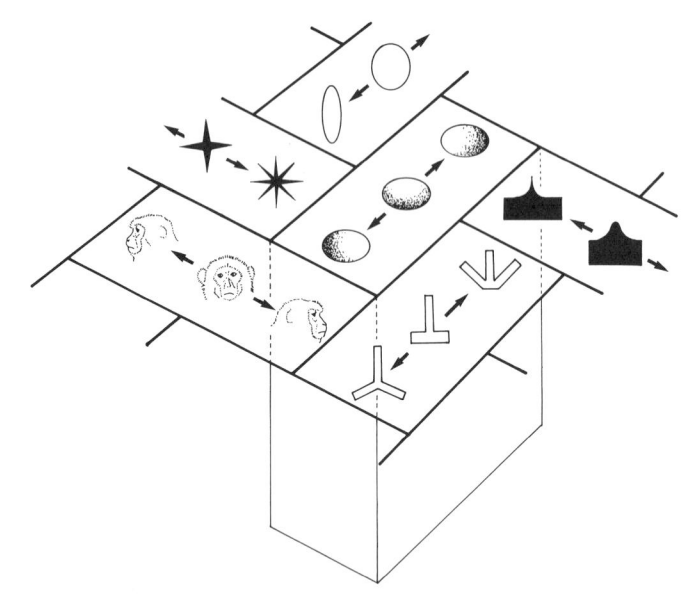

図 III.1.16　TE野微小空間構造の模式図：修正版(Tanaka, 1996)

精緻知覚(hyperacuity)について行われている(Erickson, 1968；Snippe and Koenderink, 1992)．網膜における受容細胞の受容野は系統的に移動するが，近隣の受容細胞の間では受容野は大幅に重複する．隣合った細胞の活動の差を検出することによって，受容細胞の受容野より小さい精密さでの知覚を生み出すことができる．網膜空間上で超精緻知覚を生み出したのと同じ原理が特徴空間で精密な図形特徴の知覚を生み出しうる．図形特徴の微妙な変化は，たとえ個々の細胞の活動を大きく変えることがなくても，重複するが少しずつ異なる選択性をもった細胞集団の中での活動の差をとることによってコードすることができる．

　TE野のコラム構造の機能は入力像の識別に限定されないだろう．光計測の実験結果は，皮質表面に沿った方向で1 mm ほどの大きさの単位領域の中に図形特徴の連続的なマップが存在することを示唆した．この連続的なマップには二重の機能的意味が考えられる．第一はマップされた特徴軸に沿って均等に分布する細胞群をつくる手段としての機能である(Malach, 1994)．ある特徴軸に沿った多様性をもれなくつくることは必要であり，またそれほど簡単なことではないだろう．第二の機能はマップに沿って変化する特徴を使った計算を行う

演算の道具としての機能である．演算の内容としては物体像の異なった観察角度での投影像の計算，異なった照明条件での像の計算，異なった姿勢での像の計算などが考えられる．

　ラットの運動野のスライスを用いた一連の実験で，軸索側枝による錐体細胞間の結合に2種類あることが示唆された(Thomson and Deuchars, 1994)．50ないし100μmの幅をもった狭いコラム状の領域の中の錐体細胞は基底樹状突起あるいは尖塔樹状突起の起始部へのシナプスで強く結ばれている．これらのシナプス結合は立ち上がりの鋭いEPSPをひき起こし，このEPSPによって小コラムの中の錐体細胞は同期して発火する傾向がある．錐体細胞に同期した発火をひき起こすもう一つの解剖学的構造は，錐体細胞の尖塔樹状突起がつくる束である．50μ程度の幅の小コラム内の錐体細胞の尖塔樹状突起は集まって束をつくり，入力線維はこの束の中の突起に無差別にシナプスをつくっている(Peters and Yilmaz, 1993)．これらの小コラムはMountcastle(1978)によってミニコラムと呼ばれた構造の大きさにおおむね対応する．ミニコラム内の錐体細胞間の強い結合に比して，これをこえる大きな皮質表面方向の隔たりをもった錐体細胞どうしは尖塔樹状突起の先端部へのシナプスで結合する．このシナプスによるEPSPは小さく，立ち上がりがゆっくりしているが，その代わり持続時間が長い．このシナプスはNMDAタイプのグルタメート受容器をもつ．

　上の段落の内容を集めてTE野内の微細構造についての一つのスキーマを描くことができる．ミニコラム内の錐体細胞は共通の入力を受け互いに興奮を及ぼし合うことによって機能的な単位を構成し，そして近隣のミニコラムは弱いしかし持続時間の長い興奮を及ぼし合うことで影響し合う．一つのミニコラムが網膜からの入力で興奮させられると，閾値下の興奮がまわりのミニコラムに伝わり閾下の興奮の空間パターンが構成される．閾下の興奮パターンの中でどの部分が閾上に表れるかは，TE野の他の離れた部位での興奮またはTE野以外の他の脳の部位での興奮との相互作用の中で変化していく．このメカニズムが視覚系が物体の視覚的認識の柔軟性を実現するために行わなければならない多様な演算を実行するのに使われているかもしれない．　　〔田中　啓治〕

文　献

Albright, T.D., R. Desimone and C.G. Gross : Columnar organization of directionally

selective cells in visual area MT of the macaque. *J. Neurophysiol.*, **51** : 16-31, 1984.
Albright, T.D. and C.G. Gross : Do inferior temporal cortex neurons encode shape by acting as Fourier Descriptor filters? Proc. Int. Conf. Fuzzy Logic & Neural Networks, pp. 375-378, Izuka, Japan, 1990.
Boussaoud, D., R. Desimone and L.G. Ungerleider : Visual topography of area TEO in the macaque. *J. Comp. Neurol.*, **306** : 554-575, 1991.
Desimone, R., T.D. Albright, C.G. Gross and C. Bruce : Stimulus-selective properties of inferior temporal neurons in the macaque. *J. Neurosci.*, **4** : 2051-2062, 1984.
Erickson, R.P. : Stimulus coding in topographic and nontopographic afferent modalities: on the significance of the activity of individual neurons. *Psychol. Rev.*, **75** : 447-465, 1968.
Frostig, R.D., D.E. Lieke, D.Y. Ts'o and A. Grinvald : Cortical functional architecture and local coupling between neuronal activity and the microstimulation revealed by in vivo high-resolution optical imaging of intrinsic signals. *Proc. Natl. Acad. Sci. USA*, **87** : 6082-6086 ,1990.
Fujita, I., K. Tanaka, M. Ito and K. Cheng : Columns for visual features of objects in monkey inferotemporal cortex. *Nature*, **360** : 343-346, 1992.
Gallant, J.L., J. Braun and D.C. Van Essen : Selectivity for polar, hyperbolic, and cartesian gratings in Macaque visual cortex. *Science*, **259** : 100-103, 1993.
Gross, C.G., D.B. Bender and C.E. Rocha-Miranda : Visual receptive fields of neurons in inferotemporal cortex of the monkey. *Science*, **166** : 1303-1306, 1969.
Gross, C.G., C.E. Rocha-Miranda and Bender D.B.: Visual properties of neurons in inferotemporal cortex of the macaque. *J. Neurophysiol.*, **35** : 96-111, 1972.
Hubel, D.H. and T.N. Wiesel : Receptive fields, binocular interaction and functional architecture in the cat's visual cortex. *J. Physiol.*, **160** : 106-154, 1962.
Ito, M., I. Fujita, H. Tamura and K. Tanaka : Processing of contrast polarity of visual images in inferotemporal cortex of the macaque monkey. *Cereb. Cortex*, **5** : 499-508, 1994.
Ito, M., H. Tamura, I. Fujita and K. Tanaka : Size and position invariance of neuronal responses in monkey inferotemporal cortex. *J. Neurophysiol.*, **73** : 218-226, 1995.
Kobatake, E. and K. Tanaka: Neuronal selectivities to complex object-features in the ventral visual pathway of the macaque cerebral cortex. *J. Neurophysiol.*, **71** : 856-867, 1994.
Lehky, S.R., Sejnowski T.J. and R. Desimone : Predicting responses of nonlinear neurons in monkey striate cortex. *J. Neuroscience*, **12** : 3568-3581, 1992.
Malach, R. : Cortical columns as devices for maximizing neuronal diversity. *Trends Neurosci.*, **17** : 101-104, 1994.
Mountcastle, V.B.: Modality and topographic properties of single neurons of cat"s somatic sensory cortex. *J. Neurophysiol.*, **20** : 408-434, 1957.
Mountcastle, V.B. : An organizing principle for cerebral function: the unit module and the distributed system. The Mindful Brain (Edelman, G.M. and V.B. Mountcastle eds.), pp. 7-50, MIT Press, Cambridge, 1978.
Peters, A. and E. Yilmaz : Neuronal organization in area 17 of cat visual cortex. *Cereb. Cortex*, **3** : 49-68, 1993.
Saleem, K.S., K. Tanaka and K.S. Rockland : Specific and columnar projection from area TEO to TE in the macaque inferotemporal cortex. *Cereb. Cortex*, **3** : 454-464, 1993.
Saleem, K.S. and K. Tanaka : Divergent projections from the anterior inferotemporal

area TE to the perirhinal and entorhinal cortices in the macaque monkey. *J. Neurosci.*, **16** : 4757-4775, 1996.

Schwartz, E.I., R. Desimone, T.D. Albright and C.G. Gross : Shape recognition and inferior temporal neurons. *Proc. Natl. Acad. Sci. USA*, **80** : 5776-5778, 1983.

Snippe, H.P. and J.J. Koenderink : Discrimination thresholds for channel-coded systems. *Biol. Cybern.*, **66** : 543-551, 1992.

Tanaka, K.: Inferotemporal cortex and object vision. *Ann. Rev. Neurosci.*, **19** : 109-139, 1996.

Tanaka, K., H. Saito, Y. Fukada and M. Moriya : Coding visual images of objects in the inferotemporal cortex of the macaque monkey. *J. Neurophysiol.*, **66** : 170-189, 1991.

Wang, G., K. Tanaka and M. Tanifuji : Optical imaging of functional organization in the monkey inferotemporal cortex. *Science*, **272** : 1665-1668, 1996.

Zeki, S.: Functional organization of a visual area in the posterior bank of the superior temporal sulcus of the rhesus monkey. *J. Neurophysiol.*, **236** : 549-573, 1974.

Zeki, S. : The representation of colours in the cerebral cortex. *Nature*, **284** : 412-418, 1980.

2

知覚と記憶のインターフェース
―側頭葉先端部における情報処理―

2.1. 背　　　景

　視知覚の初期過程は，外界の情報をいくつもの特徴に分解し，それぞれのニューロンは空間的にも，視覚的特徴の次元でも，視覚的全体像からはほど遠いほんの一部の情報を扱っているにすぎない．次第に高次の視覚野へと情報処理が進むにつれて，個々のニューロンの空間的な守備範囲は広がる一方で，より特殊な特徴を扱うようになる．たとえば，頭頂連合野のMST野でみられる回転運動に反応するニューロンや，第四次視覚野，側頭連合野後部のTEO野でみられる特殊な形に選択的に反応するニューロンは，そのような例の一つとみることができる．この場合，空間的には統合の過程を含みつつ，情報の質の面では分析がより進んだとみることができる．一方，外界の「ある物体」を認知するためには，最終的には分解，分析された情報の統合の過程が必要である．分解された情報の痕跡をニューロン・レベルでみることは比較的簡単にできるが，統合の過程，分解された情報から外の世界を再現する過程，逆変換の過程を調べることは簡単ではない．本章では，逆変換の結果が脳内でどのように表現されているかを，単一ニューロン活動のデータを手がかりに考えてみることにする．
　さて，知覚や記憶の過程を生体の外から観察すると，両者を別々の過程として，さらに知覚は，感覚，知覚，認知の過程に，記憶は，記銘，保持，再生の過程に分けて考えるとわかりやすい（前田，1966）．しかし，このように生体の外側から眺めたときの機能単位が，脳の中でそのまま機能単位として存在するとは限らない．本章では，筆者らの研究室で行った側頭連合野の研究データを紹介しつつこの問題の考察も試みる．

側頭葉の先端部分は側頭極(temporal pole，POLE，図 III.2.13)と呼ばれる．この名称はもともと脳を肉眼的に見たときに側頭葉の先端部にあるという位置関係からつけられたものである．一方，光学顕微鏡による細胞構築学的分類は研究者によって異なり TG 野，TE 野，TF 野，35 野，36 野などの境界をどこに引くかも意見の相違がある．側頭極を独立の領野とは認めず 36 野や TE 野の一部とする場合と(Suzuki and Amaral, 1994)，TG 野として周囲の領野(36 野，TE 野)から区別する場合がある(Amaral and Price, 1984 ; Meunier et al., 1993)．形態が違えば機能が違うであろうという一般論に従えば，細胞構築学的に異なることは機能的な相違の可能性を示している．しかし，細胞構築学的分類の問題は，光学顕微鏡でみた形態的な相違やその相違の境界が必ずしも客観的に明瞭でないことによる．もちろん，染色法の選択(たとえば髄鞘染色やチトクロームオキシダーゼ，アセチルコリンの染色など)によって，あるいは，線維連絡の相違をみることによって分類の基準の客観性を増すことはできるが，それも完全ではない．もう一つの可能性は機能的な分類であるが，それぞれの領野を特徴づける機能がわからないと機能的分類も困難である．後頭葉の視覚野の場合には，網膜上の位置に対応した規則正しいマップが存在し，ひとつひとつのマップごとに視覚野を同定することができたが，側頭連合野や頭頂連合野では，それぞれのニューロンの受容野は広く，網膜上の位置に対応したマップもはっきりしないので，後頭葉の視覚野で成功した方法は通用しない．そこで，ここではマクロの形態からみた側頭葉の先端部分をとりあえず，側頭極およびその周辺としてまとめて扱うことにする．

側頭葉先端部は，筆者らが記録を開始する 1991 年頃までは，多種感覚野として考えられ，扁桃核(amygdala，AMY)や前頭眼窩皮質(orbitofrontal cortex，OFC)との線維連絡やヒトの PET のデータなどから情動と関連の深い場所とする見方が一般的であった．しかし，その一方で，側頭葉先端部は形態視の識別と記憶に関連することで知られる TE 野に隣接し，TE 野からの線維連絡も密であることが知られていた．また，側頭葉先端部の付近でも視覚刺激に反応するニューロン活動が記録されたという報告があった(Desimone and Gross, 1979)．

2.2. 遅延非見本合わせ課題

1975 年，下部側頭連合野の破壊効果を調べるための新しい学習課題(遅延非

見本合わせ課題)が提案された(Mishkin and Delacour, 1975)．この課題では，見本刺激(通常は三次元の物体)の呈示ののち，記憶時間を経て複数の標本刺激を呈示する．このとき，見本刺激と異なる刺激(あるいは以前に見たことのない物体)を選ぶと正解である．サルはもともと新しいものを好む傾向にあるので比較的簡単に学習する．この課題はそののち下部側頭連合野，扁桃核，海馬などの機能を調べるために広く使われるようになった．

筆者は，この課題をニューロン活動解析に都合のよいように変更した(Mikami, 1987；1988)．まず，8頭のアカゲザルを変更した遅延非見本合わせ課題(記憶時間をもつ継時視覚弁別課題)で訓練した．学習課題の時間経過を図III.2.1に示す．この課題では，サルがレバーを押すと，1.0〜3.5秒の待ち時間ののちにテレビ画面に0.5〜1.0秒間，写真や図形(見本刺激)が現れる．見本刺激が画面から消えたのち1.0〜5.0秒間，テレビ画面は暗くなる(記憶期)．記憶期ののち，再びテレビ画面に写真や図形が現れる．このとき，画面に表示された写真や図形が最初に表示された見本刺激と同じであれば，サルはレバーを押し続けなければならない．この場合は，再び画面は暗くなり，次の写真や図形が表示されるまで，1.0〜5.0秒間レバーを押したまま待たなければならない．記憶期に続き，見本刺激とは異なった写真や図形(反応刺激)が現れたときは，サルは一定時間内にレバーを離し，報酬をもらう．見本刺激の呈示回数は1回から4回，したがって，2回目から5回目までのいずれかで反応刺激が現れる．何回目に反応刺激が現れるかは試行ごとに乱数によって決められているのでサルは知らない．見本刺激および反応刺激としては，ビデオディスクに記録した約1000枚の写真(サルの顔や全身像，景色，ヒトの前向きの顔や横向きの顔，サルが日常目にする果物や注射器など)，あるいは，コンピュータディスプレーに表示した幾何学図形を用いた．

訓練終了後，電極刺入のための装置を装着し，ガラス被覆のエルジロイ電極またはカシュー被覆のタングステン電極を用いてニューロン活動を細胞外記録した．記録部位の同定は，記録中にX線写真で行うとともに，実験終了後，組織学的に行った．

この学習課題を用いることによって筆者が目指したのは，側頭葉のニューロン活動の三つの主要な特徴(刺激選択性，同一の物理条件における注意などの行動条件の効果，短期記憶への関与)を同時に調べること，および，側頭葉および前頭葉のいくつかの領域で同じ学習課題を用いて調べることであった．

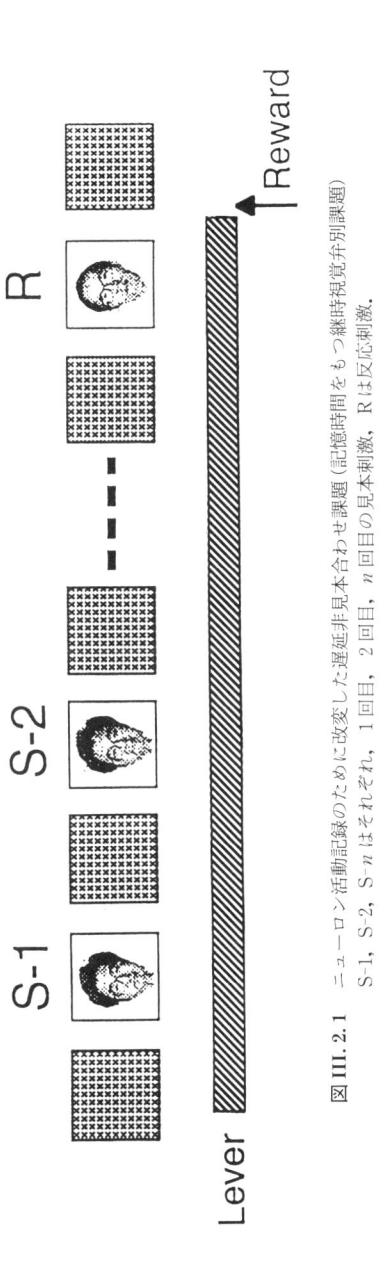

2 知覚と記憶のインターフェース　　173

図 III. 2.1 ニューロン活動記録のために改変した遅延非見本合わせ課題(記憶時間をもつ継時視覚弁別課題)．S-1, S-2, S-n はそれぞれ，1回目，2回目，n 回目の見本刺激，R は反応刺激．

これまでに，この学習課題遂行中のサルの側頭葉先端部のほか，上側頭溝，扁桃核，前頭眼窩回からニューロン活動を記録した．ここでは，側頭葉先端部における視覚認知と記憶に関連した活動を中心に紹介するとともに，他の領域との相違から側頭葉先端部の視覚弁別と記憶における役割を検討したい．

2.3. 認知過程に関連したニューロン活動

筆者らは上記の学習課題を教えた3頭のアカゲザルの側頭葉先端部(36野，および，35野，TP野，TE野，TF野，ER野の一部)から426個のニューロン活動を記録した(Nakamura et al., 1994)．その結果，まず，上側頭溝の延長線よりも上の部分には視覚刺激に反応するニューロンは存在せず，上側頭溝の延長線よりも下の部分では，ほとんどのニューロンが視覚刺激に反応することが判明した．視覚刺激に反応するニューロンの多くがこの領域よりも後方の下部側頭連合野と同様，特定の視覚刺激にのみ反応する高い選択性を示した．図III.2.2はそうしたニューロン活動の例である．このニューロンは，テストした40枚の写真のうち8枚の写真に対して，自発活動と比較して統計的に有意な活動上昇を示した．一番大きな活動を示した写真は，図III.2.7の3番目の写真(研究所のスタッフの一人MHの顔)であったが，有意な反応を示した8枚の写真の中には，ヒトの顔だけでなく，サルの写真や，食べ物や実験器具の写真が含まれていた．MHの顔に対するこのニューロンの反応はずばぬけて大きく，2番目に大きな反応をひき起こした写真に対する活動レベルの約2倍であった．統計的にもこのニューロンはMHの写真を他のすべての写真と識別可能であった．

次に，単一のニューロンのレベルでどの程度の刺激を識別できるかを以下の二つの指標を用いて調べた．その一つは，刺激なしの状態(写真呈示前の活動レベル；自発活動)と比較して統計的に有意な活動変化を示した刺激がどのくらいあるかをみた指標(選択性指数1)である．この指数は次の式で計算した．

$$\text{選択性指数1} = 1 - \frac{[\text{自発活動に比べて統計的に優位な反応変化をひき起こした刺激数}]}{[\text{テストした刺激数}]}$$

選択性指数1は，図III.2.2の細胞では0.80(1−8/40)であった．

次に，それぞれの細胞が最大応答を示した写真を他の写真とどの程度区別で

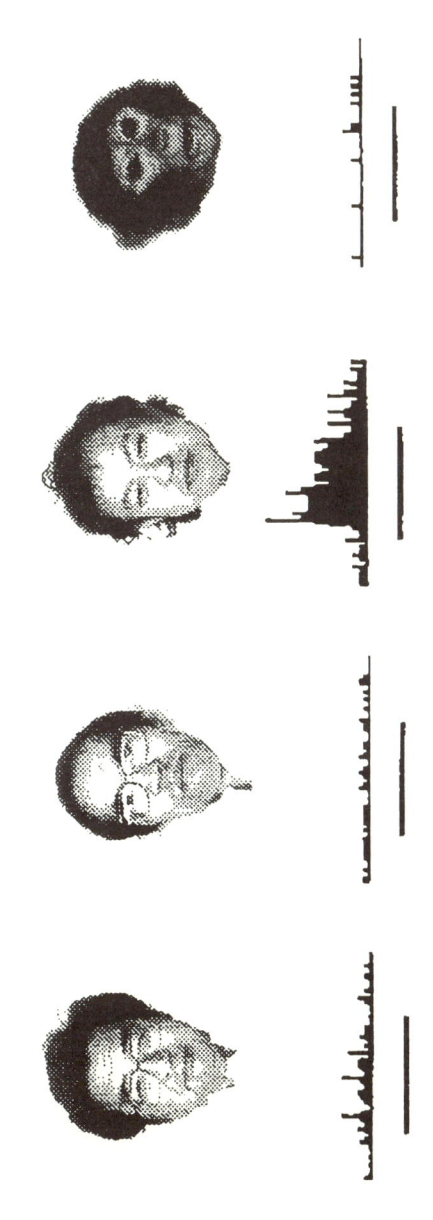

2 知覚と記憶のインターフェース 175

図 III.2.2 研究所のスタッフ (MH) の写真に最大応答を示した側頭葉先端部のニューロン活動

きるかを調べた(選択性指数2)．この指数は次の式で計算した．

$$選択性指数 2 = \frac{[識別できた刺激数]}{[テストした刺激数]-1}$$

選択性指数2は，図III.2.2の細胞では，1.00(39/39)であった．

　側頭葉先端部から記録した視覚応答性ニューロンのうち，詳細に分析した225個のニューロンの刺激選択性指数の平均値は選択性指数1が0.51(SD=0.30)，選択性指数2が0.81(SD=0.27)であった．側頭葉先端部には選択性指数2の大きな値を示すニューロンが多く，特に選択性指数2＝1.00，すなわち，単一ニューロンのレベルで最大応答をひき起こした写真を他のすべての写真から識別可能なニューロンが47個(21％)存在した．

　ヒトの顔，サル，物，単純図形の4種類のカテゴリーのすべてをテストできた124個のニューロンで，どのカテゴリーで最大応答を示したかをみると，34がヒトの顔，29がサル，27が食べ物，38が非食物の実験道具であった．また，選択性指数2が1.00の28個のニューロンが最大応答した写真にも特定のカテゴリーに偏る傾向はなかった．また，側頭葉先端部の中で細胞構築学的に区分される領域間での刺激選択性の差も認められなかった．

　さらに，刺激選択性のある75個の側頭葉先端部ニューロンで，反応をひき起こす写真の一部だけを見せるテストを行った．その結果，全体を見せたときに比べて統計的に有意な活動減少を示すニューロンは12個で，63個(84％)のニューロンは写真の一部を見ても全体を見たときと同じような活動を示した．図III.2.3に示したニューロンは，食べかけのミカンに最も大きな活動を示した(a)．丸ごとのミカン，イモ，バナナなどにはほとんど反応しないか，ごく弱い反応しか示さなかった(b, c, d)．eでは色味を消して白黒写真にしている．fとgは，それぞれ，左半分と右半分である．hでは，さらに半分にしてかつ色味を消している．いずれも反応は多少減少しているが，統計的には全体を色つきで見せたときの反応と有意差がない．図III.2.4は，別のニューロンの例である．このニューロンは毎日消毒に用いている綿棒に最も大きな反応を示した．綿棒を右からあるいは左から隠していき，ついに棒の部分または綿の部分しか見えないようにしても，このニューロンはよく反応した．

　図III.2.5は，同様のテストを試みたニューロンの結果をまとめている．左半分，右半分，上半分，下半分のいずれの提示条件でも，オリジナルの刺激に対する反応と比較した応答の強さの平均値は，0.75以上であった．

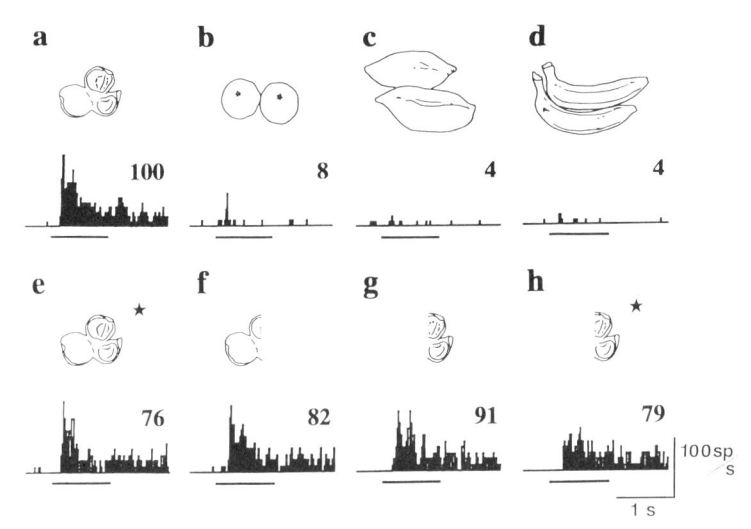

図 III.2.3 食べかけのミカンの写真に最大応答を示した側頭葉先端部のニューロン活動
eとhでは色を消している．f, gとhでは画像の右半分または左半分を消している．数値は完全な写真に対する反応を 100 としたときの相対的な活動量．

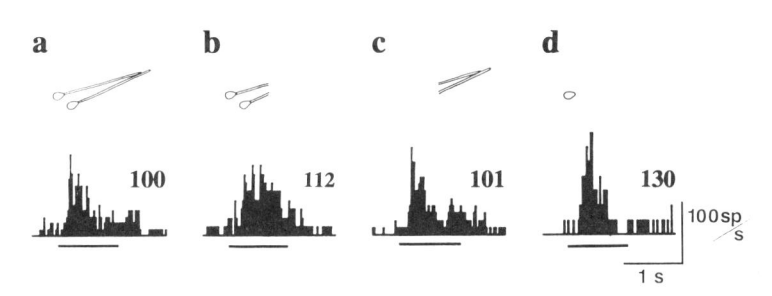

図 III.2.4 綿棒の写真で最大応答を示した側頭葉先端部のニューロン活動
綿棒の一部を隠しても応答は減少しなかった．数値は完全な写真に対する反応を 100 としたときの相対的な活動量．

　これら一連のテストで用いた写真はサルが訓練中あるいは実験中に頻繁に見ており，またそれぞれのニューロンをテストするときにもまず全体をテストしたのち，部分のテストを行った．さらに，写真のなかにはサルの知らない（個人あるいは個体としての）ヒトやサルの写真が含まれてはいるものの，サルの経歴のなかで多くのヒトやサルとの接触があり，したがって，生物としてのヒトやサルを知っている．また，食べ物や実験器具もサルは見たことがある．これらのことから，実験中のサルは写真の一部を見たときにそれが何の写真の一

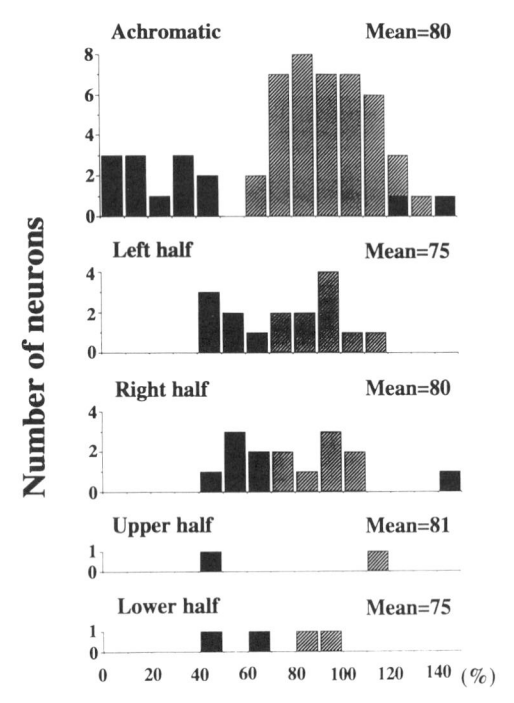

Achromatic Mean=80

Left half Mean=75

Right half Mean=80

Upper half Mean=81

Lower half Mean=75

Relative magnitude of visual response

図 III. 2. 5　側頭葉先端部のニューロン活動は写真の物理的特性よりも認知内容に依存する
上からそれぞれ，白黒，左半分，右半分，上半分，下半分の写真に対する反応の完全なカラー写真に
対する反応を100とするときの相対値．平均値はそれぞれのヒストグラムの右上に表示．

部であるかを容易に知ることができたと考えられる．したがって，ここで記録
されたニューロンは，視覚刺激の物理的性質ではなくむしろ視覚的な認知内容
に対応した活動を示していると推定される．

　視覚認知がニューロンレベルでどのようにコードされているかをめぐって，
単一ニューロン仮説とニューロン群仮説がある．筆者自身は後者を指示する
が，この研究はこの問題に結論をだすものではない．しかし，少なくとも，
個々のニューロンがかなり高い識別能力をもつことを示した．このことは，単
一ニューロンレベルでその性質を詳細に解析することの重要性を意味する．ニ
ューロン群仮説の立場をとるとき，ノイズの多いニューロン活動，単一ニュー
ロンレベルでは意味不明のニューロン活動を多数集めて数値処理して何らかの
結論を引き出そうとする傾向がある．しかし，本章で示すように，あるいは，

これまで行われてきた多くの単一ニューロン活動のデータが示すように，実験事実として，個々のニューロンは単一ニューロンレベルでの詳細な解析が意味をもつほど十分に特殊化している．したがって，筆者は，どちらの仮説をとるにしても，それぞれの脳領域を特徴づけるような単一ニューロン活動が必ず記録されるはずであり，また，その努力が払われるべきであるという点を強調したい．

また，単一ニューロンレベルで認知内容に対応するほどの特殊化が起きていることは，脳内で逆変換が確かに行われており，しかも，その結果が単一ニューロンの反応特性を左右していることを示しているように思われる．ここで紹介したデータは，逆変換がどのように行われるかを示すものではないが，筆者は，下部側頭連合野後部(TEO野)から下部側頭連合野中間部および前部(TE野)の間で情報処理上の何らかの「飛躍」があると考えている．ここで，「飛躍」というのは，目と鼻と口から顔がつくられるというような単純な情報の加算ではないであろうという意味である．この「飛躍」の過程を実験的に明らかにするためには，工学モデルからの提案が役に立つことが期待される．

図III.2.6は，視覚ニューロンの記録部位である．選択性の高いニューロンのうち，選択性指数2が0.8以上のニューロンは黒シンボルで示してある．

2.4．記憶過程に関連したニューロン活動

一般に，脳における認知は，記憶と無関係に行われる過程ではない．認知を行う個々の脳は，その脳をもつ個人または個体の歴史，経験によってつくりだされたものであり，それぞれの脳の歴史が脳における記憶となる．認知は記憶によって可塑的に変化した脳で行われる．また，認知の過程は多くの場合，記憶との照合過程を伴っている．下部側頭連合野の破壊は，記憶期間を含まない同時弁別の課題の成績を悪化させるが，同時に，記憶期間を含む課題で，記憶期間の延長に伴って成績の悪化が起こる(Fuster et al., 1981 ; Iwai and Mishkin, 1969)．そこで，識別，認知の機能と記憶の機能が単一ニューロンのレベルでどのように扱われているかが問題となる．記憶時間をもつ視覚性継時弁別課題を用いて側頭葉のニューロン活動を解析した目的の一つは，識別と記憶の関連を同時に単一ニューロンのレベルで調べることであった．

限られた視覚刺激に選択的に反応したニューロンの一部は，テレビ画面が暗くなっている間(記憶期，記憶期間)にも，好みの刺激の後活動を続けた(Na-

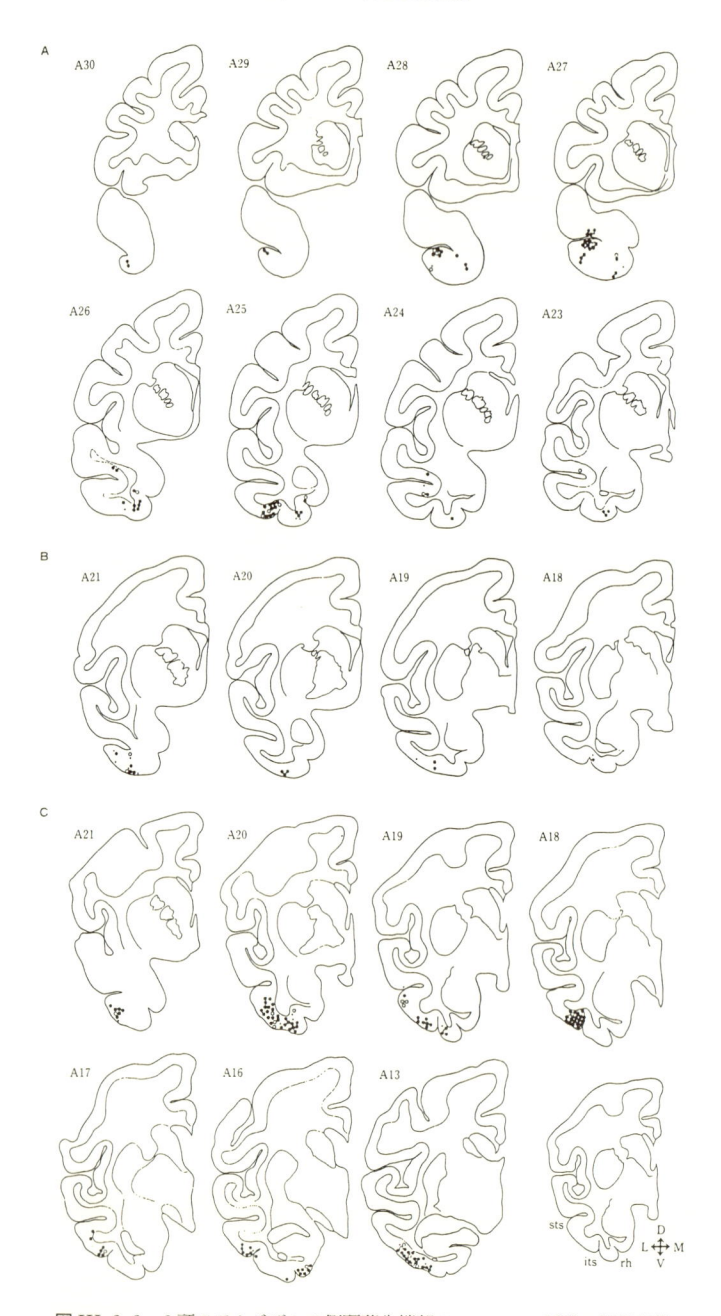

図 III.2.6　3頭のアカゲザルの側頭葉先端部のニューロン活動の記録部位

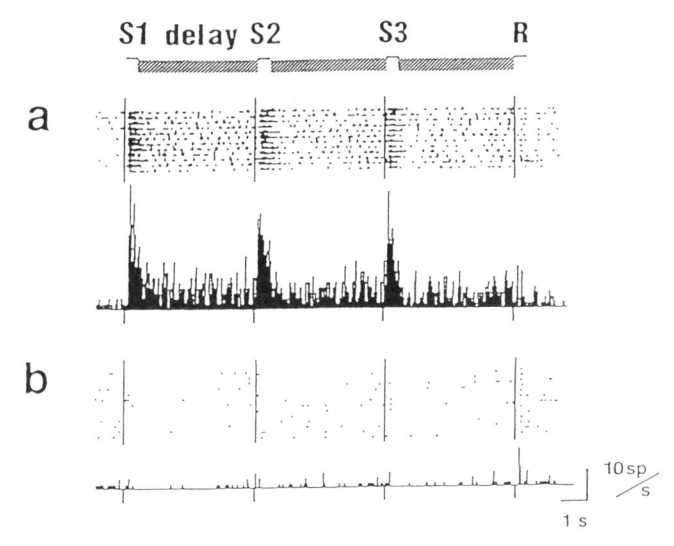

2 知覚と記憶のインターフェース　　*181*

図 III.2.7　短期記憶に関連したニューロン活動
aでは，見本刺激の呈示期(横線1本で表示)だけでなく見本刺激が消えている間(記憶期，短期記憶に相当する時期，斜線部分)にも活動が続いている．bでは，見本刺激の呈示期でも，その後の記憶期でもほとんど活動はみられない．

kamura *et al*., 1992 ; Nakamura *et al*., 1995)．図 III.2.7 は記憶期間中に記憶すべき写真に選択的な活動を示したニューロンの例である．aでは，S1，S2，S3で手袋の写真が呈示されている．短い黒線で表示した写真呈示の時期にこのニューロンは1秒間に数十スパイクの活動増加を示している．それとともに，シェードで示した記憶期間(写真刺激の消えている期間)にも最初の写真呈示(S1)前のコントロール期間に比べて明瞭な活動増加がみられる．一方，bに示すように，手の写真がS1，S2，S3で呈示されていたときは，活動増加はみられず，その記憶期間にも活動増加はない．このように，記憶期間にみられた活動は，そのニューロンが好む特定の写真を憶えていなければならない時期(その写真が呈示されたのちの記憶期)にのみみられた．記憶期間の活動は，記憶時間を延長してもその活動を持続した(図 III.2.8)．また，こうした記憶期間の活動は，記憶が必要な行動条件では活動し，記憶が不要になると活動を停止した．図 III.2.9 は，サルが正しく学習課題を終了したとき(A)，途中で保持レバーから手を離したとき(B)，および，新しい写真(R)を見逃してさらに保持レバーを押し続けたとき(C)の「記憶」ニューロンの活動を示している．いずれも記憶が不要となった時点(上向き三角で示した保持レバー離し

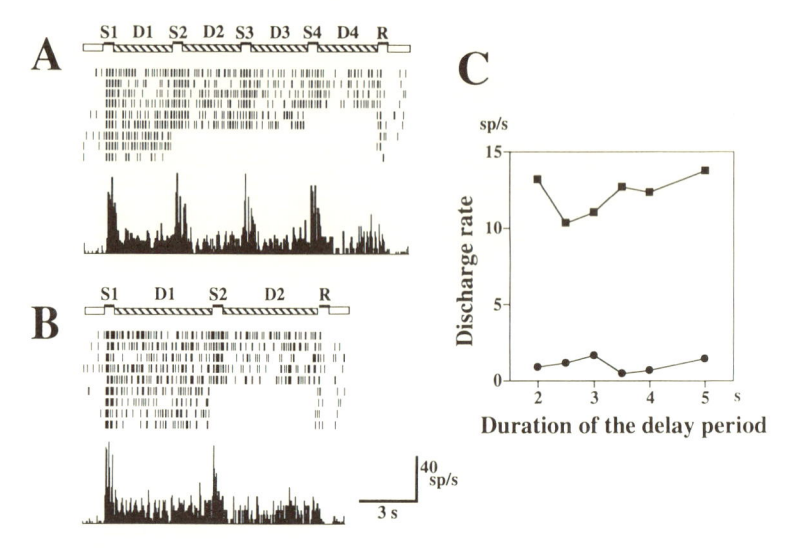

図 III. 2. 8　「記憶」ニューロンは記憶時間を延長するとニューロン活動も持続する
A：記憶時間3秒のときのニューロン活動，B：記憶時間5秒のときのニューロン活動，C：記憶時間とニューロン活動の大きさ．●：最初の写真呈示前の活動，■：記憶期間の活動．

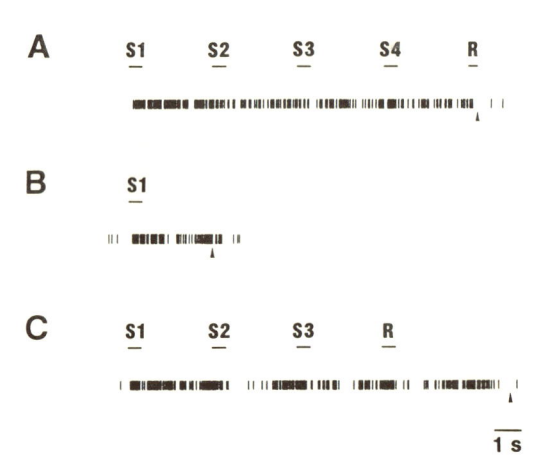

図 III. 2. 9　「記憶」ニューロンは記憶が不要になると活動も停止する
A：反応刺激Rが呈示された時点でレバーを離した(上向き三角印)正答の試行，B：反応刺激の呈示前にレバーを離してしまった誤答の試行，C：反応刺激を見逃してレバーを押し続けた誤答の試行．

の時点)付近で持続的ニューロン活動が停止している．これらの事実から，このタイプの活動は，短期記憶の保持に関与するニューロン活動と判断した．

　このように，限られた視覚刺激の記憶期間に活動するニューロンは側頭葉先端部で記録した視覚ニューロンの約30％に達した．記憶期間のニューロン活動は，写真呈示期の活動と同様，写真の物理的性質ではなく認知内容に対応していた．ヒトの顔，サル，物，単純図形の4種類のカテゴリーのすべてをテストできた46個のニューロンで，どのカテゴリーで最大応答を示したかをみると，13がヒトの顔，8がサル，12が食べ物，13が非食物の実験道具であった．記憶期間に活動したニューロンの出現率は，側頭葉先端部の中で，細胞構築学的にTE野と分類された後方部分で22％(22/98)，TE野より前方部分のTG野で38％(20/52)，TE野より腹側の36野で37％(19/52)であり，より前方または腹側で高い傾向にあった．

　記憶期間に活動したすべてのニューロンが，記憶期間に憶えておく対象となった写真の呈示期間にも活動した．写真の呈示期のニューロン活動の大きさとその記憶期間のニューロン活動の間には，高い相関がみられた．次に，記憶期に活動したニューロンの写真刺激呈示期の選択性の程度を前述の選択性指数で調べると，記憶期間に活動しないニューロンに比べて高い選択性を示した．同様に，記憶期間中のニューロン活動の選択性も高い値を示した．一方，写真呈示期の活動の反応潜時は，記憶期間に活動するニューロンとしないニューロンとの間で有意差はなかった．これらの事実は，視覚刺激に選択性の高い反応を示すニューロンの一部が，記憶期にも高い活動を持続させていることを意味する．

2.5．オシレーション

　側頭葉先端部のニューロン活動の一部は，写真呈示期やその記憶期間にオシレーション(振動)を示した(Nakamura *et al.*, 1991；1992)．図III.2.10に示すニューロンは，テストした40枚の写真のうち，3枚に統計的に有意な活動増加を示した．そのうちの1枚の写真(動物施設の女性秘書の顔)の呈示期に振動を伴う活動がみられた(a)．振動を伴う活動は写真呈示のオンセットでそろえたヒストグラムでもみることができるが，自己相関ヒストグラムで周期約6Hzの振動を確認できる．同じニューロンは，ボルトとナットの写真にも応答を示したが，その活動には振動はみられなかった(b)．写真刺激呈示期に側頭

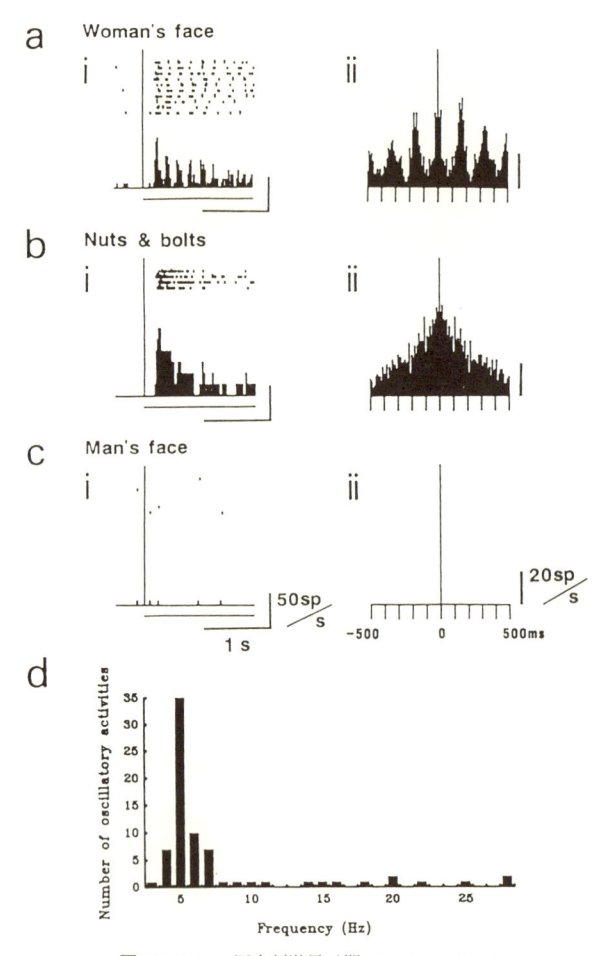

図 III. 2.10 写真刺激呈示期のオシレーション
a：ある女性の顔写真に対する反応（右は写真の呈示時点でそろえたヒストグラム，左は写真呈示期間の活動の自己相関ヒストグラム）．b：ナットとボルトの写真に対する反応．c：ある男性の顔に対する反応．d：写真刺激呈示期間中にみられたオシレーションの周波数分布．

葉先端部でみられた74の振動を伴う活動の周波数の大部分は4〜7 Hzであった(d)．

さらに，記憶期間中のニューロン活動の多くが振動を伴う活動を示した．図III.2.11は図III.2.8で示したニューロンの記憶期間の活動の自己相関ヒストグラムである．周期約3.5 Hzでの振動がみられる．この振動を伴う活動は写真のオンセットでそろえたヒストグラム（図III.2.8）では明瞭でない．これは，

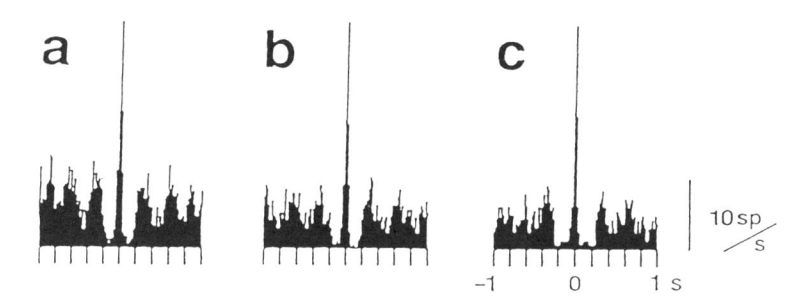

2 知覚と記憶のインターフェース　　185

図 III. 2. 11 記憶期間にみられたオシレーション
図 III. 2.7 で示したニューロンの記憶期間中のニューロン活動の自己相関．3 回の記憶期間のすべてでオシレーションを示す．3 回の記憶期間を比べるとオシレーションの周波数に大きな変化はない．

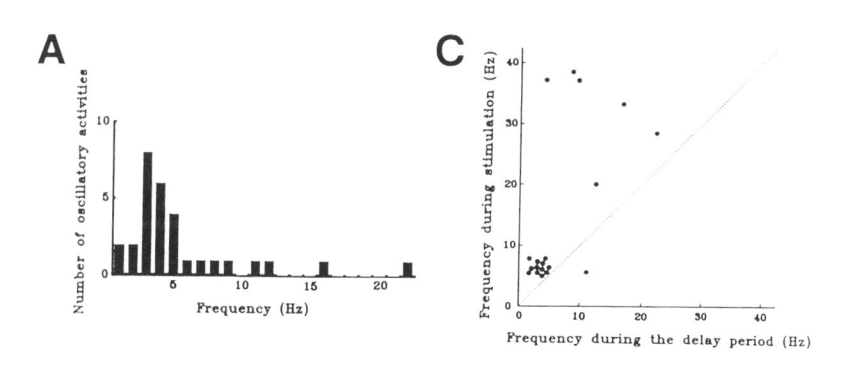

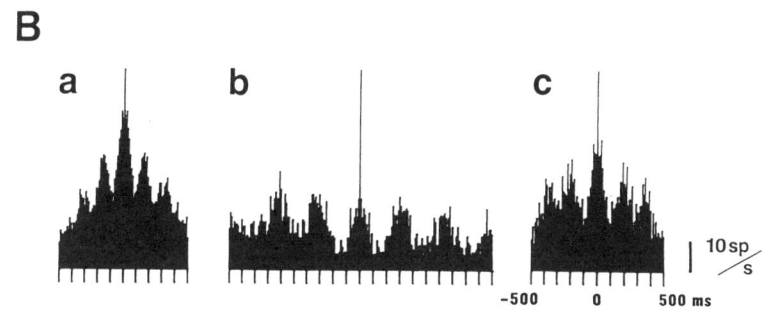

図 III. 2. 12 記憶期間のオシレーションの周波数は写真呈示期のオシレーションの周波数よりも低い
A：記憶期間中のオシレーションの周波数分布．B：あるニューロンの写真呈示期間中のニューロン活動の自己相関ヒストグラムと，記憶期間中のニューロン活動の自己相関．記憶期間の方が周波数が低い．C：写真呈示期と記憶期間の両方でオシレーションを示したニューロンにおける二つの期間でのオシレーションの周波数の比較．一つの例外を除いて記憶期間の方が周波数が低い．

振動の位相が各試行ごとに異なっているためであり，ラスターを注意深くみるとところどころでこの振動を伴う活動を確認できる．写真呈示期と記憶期間の両期間で振動を示したほとんどのニューロンでは，図 III.2.12 の B と C に示すように，記憶期間の振動の周期が写真呈示期の振動の周期よりも長かった．記憶期間の振動を伴う活動の大部分の周波数は 1〜5 Hz であった(図 III.2.12A)．

　写真呈示期および記憶期間にみられた振動を伴う活動が何を意味するか現時点では明確な証拠はない．しかし，側頭葉先端部のニューロン活動のいくつかの特徴を手がかりとして考察を試みることはできる．まず，側頭葉先端部の活動は単一ニューロンのレベルで限られた写真刺激にのみ反応し，しかも，21％のニューロンが最大応答を示す写真を他のテストしたすべての写真から区別する能力をもっていた．この刺激特異的反応は，写真の物理特性ではなく，その認知内容に対応していた．しかし，その一方で，コントロールレベルと比較するとある特定のカテゴリーに反応するニューロンは少なく，複数のカテゴリーにまたがって活動するものが大部分であった．この意味では刺激選択性は不完全であった．たとえば，図 III.2.3 のニューロンは，MH の顔写真を他の 40 枚の写真から区別できる．しかし，一方，サルの写真，食べ物，実験器具の写真にもコントロール期間と比較して有意な活動増加を示した．このデータのひとつの解釈は，このニューロンが，MH の認知だけでなく，サルや食べ物や実験器具の写真の認知にも関与していたということである．脳全体の活動からみれば，ある時期にそれ以前の時期に比べて活動変化があれば何らかの役割を果たしていると考えるのが無理のない見方であろう．もし，この仮定が正しければ，不完全な選択性をもつ複数のニューロンが関与して，より完全な認知を実現していると考えられる．側頭葉先端部の場合は，平均して個々のニューロンは約半数の写真に反応していた．言い換えれば，この研究で用いた写真セットが呈示されたとき，約半数のニューロンが写真呈示前と比較して有意な活動増加を示したことを意味する．このように複数のニューロンが関与する神経回路網において，お互いに情報のやりとりをするには，ニューロン同士が同期をとって情報交換する可能性がある．認知内容が異なれば，関与するニューロン群が異なり，したがって，同期の周波数も異なることが考えられる．また，記憶期間には活動するニューロンの数が減少するので振動の周波数に変化が起こった可能性もある．側頭葉先端部でみられた振動現象はこうした過程を

反映しているとみるのが一つの見方である．しかし，この仮定が正しいかどうかは現時点では結論をだすだけの十分な証拠をもたず，今後の研究を待たなければならない．

2.6. 上側頭溝，扁桃核，前頭眼窩回との比較

20世紀を終わろうとする現代，大脳皮質の機能局在に異議を唱える研究者はほとんどいない．しかし，機能局在は，大脳皮質のそれぞれの領野が相互に連絡する他の領野から独立に単独である機能を実現していることを意味しているわけではない．ある学習課題を遂行するためには脳の多くの領域が動員されている．最近可能になってきた脳機能の画像化の手法によって大ざっぱに活動する領域をみることもできるが，まだ，空間解像度，時間解像度の点で限界がある．もう一つの可能な手法は，同じ学習課題を用いて複数の領域からニューロン活動を記録することである．側頭葉先端部のニューロン活動を，同じ学習課題遂行中の他の領域のニューロン活動と比較することによって，側頭葉先端部の機能をきわだたせることができるはずである．

上側頭溝は，下部側頭連合野外側部から入力を受け，側頭葉先端部，扁桃核へ情報を送っている(Seltzer and Pandyo, 1978)．上側頭溝では，32枚以上の写真でテストした視覚応答ニューロン174個について解析した(Mikami, 1987, 1988, 1993, 1995; Mikami et al., 1992, 1994)．まず，刺激選択性指標の平均値は，それぞれ選択性指数1が0.63，選択性指数2が0.71であった．その分布をみると，選択性指数1の値は，0.8以上のニューロンが31％，選択性指数2の値は，0.8以上のニューロンが51％であった．

ヒトの顔，サル，物，単純図形の4種類のカテゴリーのすべてをテストできた80個のニューロンで，どのカテゴリーで最大応答を示したかをみると，36がヒトの顔，23がサル，6が食べ物，7が非食物の実験道具で，ヒトとサルに対して最大応答を示すニューロンが多かった．また，ヒトに反応した81％のニューロンは見慣れたヒトによく反応する傾向にあった．さらに，41％のニューロンは最大応答を示したカテゴリーと他のカテゴリーを識別可能であった．また，2個のニューロンは，特定の概念(1個が特定の人物，1個がヒトまたはサルの手)に対応した写真に反応した．

限られた視覚刺激の記憶期間に活動するニューロンは上側頭溝で約11％記録された．刺激選択性の高い視覚応答ニューロンの一部が記憶期間中に活動を

示すという性質は側頭葉先端部と共通していた．

　扁桃核は側頭葉内側で海馬の前方にある神経核で，外側核，外側基底核，内側基底核，副側基底核，中心核，内側核，皮質核の諸核の複合体である．外側核，外側基底核は上側頭溝下壁，下部側頭連合野，側頭葉先端部から投射を受けている．また，これらの核は，側頭葉先端部，下部側頭連合野に密な投射をもっている(Aggleton *et al.*, 1980 ; Iwai and Yukie, 1987)．

　扁桃核では記録したニューロンのうち131個が視覚刺激に反応した(Nakamura *et al.*, 1992)．特定の人物(たとえば実験者)や特定の種類の餌，ヒトの笑顔や，サルの威嚇の表情に選択的に反応するニューロンが記録された．扁桃核では，この例にようにきわめて選択性の高いニューロンが記録された反面で，どの写真にも同じように反応する選択性の低いニューロンも記録された．選択性の低いニューロンは潜時が短く，持続時間が短い傾向にあった．一方，選択性の高いニューロンは，潜時が長く，持続時間が長い傾向にあった．扁桃核全体でみると，選択性指数1の平均値は0.60，0.8以上のものが32％であった．一方，選択性指数2の平均値は0.54，0.8以上のものが41％，0.2以下のものが31％と両極端に分かれた．

　ヒトの顔，サル，物，単純図形の4種類のカテゴリーのすべてをテストできた65個のニューロンで，どのカテゴリーで最大応答を示したかをみると，17がヒトの顔，30がサル，8が食べ物，10が非食物の実験道具であり，サルに反応するニューロンが圧倒的に多かった．また，9個のニューロンは，特定の概念に対応した写真に反応した．それらの内訳は，2個が特定の人物，1個がヒトの笑顔，1個がヒトの手，1個がサルの脅しの表情，1個が特定のサル，1個が放餌場のサル，1個がバナナ，1個が固形飼料であった．

　扁桃核では，選択性の高いニューロンは下部側頭葉皮質から投射を受けている外側核，外側基底核で多く記録された．一方，選択性の低い細胞は，中心核で多く記録された．

　限られた視覚刺激の記憶期間に活動するニューロンは扁桃核では，約5％と少数であった．刺激選択性の高い視覚応答ニューロンの一部が記憶期間にも活動するという特徴はここでも成立した．

　前頭眼窩回は，側頭葉先端部，扁桃核から投射を受けている．この場所からは，141個の視覚応答ニューロンを記録解析した(Matsumoto, K. *et al.*, 1993 b)．選択性指数の分布は扁桃核に類似しており，選択性の低いグループと高

いグループに分かれた．ヒトの顔，サル，物，単純図形の4種類のカテゴリーのすべてをテストできた45個のニューロンで，どのカテゴリーで最大応答を示したかをみると，9がヒトの顔，12がサル，12が食べ物，12が非食物の実験道具であり，特定のカテゴリーに特に強く反応する傾向はなかった．また，限られた視覚刺激の記憶期間に活動するニューロンは，前頭眼窩回でも約35％記録された．これらのニューロンの多くは高い刺激選択性を示し，刺激選択性の高い視覚応答ニューロンの一部が記憶期間にも活動するという特徴はここでも成立した．

　筆者らが記録した四つの領域を比較すると，単一ニューロンレベルでみた視覚刺激の識別能力を比較すると，選択性指数1は側頭葉先端部がやや低く，上側頭溝領域でやや高い値を示した．選択性指数2は，側頭葉先端部で最も高く，特に，選択性指数2＝1のニューロンが全体の約5分の1を示した．扁桃核と前頭眼窩回では，低い値を示すニューロンが相当数存在する一方で，高い値を示すものも存在した．このように，自発活動レベルからの識別能力は上側頭溝が優れ，刺激相互の識別能力は側頭葉先端部が調べた領域の中では最も優れていた．選択性指数1は，自発活動と刺激呈示期の活動を統計的に比べて有意差のあるものの刺激数を指数計算に用いているので，自発活動レベルが極端に低いと有意差のある刺激数が増え，結果として指数が小さくなる傾向にある．側頭葉先端部で選択性指数1の値が低かった理由は，側頭葉先端部で自発活動レベルが低いニューロンの多かったことが一因として考えられる．また，これらの特徴はあくまで，単一のニューロンが刺激を識別したり記憶したりすると仮定したとき，どの程度の識別能力があるかを計算したものである．実際の識別，認知や記憶の場面では，多数のニューロンが関与していると考えられるので，統計的に有意でないわずかなニューロン活動も，多数のニューロンが集まるとき，それなりの役割を果たしているかもしれない．こうした，いくつかの問題は含むものの，識別能力や記憶との関連で，側頭葉先端部が最も優れているという結論はほぼ間違いないものと考えられる．形態視の機能は下部側頭連合野を前方に進むに従ってより高次の処理が行われ，側頭葉先端部に達すると単一ニューロンレベルでの識別能力と記憶能力は最高水準に達する．一方，扁桃核は下部側頭連合野から入力を受ける外側核で選択性の非常に高いニューロンが存在し，それらのニューロンは，下部側頭連合野に存在する選択性の高いニューロンからの情報を直接受け取っているか，あるいは，選択性のや

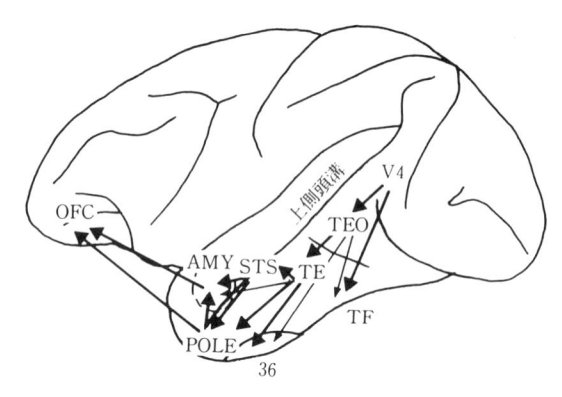

図 III. 2.13 側頭葉における形態情報の流れ
本実験に関係する主なもののみを記載．矢印は主要な処理の進行方向にのみ記入してある．OFC：前頭眼窩回，POLE：側頭極，AMY：扁桃核，STS：上側頭溝，TE：TE 野，TEO：TEO 野，TF：TF 野，V4：第四次視覚野．

や低い複数のニューロンからの情報を受け取ってさらに選択性の高い応答をつくりだしているものと考えられた．扁桃核では，ヒトの表情，サルの表情，エサなど，サルの日常生活に重要なカテゴリーに選択性をもっていそうなニューロンがいくつか記録されており，情動という視点からの検討も必要かもしれない．図 III.2.13 はこの章で取り上げた四つの領域の情報の流れを示したもので，下部側頭連合野を前方へ進んだ視覚情報は，情報処理の最終段階だけでなく途中からも扁桃核にもたらされ(Aggleton et al., 1980；Iwai and Yukie, 1987)，やがて行動の選択の系へ送られる(Amaral and Price, 1984；Mikami, 1987)．前頭連合野にも側頭葉先端部からの情報がもたらされ，行動選択の過程に使われる．また，下部側頭連合野の後方部分は主として海馬傍回(TH 野，TF 野)を介して，側頭葉先端部は主として嗅溝周囲の皮質(35 野，36 野)を介し，嗅内野(ER 野)とつながり，さらに嗅内野から海馬へと連絡し(Suzuki and Amaral, 1994)，この経路が長期記憶の形成過程に重要な役割を果たすと推定される．

2.7．知覚から記憶へのインターフェース

側頭葉先端部，上側頭溝，扁桃核，前頭眼窩回では，記憶期間に活動したすべてのニューロンが，記憶期間に憶えておく対象となった写真の呈示期間にも活動した．また，写真呈示期の活動の反応潜時は，記憶期間に活動するニュー

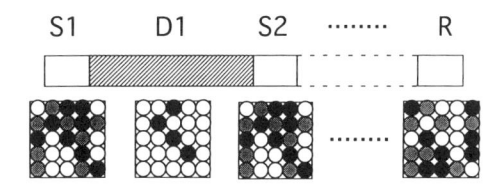

図 III. 2. 14　選択性の高い視覚性ニューロン(●)
識別のより最終段階に近いニューロンの一部が記憶期間中にもその活動を持続させることによって，視覚性の短期記憶が保持される．

ロンとしないニューロンとの間で有意差はなかった．さらに，記憶期に活動したニューロンの選択性の程度を前述の選択性指数で調べると，高い選択性を示すことがわかった．これらの事実は，視覚刺激に選択性の高い反応を示すニューロンの一部が，記憶期にも高い活動を持続させていること，したがって，識別(知覚)のより最終段階に近いニューロンの一部が同時に識別(知覚)結果の記憶に関与していることを示した．図 III. 2. 14 は，側頭連合野ニューロンが記憶時間をもつ視覚性継時弁別課題の刺激呈示期と記憶期にどのように活動するかを模式的に示している．この図では簡単のために，二つの視覚刺激 S または R に反応するニューロンのみを描き，どちらにも反応しないニューロンを省略した．S の呈示期には，刺激選択性の高いニューロン(黒丸)と刺激選択性の低いニューロン(灰色の丸)が活動する．活動レベルが自発活動と有意差のないニューロンは白丸で描いた．記憶期には，刺激選択性の高いニューロンの一部が活動を続ける．再び S が現れたときには 1 回目の S の呈示期と同じニューロン群が働く．最後に R が現れたときには，選択性の低いニューロンは S と一部共通であるが，選択性の高いニューロンは S のときに活動しなかったニューロンが活動する(S の白丸が黒丸に，S の黒丸が白丸となる)．このように視覚的形態視に関与すると思われるニューロンは，単一ニューロンレベルで視覚形態の弁別と記憶の両方の過程に関わっていると考えられた．したがって，本章の最初で紹介したように知覚と記憶の過程は脳では別々の機能単位を必ずしも構成せず，同じシステムがその両方に関係しているらしい．このように，知覚から記憶へのインターフェースは，知覚と記憶の両方に関係したニューロンによって担われていると考えられる．　　　　　　〔三上　章允〕

文　献

Aggleton, J. P., M. J. Burton and R. E. Passingham : Cortical and subcortical afferents to the amygdala of the rhesus monkey (*Macaca mulatta*). *Brain Res.*, **190** : 347-368, 1980.

Amaral, D. G. and J. L. Price : Amygdalo-cortical projections in the monkey (*Macaca fascicularis*). *J. Comp. Neurol.*, **230** : 465-496, 1984.

Desimone,R. and C.G. Gross : Visual area in the temporal cortex of the macaque. *Brain Res.*, **178** : 363-375, 1979.

Fuster, J. M., R. H. Bauer and J. P. Jervey : Effects of cooling inferotemporal cortex on performance of visual memory tasks. *Exp. Neurol.*, **71** : 398-409, 1981.

Iwai, E. and M. Mishkin : Further evidence on the locus of the visual area in the temporal lobe of the monkey. *Exp. Neurol.*, **25** : 584-594, 1969.

Iwai, E. and M. Yukie : Amygdal of ugal and amygdal opetal connections with modality-specific visual cortical areas in macaques (*Macaca fuscata, M. mulatta*, and *M. facicularis*). *J. Comp. Neurol.*, **261** : 362-387, 1987.

前田嘉明：記憶行動，心理学への招待(遠藤汪吉・前田嘉明編)，pp.69-94，六月社，1966.

Matsumoto, K., K. Nakamura, A. Mikami and K. Kubota : Neuronal responses to photographs in the monkey's orbitofrontal cortex during a visual discrimination task . *Jpn. J. Physiol.*, **43** : Suppl. S248, 1993a.

Matsumoto, K., K. Nakamura, A. Mikami and K. Kubota : Neuronal responses of the monkey orbitofrontal cortex during delay periods of a visual recognition memory task. *Neurosci. Res.*, **18** : S227, 1993b.

Meunier, M., J. Bachevalier, M. Mishkin and E. A. Murray : Effects on visual recognition of combined and separate ablations of the entorhinal and perirhinal cortex in rhesus monkeys. *J. Neurosci.*, **13** : 1418-1432, 1993.

Mikami, A. : Neuron activities in the macaque superior temporal sulcus during the sequential discrimination of faces. *J. Physiol. Soc. Japan*, **49** : 457, 1987.

Mikami, A. : Visual information processing in the superior temporal suslcus. *Neurosci. Res.*, **7** : Suppl. S15, 1988.

Mikami, A. : Visual discrimination and memory in the temporal association cortex. *Biomed. Res.*, **14** : 71-73, 1993.

Mikami, A. : Highly selective visual neurons can retain memory in the monkey temporal cortex. *Neurosci. Lett.*, **192** : 157-160, 1995.

Mikami, A., K. Nakamura and K. Kubota : Comparisons of single neuronal activities in the temporal cortex and the amygdala of the rhesus monkey during a visual discrimination and memory task. Brain Mechanisms of Perception and Memory (Ono, T., R. Squire, M. E. Reichle, D. L. Perret and M. Fukuda eds.), pp. 405-412, Oxford Univ. Press, Oxford, 1992.

Mikami, A., K. Nakamura and K. Kubota : Neuronal responses to photographs in the superior temporal sulcus of the rhesus monkey. *Behav. Brain Res.*, **60** : 1-13, 1994.

Mishkin, M. and J. Delacour : An analysis of short-term visual memory in the monkey. *J. Exp. Psychol. : Animal Behaviour Processes*, **1** : 326-334, 1975.

Nakamura K., A. Mikami and K. Kubota : Unique oscillatory activity related to visual processing in the temporal pole of monkeys. *Neurosci. Res.*, **112** : 293-299, 1991.

Nakamura, K., A. Mikami and K. Kubota : Oscillatory neuronal activity related to visual

short-term memory in monkey temporal pole. *Neuroreport*, **3** : 117-120, 1992.
Nakamura, K., A. Mikami and K. Kubota : The activity of single neurons in the monkey amygdala during performance of a visual discrimination task. *J. Neurophysiol.*, **67** : 1447-1463, 1992.
Nakamura, K., A. Matsumoto, A. Mikami and K. Kubota : Visual response properties of single neurons in the temporal pole of behaving monkeys. *J. Neurophysiol.*, **71** : 1206-1221, 1994.
Nakamura, K. and K. Kubota : Mnemonic firing of neurons in the monkey temporal pole during a visual recognition memory task. *J. Neurophysiol.*, **74** : 162-178, 1995.
Seltzer, B. and D. N. Pandya : Afferent cortical connections and architectonics of the superior temporal sulcus and surrounding cortex in the rhesus monkey. *Brain Res.*, **149** : 1-24, 1978.
Suzuki, W. A. and D. G. Amaral : Perirhinal and parahimpocampal corticaes of the macaque monkey: corical afferents. *J. Comp. Neurol.*, **230** : 497-533, 1994.

3

パターンの類似性空間と順逆変換

3.1. はじめに

網膜情報は外側膝状体を経て後頭部にある一次視覚野に到達する．一次視覚野から視覚情報は二つに分かれる．一つは頭頂連合野に伝達され，もう一つは側頭葉下部に伝達される．下側頭葉(IT)は，視覚パターン認識および記憶の中枢であると考えられている．ここにおいて視覚情報は，パターン認識のために最適な表現形式に変換されているはずである．しかしMarr(1982)の三つの水準のいずれについてもほとんどわかっていないのが現状である．

われわれが感ずる類似性はおそらく脳内の表現システムの特性を反映しているに違いない．そこでわれわれはこれまで人間がもつ類似性空間の特徴を詳しく調べてきた．それらの類似性空間が対象のどのような特徴に基づいているのかを詳しく検討した結果，類似性空間はきわめて高い精度で主成分空間によって近似することが可能であった．この結果はわれわれがもつ類似度は過去に経験したパターンの主成分軸に基づいて行われていることを意味している．

一方YoungとYamane(1992)の研究によると，下側頭葉のニューロンは既知の顔をポピュレーションコーディングによって表現しているらしい．しかし彼らの研究では個々のニューロンがどのような特徴を表現しているのか，またその表現がいかなるメカニズムで獲得されているのかという点に関して不明である．そこで砂時計型のニューラルネットワークを用いて彼らの結果をシミュレーションした．砂時計型のニューラルネットワークは入力のデータ圧縮を実現する回路である．この回路は2層の双方向性結合で実現することが可能である．さらにこれらの双方向の結合はデータ圧縮と復元という順変換と逆変換の処理を行っている．つまりこのようなネットワークでは，外部から教師を与え

ることなく多くの画像を圧縮して記憶ができる．さらに逆変換を行うことによって圧縮された情報から原画像を再生することが可能である．このようなニューラルネットワークでは圧縮された表現は主成分表現で近似できることが知られている．さらに個々のニューロンは局所的な特徴を表現しているのではなくポピュレーションコーディングによってその主成分表現をつくりだしていることが知られている．ここでは顔図形および顔画像を用いてこのようなネットワークによって圧縮された表現を学習させた．次に学習後ネットワークによって獲得された内部表現を分析した結果，その表現は人間がもつ類似性空間にきわめて近いものであった．また個々のニューロンの反応選択性はYoungとYamane(1992)の結果ときわめて近いものであった．以下ではこれらの研究を順を追って紹介しよう．

3.2. 下側頭葉

下側頭葉は，古くから視覚のパターン認知や記憶に重要な役割を果たしていることが指摘されてきた．下側頭葉はおおよそ下後頭溝より前方部を指し，後部よりTEO野(ヒト，チンパンジーではPH野)，TE野に分かれる．TEO野は後部中側頭溝(PMTS)を含む広い領域である．TEO野は視対象の知覚に，TE野は視対象の連合記憶，刺激記憶に関連しているといわれている(岩井，1984)．一方TE野は後部と前部に分けられ，それぞれTEp野，TEa野と呼ばれる．TEa野は，前部中側頭溝(AMTS)を含む領野である．さらにTE野は腹側部と背側部に分けられている．最近の研究から，パターンの弁別には，TEp野およびTEO野が重要であり，視覚の認知記憶課題では，TEa野が重要であることが明らかにされてきた(柳沼，1993)．またKobatakeとTanaka(1994)によると，TEO野のニューロンの受容野はV4野とほぼ同じ大きさ(平均5.4°)であるがTEではその3倍も大きくなる．したがって形態の位置不変な認知はTEでなされると考えられる．一方，Fujitaら(1992)は，下側頭葉のニューロンがどのようなパターンに対して応答するかを調べ，以下のような点を明らかにした．下側頭葉のニューロンは，線や点などの要素的パターンに特異的に応ずるのでもなく，個々の対象(物体)に選択的に応じるのでもなく，中間的な複雑さのパターンに選択的に応じている．これは下側頭葉において，何らかの規則でパターンをより複雑な特徴をもついわば「形のアルファベットの集合」で符号化していることを示唆している．しかしながら，一般

に形状が下側頭葉でどのような規則に従って符号化されるのか明らかでない．

3.3. 文字パターンの構成する心理空間

おそらく，脳内の表現空間は対象間の類似の度合いに応じた位置関係を保存する位相空間になっているはずである．一方，画像からさまざまな特徴量を計測するとそれらの間に相関がみられることが多い．したがって，パターン認識においては，特徴空間の次元削減が重要になる．以上の考察から，人間の類似性のデータとデータ圧縮との関係について実験的・理論的に検討する．

心理学では，類似度を直接評定する方法と瞬間提示条件などでの混同率を測定する方法がある．混同率を分析する場合は，混同率が高いほど類似度が高いと考える．そして類似度が高いほど脳内の表象空間において近い距離で表現されていると考えるのである．被験者のバイアス等を考慮した上で多次元尺度構成法を用いると空間上での配置を視覚的に表現することができる．これまでも心理学的にパターン間の類似度を調べた研究はあった．しかしいずれも結果の解釈は使われたパターンに強く依存したものであった．一般原理を探るためにはどうあるべきかを深く考察する必要がある．

アルファベット文字の類似性　Rumelhart(1971)は，A～Fの6個のアルファベット文字間の混同確率を求めた．実験で使用されたフォントを図III.3.1に示す．被験者に与えられた課題は，CRT上に瞬間呈示される文字が何であるかを答えることであった．6文字すべてに対して繰り返し課題を行うことによって，文字間の混同確率の行列が得られた．類似度が高いほど混同率が高くなるはずである．牧岡らは，多次元尺度法(MDS)による分析を行った(牧岡ら，1993；Makioka $et\ al.$, 1996)．このようにして得られた類似度の行列に対してMDSによる分析を行うことによって，各文字が心理空間の中でどのような布置をとっているのかを示すことができる．一般にバイアスを除いた混同率の逆数を文字間の心理的距離とみなすことができる．また，各文字をn次元空間の一点に対応すると考えると，この空間は脳内の特徴空間に対応するであろう．MDSはこの心理的距離の関係をうまく再現できるような座標値をn次元空間で探し出す方法である．距離関係の当てはまりの悪さの指標として

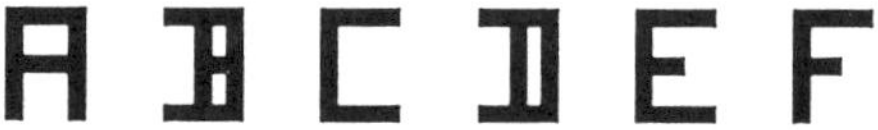

図III.3.1　Rumelhartが用いた刺激パターン

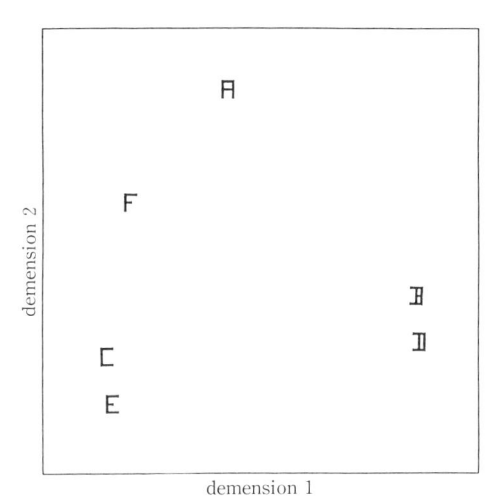

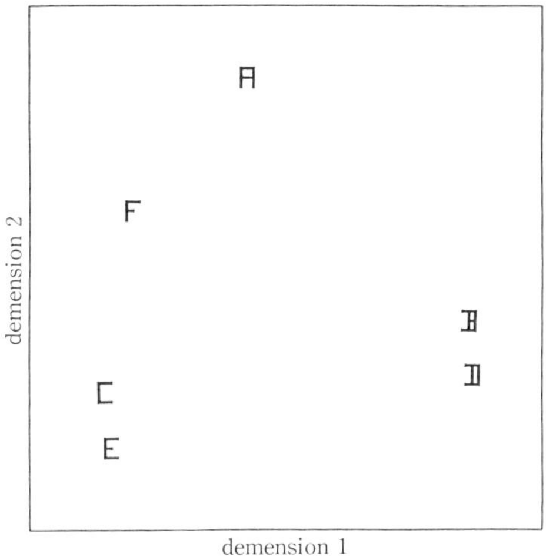
demension 2
demension 1

図 III. 3. 2 混同行列から推定された心理空間

MDS では，ストレスという指標が用いられる．なおこの章で扱うすべての MDS 分析では，距離の順序関係だけが保持されるようにしている．混同行列から MDS による分析の結果，二次元解によって十分に低いストレスの値が得られた．6 個の文字が占める布置を図 III. 3. 2 に示す．

一方，Gilmore ら(1979)はアルファベット 26 文字間の類似度を測定するための実験を行った．牧岡ら(1993)は，Rumelhart(1971)の実験と同様にして彼らの結果に対しても MDS による分析を行った．その結果 26 文字の混同行列は五次元の心理空間によってほぼ説明できることがわかった．各特徴次元を直感的言語的に解釈すれば，第一次元は文字の幅に，第二次元は丸みに対応している．しかし，第三・第四次元は，直観的に解釈することがむずかしい．この結果は，高次中枢において，文字がグローバルな特徴によって表現されていることを示唆しているのではないかと考えられる．両結果を比較したところ，Rumelhart(1971)のデータから得られた A〜F の布置は，Gilmore ら(1979)のデータにおける A〜F の布置とは一致していないことがわかった．Gilmore らと Rumelhart の実験では，いずれも 1 人の被験者が 1000 回を越える試行を行っている．両者の違いは，刺激セットとフォントの違いによって，被験者の文字パターンに関する脳内表現が変化していることを示唆している．

3.4. ニューラルネットワークによるシミュレーション

次に心理実験で用いられた刺激セットをニューラルネットワークに学習させ，その内部表現を分析した(牧岡ら，1993; Makioka *et al.*, 1996). ここで用いたニューラルネットの構造を図 III.3.3 に示す．ニューラルネットは 3 層構造をしており，入力層，中間層，出力層からなる．このネットワークの特徴は，中間層のニューロンの数が入出力層に比べて少ないことである．心理実験で用いられたパターンと同じパターンのセットをこのニューラルネットに提示し，入力と同じ出力が出力層から出るように学習させる．このとき中間層の細胞の数を入出力層より少なくしておくのである．このネットワークはこのような構造から砂時計型ニューラルネットと呼ばれる．つまり砂時計型ニューラルネットワークは，中間層に圧縮された表現をつくるように結合荷重を調整していくのである．うまく学習が進むとネットワークは，情報の圧縮法を獲得できるだけでなく，圧縮された表現からもとの入力を復元する方法も獲得するのである．入力と出力が等しくなるような変換を学習するので恒等写像の学習といわれる．

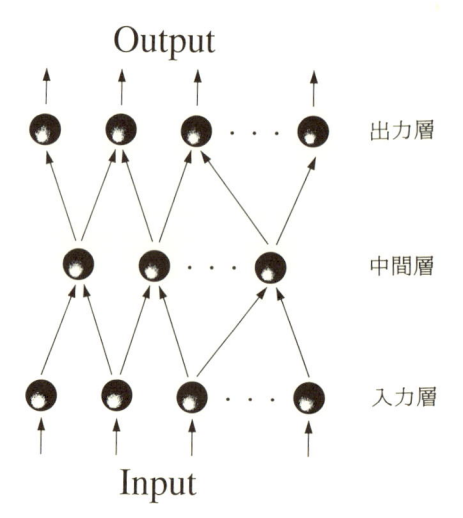

図 III.3.3 恒等写像を学習する 3 層のニューラルネットワーク
入力層から中間層への変換で，入力パターンが圧縮される．さらに中間層から出力層でパターンの復元がなされる．

3.4.1. 文字混同行列のシミュレーション

3 層の砂時計型のニューラルネットワークに，バックプロパゲーション法を

用いて，Rumelhart(1971)が用いた文字パターンの恒等写像を学習させた．中間層・出力層のユニットは，それぞれ一つ前の層のすべてのユニットと結合しており，出力関数はシグモイド型であった．入力パターンは，Rumelhart(1971)が用いたフォントに従って作成された．フォントは，縦7ドット×横5ドットの画素によって構成されていた．このフォントの各点における画素の有無を2値(1/0)で表現した35次元のベクトルを，入力パターンとして用いた．入力・出力ユニットの個数は，これに合わせて35個とした．中間ユニットの個数は，学習後のネットワークの振る舞いが結合係数の初期値に関わらず安定するための最小値を探索的に求めることによって決定した．その結果，中間ユニットの個数は3個となった．

各文字パターンを入力した際の中間層のユニットの活性化パターンから，文字間の距離を算出し，MDSによる分析を行った．ネットワークの獲得した内部表現は，人間のそれとよく似ている(図III.3.4)．さらに，これらの次元がネットワークの中でどのように表現されているのかを探るために，ユニット間の結合強度を分析した．その結果，個々の中間ユニットに対する結合強度のパターンは分散しており，文字の幅や丸みを単独で表現しているユニットは存在しなかった．

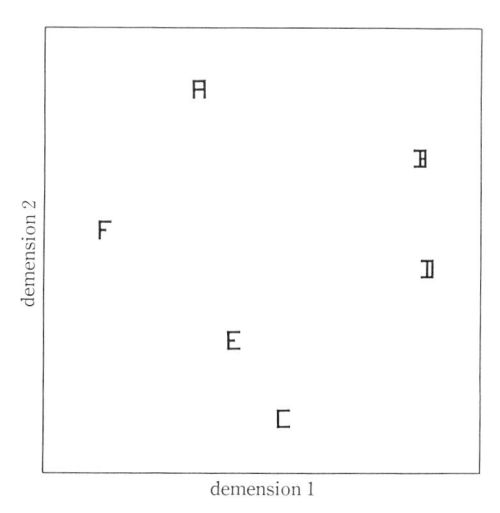

図 III.3.4 圧縮された情報の距離空間
図III.3.3で示したニューラルネットワークを用いて図III.1.1に示したパターンを圧縮した．

3.4.2. ランダムドットパターンの混同行列のシミュレーション

一方,ランダムドットパターンの心理学的な類似度を測定した Blough (1985)の結果は,上記のようなシミュレーションでは再現できなかった(図 III.3.5). Blough のデータを MDS によって分析すると,パターンの大きさ と丸みの二つの次元が得られる.ところが,同じパターンを学習したネットワークの内部表現からは,それらの次元は得られなかった.明らかに Blough (1985)のパターンでは点の並びによって仮想線や曲線が知覚されそれが類似度を決めているはずである.そこで,Makioka ら(1996)は一次視覚野における特徴検出器に類似した入力表現を用いることによって人間のパフォーマンスを再現できるのではないかと考え,ハイパーコラム表現を用いたシミュレーションを行った.実験で使用された刺激パターンに対するハイパーコラムの反応パターンを,ネットワークへの入力表現として用いた.1個のハイパーコラムは 8 種類の方位検出器から構成され,その受容野は一次視覚野の単純型細胞に類似したものとした(図 III.3.6).単純型細胞に類似した方位検出器は,同一の向きの線分であっても,位置が少しずれると反応しなくなってしまう.ランダムドットパターン同士が共有する特徴を十分に抽出するためには,位置が多少ずれても同じ反応をする方位検出器を用いる必要があると思われる.そこで, 一次視覚野における複雑型細胞に類似した方位検出器による入力表現を用いてシミュレーションを行った.3層のニューラルネットワークに,入力パターン

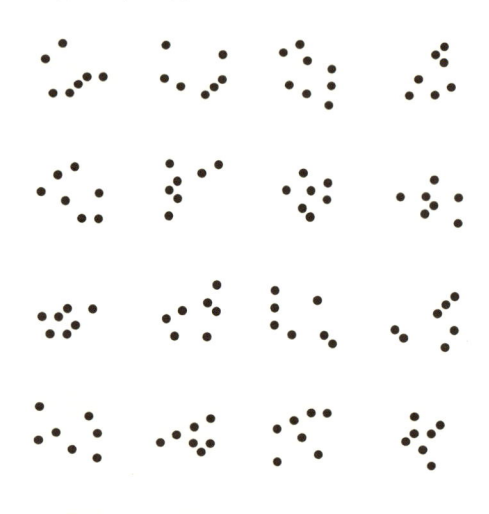

図 III.3.5 実験で使用されたドットパターン

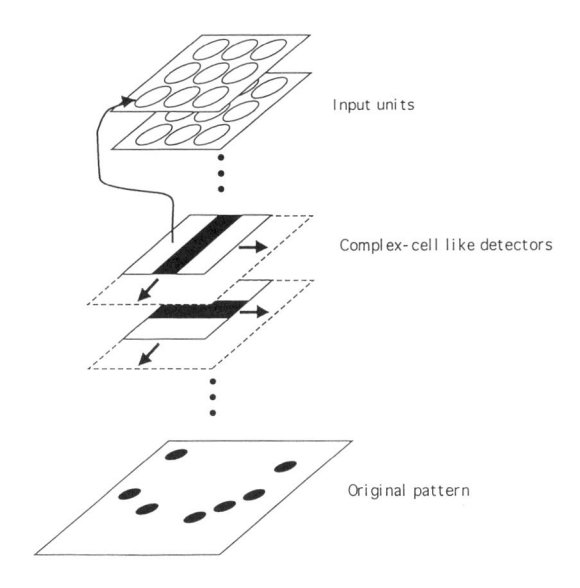

図 III.3.6 図 III.3.3 で示したニューラルネットワークに入力する際の前処理
まず原パターンをいくつかの領域に分割しそれぞれの領域に複雑型細胞様のフィルタをかける．各領域を処理するフィルタ群は脳内のハイパーコラムに対応する．したがってニューラルネットへの入力はハイパーコラムの出力であるといえる．

の恒等写像をバックプロパゲーション法を用いて学習させた．ネットワークの中間層の活性化を MDS によって分析し，心理実験との比較を行った．文字およびランダムドットパターンの各次元における配置の，ネットワークと心理実験との間の順位相関は比較的高い値をとった．複雑型細胞を用いた入力表現は，位置に関するある範囲内での不変性を実現することができる．パターン認知は，このような不変性をもつ入力表現をもとに主成分分析に類似した処理を行うことによって実現されているのであろう．

3.4.3. 主成分分析との関係について

上記のシミュレーションでは恒等写像を行うニューラルネットワークを用いたが，このようなネットワークの振る舞いは主成分分析に近いことが明らかにされている．Cottrell ら (1988) は，恒等写像を学習した 3 層のニューラルネットワークが主成分分析に近い働きをしていることを実験的に示した．さらに，Baldi と Hornik (1989) は，ニューロンの入出力関数が線形である場合に，得られる内部表現が主成分分析であることを証明している．この結果は，人間とネットワークの双方が獲得した内部表現が，主成分分析によく似た性質をもつ

ていることを示している．ただし，ニューラルネットでは系列的に経験したパターンについて経験するたびに重みを調整し主成分方向に荷重を変化させるのである．

3.5．顔の類似性空間

以上の研究では，被験者の混同率から脳内表現を探ってきたのであるが，ここではもう少し直接的にそれを探る試みを紹介する．そもそも対象の類似性はその脳内表現の特性を反映しているであろうというのが本研究の基本的仮説なので，類似性を直接求める方が適当であろう．しかし類似性を一般に評定するのは困難である．だがわれわれは顔に関してかなり自然にそれができるように思える．そこで森崎と乾(1995，1996)は，単純な顔図形とコンピュータグラフィックスによって合成した顔画像を刺激として研究を行った．

3.5.1．顔の類似性評定

吉川(1980)は両目間の距離，目の高さ，口の高さの3属性が9段階で変化する単純な顔図形26個について，その類似性空間を求めている．まず被験者にすべての顔図形を見せ評定の基準をつくるよう教示を与えたのち，11段階の非類似性評定をさせた．その結果を多次元尺度構成法(MDS)によって分析し，それぞれの類似性空間内における配置を求めている(図III.3.7)．この刺激図

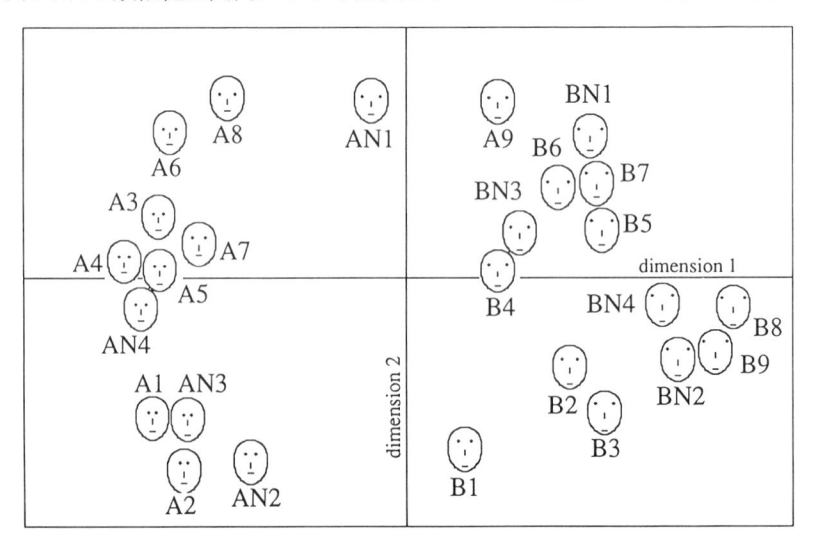

図III.3.7　顔図形の類似性空間

形は，クラス A は目，口が顔の中心近く，クラス B は周辺にあるように作成されている．この空間から第一次元はクラス A とクラス B を分類し，第二次元は顔の細長さを表すものと考えられる．より実際に近い顔でも同様の結果が得られるのかどうかを，コンピュータグラフィックスで合成した顔を用いて検討した．もととなる顔画像は大学生の男性 10 人，女性 10 人の合計 20 人の顔の平均画像である．平均の方法は，顔のワイヤーフレームの頂点の座標値とそれに伴う輝度値を平均するというものである．これにより個人や性別を表す特徴はなくなる．この平均画像について顔図形と同じように両目間の距離，目の高さ，口の高さを操作した 10 画像を作成した．この類似性判断の結果を INDSCAL モデルを用いて分析した結果，二次元解でストレス値が 0.25 となった(図 III.3.8)．MDS 分析では，通常軸の回転が許される．しかし INDS-

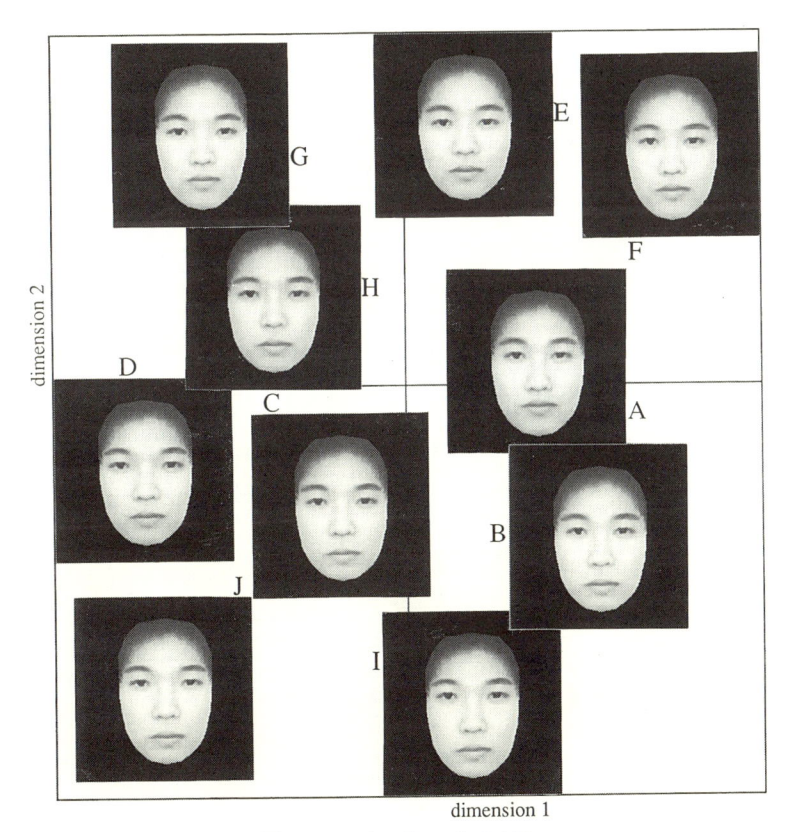

図 III.3.8　顔図像の類似性空間

CALモデルでは回転の自由度はないので得られた軸は被験者が用いていた次元であるといえる．

3.5.2. 主成分分析とニューラルネットワーク

顔図形の属性値は目の間の距離(ES)，鼻の上端からの目の高さ(EH)，鼻の下端からの口の高さ(MH)であるが，これらに加えてESと，目と口の距離の比(ES/(EH+MH)：ESPEMH)を入力ベクトルとした主成分分析を行った．これは目，口，鼻の三つの関係が重要だからである．その結果，第二主成分の累積寄与率が0.848と十分に高かったので，第一，第二主成分による配置を図III.3.9に示す．これらの空間が3.5.1項で述べた類似性空間とどれほど一致しているかを示す指標として各軸についてのスピアマンの順位相関を求めた．属性値の主成分空間と類似性空間では1軸：0.969，2軸：0.947，と非常に高い一致度がみられた(すべて$p<0.001$)．また顔画像の属性値を主成分分析して得られた主成分空間を図III.3.10に示す．この空間と類似性空間の各軸についての順位相関係数は，1軸が0.927，2軸が0.818であった($p<0.005$)．主成分空間が類似性空間とほとんど一致するという結果は，個々の顔の脳内表現が視覚パターンの重みつき和である合成変数の分散を最大化する主成分分析によって得られている可能性を示唆するものである．

MDSによる分析には，類似性空間の次元軸は恣意的な解釈に任されるという欠点があった．しかし主成分空間との比較により次元軸のもつ意味と，次元を構成する物理的変数を結び付けることが可能となる．さらに重要なことは，これまで定義が不明確であった全体的特徴，グローバルな特徴といったものがここでは明確に定式化できるのである．たとえば，第1軸(横軸)は直感的にい

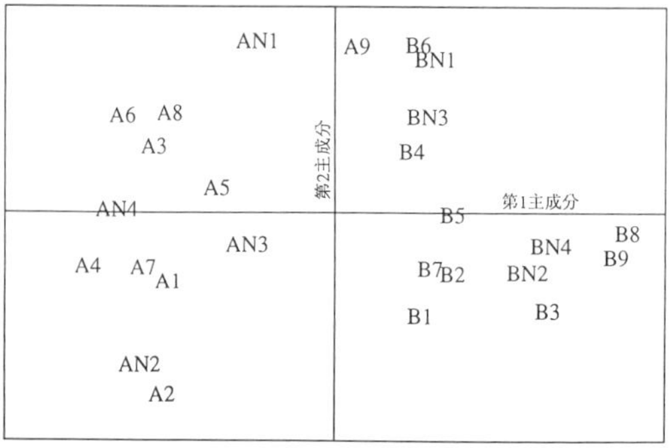

図III.3.9　顔図形の属性値の主成分分析の結果

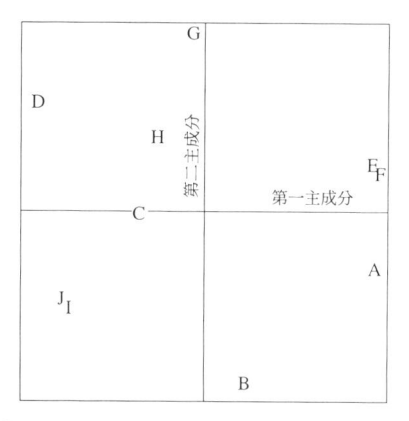

図 III.3.10 顔画像の属性値の主成分分析の結果

えば，目や口が中心に寄っているか離れているかを表している．これは，属性値の第一主成分に対応しているので，

$$0.65 \cdot ES + 0.52 \cdot EH + 0.54 \cdot MH$$

と書ける．つまり全体的特徴は局所的特徴の荷重和であるといえる．第二軸(縦軸)は細いか丸いかを表していて，第二主成分から，

$$0.32 \cdot ES + 0.83 \cdot ESPEMH - 0.37 \cdot EH - 0.26 \cdot MH$$

と書ける．これはシステムがもつ特徴空間の基底の近似式であるといえる．それではこの空間がニューラルネットではいかにして構成されるのであろうか．

次に3.4節と同様にニューラルネットワークでシミュレーションした結果を紹介しよう．ここでも中間層のユニット数を入力，出力ユニット数よりも少なくした，恒等写像を学習するネットワークを用いる．このネットワークは入力パターンを圧縮し，さらに正しく復元する方式を探索するものである．入力パターンは顔パターンにガウスフィルタをかけた画像である．入力ベクトルは100次元であり，入力，出力ユニット数はこれに合わせて100個である．中間層は結合係数の初期値に関わらずネットワークのパフォーマンスが安定する最小の個数(40個)とした．中間層，出力層のユニットは，それぞれ一つ前の層のすべてのユニットと結合している．ユニットの入出力関数はシグモイド型である．ネットワークの入力と同じ出力を出すように訓練する．つまり恒等写像の学習である．それゆえ教師信号は入力ベクトルと同じなので，外部から教師信号を与える必要はない．この点については次節で考察する．

学習によって獲得されたネットワークの内部表現について次のように分析し

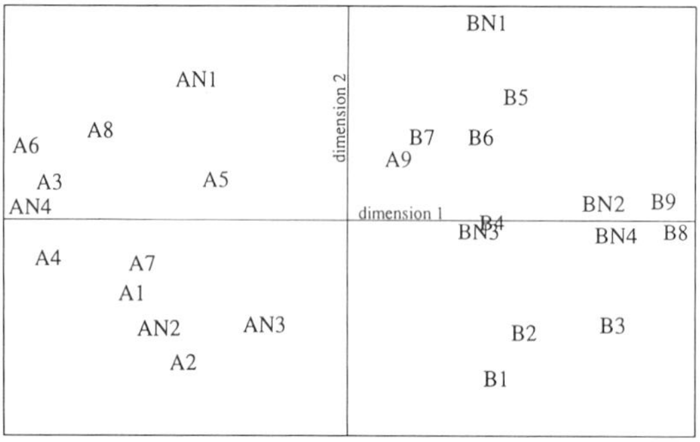

図 III. 3. 11 中間層でつくられた顔図形の表現空間

3層のニューラルネットの中間層には各顔の圧縮された表現がつくられているはずである．この図は，ニューラルネットに各顔図形を提示したときに得られる中間層の活動ベクトルのなす空間を示している．

た．すなわち各顔パターン(にガウスフィルタをかけた画像)を呈示したときの中間層ユニットの出力パターンを求め，それを一次元ベクトルとみなして各顔に対する出力パターン間の(すなわち出力ベクトル間の)ユークリッド距離を算出した．これは，各顔に対するニューラルネットの内部表現間の距離である．これを MDS で分析した結果，二次元解のストレス値が 0.063 となったので図 III. 3. 11 にその空間配置を示す．この空間は，学習したネットワークの特徴空間におけるそれぞれの顔の配置を示すものである．人間の類似性空間との一致度をみるために，各軸についてスピアマンの順位相関係数を求めると，1軸：0.985　2軸：0.978 と非常に高かった($p<0.001$)．ネットワークの内部では類似性空間とよく似た表現が獲得できているといえる．

　これは何を意味しているのだろうか．まず，パターンの類似度は与えられたパターン集合に依存するということである．つまり，二つのパターンの類似度は過去にどんなパターンを見たかによって異なる．おそらく，パターンを見るごとにその表現がパターン空間でなるべく距離が長くなるように修正されているのであろう．学習によって継時的に獲得される知識の統合過程を示唆していると思われる．

3.5.3. ネットワークの内部表現と下側頭葉ニューロンの応答

　Young と Yamane(1992)はサルに人の顔の弁別を学習させた．課題は日本人男性 30 人の顔写真のうち，3人の顔と他の 27 人の顔を弁別するというものである．27 人の顔に対する下側頭葉前部(TE)の細胞(41個)と上側頭構

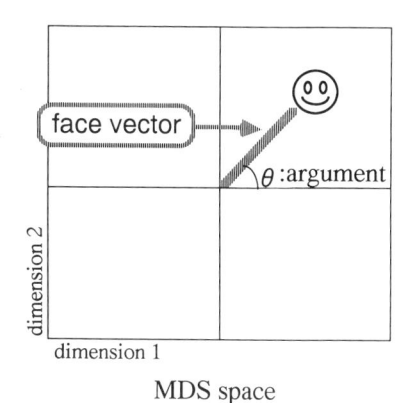

図 III.3.12 MDS空間における顔ベクトルと偏角の関係

(STS)の細胞(30個)の反応が記録された．各顔に対する各細胞の反応の行列(行は細胞，列は各顔に対する反応を表す)から各顔間のユークリッド距離を求め，MDSで分析している．MDSで求められた類似性空間は，顔の物理的な特徴を測定した変数や，被験体のサルとその人の親近度(familiarity)と比較され，TEの空間は物理的な変数，STSの空間は親近度と関係が大きいことが示された．個々の細胞は一つの顔に選択的に反応するというような，一つの細胞で顔を同定するのに十分な情報は表していない．異なる顔には少しずつ違う反応を示す．このことから細胞のポピュレーションによる符号化がなされていると予想される．YoungとYamane(1992, 1993)は運動方向に選択的に反応する運動野の細胞についての研究の手法(Georgopoulosの方法)を使って，ポピュレーションコーディングによって顔が特定されていることを示している．Georgopoulosの方法では，TEとSTS細胞の応答から求めたMDS空間を極座標表示とみなし，その角度と距離によって顔ベクトルを定義する(図III.3.12)．任意の方向に対する細胞の反応は，その方向に対する反応強度を長さ a_i とし，選択性を示す方向 θ_i を角度としたベクトルで表される．この細胞ベクトルの総和がポピュレーションベクトルである．細胞の反応を顔ベクトルの角度に対してプロットすると，360度を周期とする正弦波のようなプロフィールを示す(図III.3.13, Young and Yamane, 1993)．これより求められる細胞ベクトルの角度(最も選択性を示す方向)はMDS空間のさまざまな方向を示していた．また細胞ベクトルの総和であるポピュレーションベクトルの角度は顔ベクトルの角度とよく一致していた(図III.3.14, Young and Yamane, 1993)．

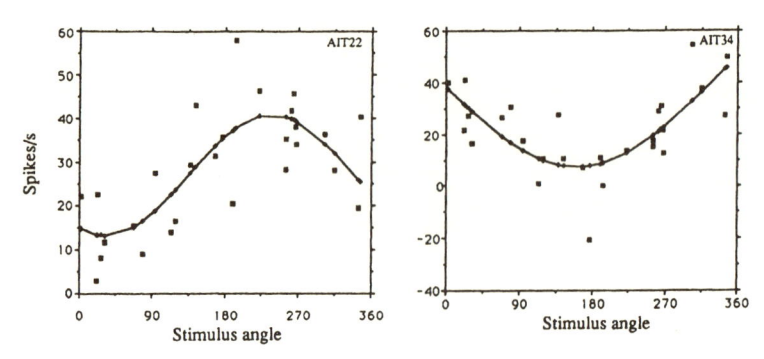

図 III. 3. 13 下側頭葉のニューロンの応答と偏角の関係(Young and Yamane, 1993)

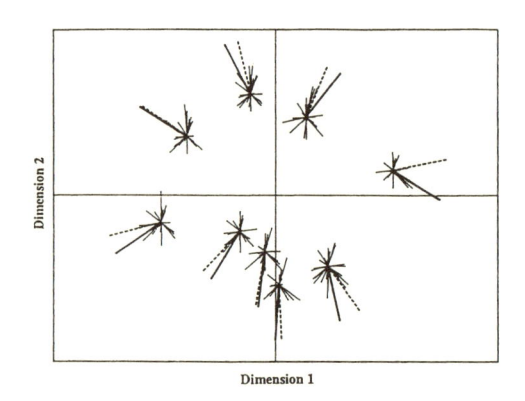

図 III. 3. 14 下側頭葉のニューロンの細胞ベクトル(短い実線)とポピュレーションベクトル(長い実線)と顔ベクトルの関係(Young and Yamane, 1993)

　同じ方法で各顔図形に対する中間層ユニットの出力を分析した．MDS で求められた類似性空間を極座標表示とみなし，正の x 軸を0度として反時計回りに各顔図形の偏角を求め，顔ベクトルの角度とした．中間層ユニットの各図形に対する活性化をその図形の角度に対してプロットすると，そのプロフィールは 360 度を周期とする正弦波に似ていた(図 III. 3. 15)．各顔図形ごとにポピュレーションベクトルを求め，顔図形の角度とともに図 III. 3. 16 に示す．このように中間層ユニットの振る舞いについて分析した結果，中間層ユニットは各刺激パターンに対し，正弦波状の緩やかな選択性を示していることがわかった．ポピュレーションベクトルが顔図形の角度とほとんど一致していることから，中間層ユニットがその集団反応で顔を正確に符号化していることがわかった．

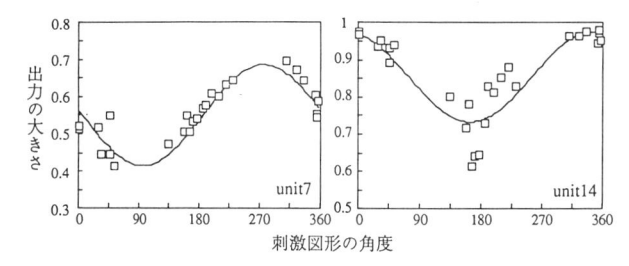

図 III.3.15 ニューラルネットワークの中間層ニューロンの応答と偏角の関係

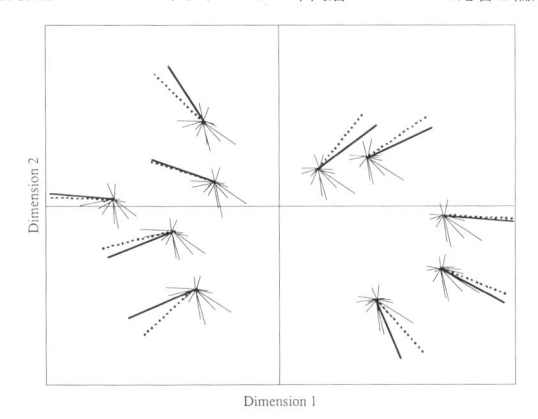

図 III.3.16 ニューラルネットワークの中間層ニューロンの細胞ベクトル(短い実線)とポピュレーションベクトル(長い実線)と顔ベクトルの関係

　サルの脳細胞と比較すると，中間層ユニットとサルの脳細胞の性質は，どちらも顔の物理的な類似性空間において緩やかな選択性を示し，ポピュレーションコーディングをしているという点で完全に一致している．中間層ユニットは主成分分析をしていることが先行研究でわかっている．したがって，サルの脳細胞は集団で主成分分析の基底を表していると考えることができる．このことは脳内で主成分分析的処理が行われていることを示唆している．また，逆にネットワークの中間層ではポピュレーションコーディングによって主成分空間が表されていることが明らかになった．

3.6. 順 逆 変 換

　ところでもう一度図 III.3.3をみてみよう．砂時計型ニューラルネットでは，恒等写像を学習するのであるから，図 III.3.17のように折り返して中間層の出力を入力層にフィードバックして，入力とフィードバック信号の誤差を

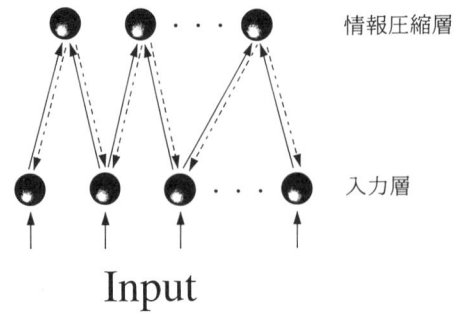

図 III. 3.17 順逆変換ネットワーク

図 III.3.3 に記した3層ニューラルネットは入力と出力が近づくように学習させるので、外部からの教師は必要ではない(self-supervised learning)。ネットワークは入力と逆向性の信号との比較をすればよいので双方向性のネットワークで実現できる。前向き結合で情報の圧縮を後ろ向きの結合で情報の復元を行う。この場合後ろ向きの結合によりイメージの再生が行われる。

小さくするように学習を進めればよい。ネットワークの機能はいずれでも同じなのだが、図のようにすると知覚レベルにおける双方向性結合の情報処理(川人・乾, 1990)と関連性がでてくる。この場合は、前向きで情報圧縮を後ろ向きで信号の復元を行うのである。また Inui(1992) は、双方向性結合の可能性のある機能として

① 近似逆光学と光学
② モジュール間の首尾一貫性保持
③ 後ろ向き結合による選択的注意

を挙げているが、これに加えて

④ データ圧縮と復元

の機能を追加しなければならない。①と②は主として知覚レベルの機能である。

　Barlow と Földiák(1989) によって提案されたアンチヘップ(anti-Hebb) という学習則もデータ圧縮と関連している。いずれの場合も、データ圧縮とはデータに含まれる相関をできるだけなくし無相関なベクトルに変換することにより、冗長度を少なくすることである。上述のようにわれわれは心理学的に得られた文字や幾何学図形、顔の心理的類似度が主成分分析(KL 変換)と密接な関係にあることを見いだした。データ圧縮と復元という枠組みによって人間のパターン認識機能も体系づけられるのではないだろうか。〔乾　敏郎〕

文　献

Baldi, P. and K. Hornik : Neural networks and principal component analysis : learning from examples without local minima. *Neural Networks*, **2** : 53-58, 1989.

Barlow,H.B. and P. Földiák : Adaptation and decorrelation in the cortex. The computing neuron, chap 4 (Durbin, R.M., C. Miall and G.J. Mitchison eds.), pp. 54-72, Adddison-Wesley, Wokingham, 1989.

Blough, D.S. : Discrimination of letters and dot patterns by pigeons and humans. *J. Exp. Psychol.* : *Animal Behaviour Processes*, **11** : 261-280,1985.

Cottrell, G. W., P. Munro and D. Zipser : Image compression by backpropagation : an example of extensional programming. Advance in Cognitive Science (Sharky, N. E. ed), Norwood, Ablex, NJ.

Fujita, I., K. Tanaka, M. Ito and K. Cheng : Columns for visual features of objects in monkey inferotemporal cortex. *Nature*, **360** : 343-346, 1992.

Gilmore, G.C., H. Hersh, A. Caramazza and J. Griffin : Multidimensional letter similarity derived from recognition errors. *Perception & Psychopysics*, **25** : 425-431,1979.

Inui, T. : Computational considerations on the possible functions of the backward conections between brain modules. Proceedings of the 1st Asian Conference in Psychology, 1992.

乾　敏郎・山下博志：中間視覚における情報統合のメカニズム．電子情報通信学会技術報告，**NC93-13**：9-16，1993．

岩井栄一：脳：学習・記憶のメカニズム，朝倉書店，1984．

川人光男・乾　敏郎：視覚大脳皮質の計算理論．電子情報通信学会論文誌，**J73-D-II**：1111-1121，1990

Kobatake, E. and K. Tanaka : Neural selectivities to complex object features in the ventral visual pathway of the macaque cerebral cortex. *J. Neurophysiol.*, **71** : 856-867, 1994.

牧岡省吾・乾　敏郎・山下博志：文字パターンの心理空間と脳内表現．ニューロコンピューティング研究会資料，**NC93-35**：33-40，1993．

牧岡省吾・乾　敏郎・山下博志：2次元パターンの脳内表現—ハイパーコラム的入力表現を用いた検討—．日本心理学会第58回大会発表論文集，1994．

Makioka, S., T. Inui and H. Yamashita : Internal representation of 2-dimensional shape. *Perception*, **25** : 949-966, 1996.

Marr, D. : VISION-A Computational Investigation into the Human Representation and Processing of Visual Information, W.H. Freeman and Campany, 1982；乾　敏郎・安藤広志(訳)：ビジョン—視覚の計算理論と脳内表現，産業図書，1987．

森崎礼子・乾　敏郎：顔の類似性判断における脳内表現の検討．信学技報，**HIP95-14**，1995．

森崎礼子・乾　敏郎：顔の認知に関する下側頭葉ニューラロネットワークモデル．信学技報，**NC95 135**，1996．

Perrett, D. I., E. T. Rolls and W. Caan : Visual neurons responsive to faces in the monkey temporal cortex. *Exp. Brain Res.*, **47** : 329-342, 1982.

Rumelhart, D. E. : A multicomponent theory of confusions among briefly exposed alphabrtic characters. Technical report, No. 22,Center for human information processing, 1971.

Tanaka, K., H. Saito, Y. Fukada and M. Moriya : Coding visual images of objects in the inferotemporal cortex of the macaque monkey. *J. Neurophysiol.*, **66** : 170- 189, 1991.

柳沼重弥：視覚前野と下側頭回の視覚認識成立における機能細分. *Vision*, **5** : 11-18, 1993.

吉川左紀子：類似性構造に基づく図形分類反応の検討. 心理学研究, **51** : 267-274, 1980.

Young, M.P. and S. Yamane : Sparse population coding of faces in the inferotemporal cortex. *Science*, **256** : 1327-1331, 1992.

Young, M. P. and S. Yamane : An analysis at the population level of the processing of faces in the inferotemporal cortex. Brain Mechanisms of Perception and Memory (Ono, T., L.R. Squire, M.E. Raichle, D.I. Perrett and M. Fukuada eds.), Oxford Uni. Press, 1993.

4

視聴覚情報処理の計算論

4.1. はじめに

　生体のさまざまな情報処理は，脳を中心として神経回路によって実行されている．したがって，脳を理解することは，処理に対応する神経回路の構造と機能を明らかにすることと考えられる．

　しかし，ある機能を実現する回路は一つだけとは限らない．そのため神経科学的知見が不十分な段階では，モデルを一つに特定できないことが多い．また，動物の種類が違えば，同じ機能を異なる神経回路で実現している可能性を否定できない．そのような事情で，いくつかの可能なモデルを提案することで満足しなければならない．それだけでなく，可能ないくつかのモデルに共通する本質的処理を明示する理論を提示することの重要性を指摘したい．

　以下では，視聴覚系での，逆変換あるいは復元の理論につき述べる．

4.2. 理論

　理論は，問題設定とその解法とからなる．そして，解の存在の有無，解の唯一性などについての検討が要請される．このような観点から，復元に関する視聴覚情報処理の具体例につき論じる．

4.2.1. 運動立体視

　観察者と物体との間に相対的な動きがあると，単眼視でも物体の立体形状を知覚できる．その理論のいくつかを紹介する．

　単一剛体に属する3点の，2時点での正射影速度場像から3点の間の相対位置，相対速度を決定できる(杉原・杉江，1984)．

　画像面を XY 平面とすると，各時点での未知量は位置と速度の相対 Z 成分

が2ずつである．2時点では，合わせて8である．したがって，8以上の独立な方程式が得られれば未知量を決定できる．2時点での3点間の対応が定まっているとすると，剛体の性質から2点間の距離が2時点で等しく，各時点での2点間の相対位置ベクトルと相対速度ベクトルが直交することから，9個の方程式が得られるので，8個の未知量を決定できる．非線形連立方程式の解は，4組存在するが，物理的に意味のある解(見え)は，図III.4.1(時点1では(c)と(d)，時点2では(e)と(f))に示すように互いに鏡像関係にある2組に限られるようである．この解の性質は，視覚心理学でよく知られたAmesの台形窓の知見や，酒田によるサルの脳での神経生理学的知見に一致する．

剛体でなく変形可能な人体のような関節物体についても，回転運動についてのある条件下で立体視が可能である．biological motionとして知られる，この場合も解が2に限られることが示されている(加藤ら，1992)．図III.4.2に9個の点からなる速度場から，2個の関節物体が抽出(知覚)された例を示す．

以上の議論で，剛体であること，回転運動がある条件を満たすことが記されている．これは，二次元の網膜像から三次元の外界を知覚するときに，未知量の数以上の方程式を得るために必要なのである．われわれを取りまく外界は，多くの場合これらの条件を満たしている．脳はこれらの条件を，生後自己組織化(教師なしの学習)により処理機構に取り込んでいると推測される．もしわれわれの住む世界の幾何学的(物体の形状など)，物理的(動き，色など)性質が，まったく異なったものであれば，脳はそれに対応した自己組織化で外界に適応できると思われる実験結果が知られている．

4.2.2. 両眼立体視

眼鏡を使う立体テレビは，人の両眼立体視機能に基づいている．両眼立体視での処理の本質は，左右網膜像の間の対応決定にある．対応が決定できれば，三角測量の原理によって奥行きを知ることができる．そこで問題となるのは，what to match, how to matchである．

図III.4.3のようなrandom・dot・stereogramで立体視が成立することから，対応の対象(what)となる特徴は，かなりlocalな明るさや色のedgeであることが推測できる．それだけでなく，通常観察されるsceneでは，もっとglobalな，面を構成する輪郭線なども用いて，後述する対応決定の高速化を実現していると思われる．

図III.4.3のような網膜像では，local edge間の対応は，局所的には，一義

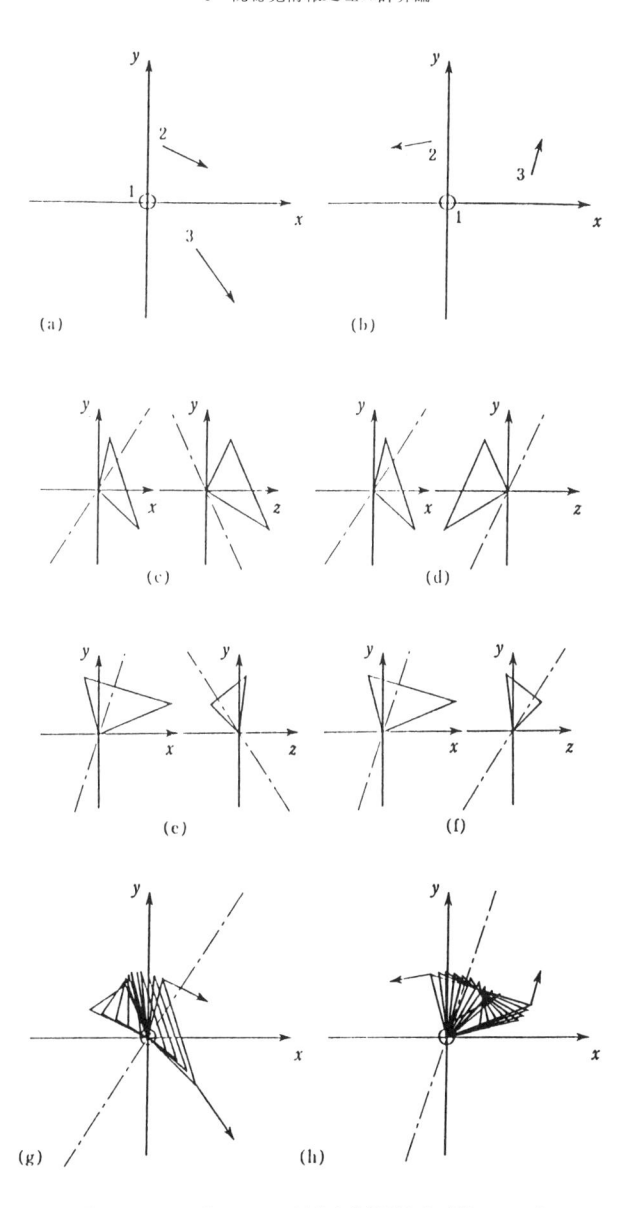

図 III.4.1　剛体における運動立体視(杉原・杉江, 1984)

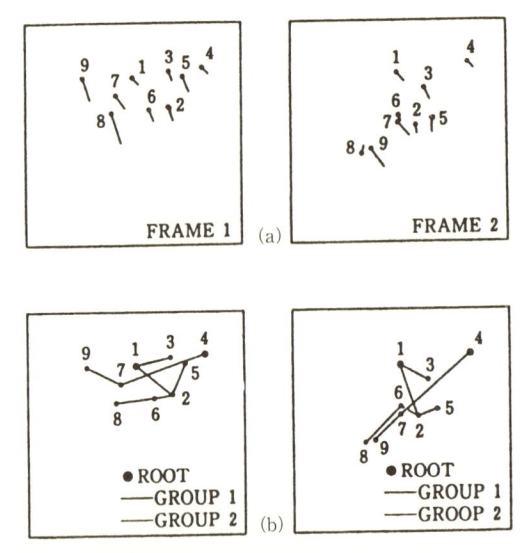

図 III.4.2 関節物体における運動立体視(加藤・大西・杉江, 1992)

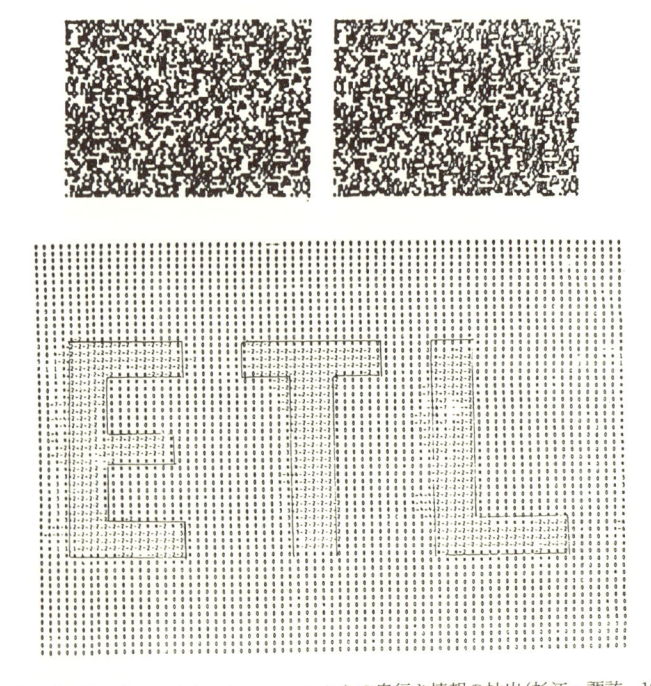

図 III.4.3 Random・dot・stereogram からの奥行き情報の抽出(杉江・諏訪, 1974)

的な決定は困難である．このような多義性(曖昧さ)の解消をいかに行うかが，両眼立体視の中心課題である．

われわれは，ほとんどの特徴は，その近傍とほぼ同じ奥行きをもつことに着目した解消法を提案し，曖昧さを解消し奥行きを決定できることを示した(杉江・諏訪，1974)．この解消法は，物体がほぼ滑らかないくつかの面から構成されているときに機能する．

両眼立体視では，対応決定問題以外に，① 片目でしか見えない領域の奥行きをいかに決定するか，② 両眼融合視での hysteresis 現象，すなわち最初に融合視が成立するための両眼視差(df)は小さいが，いったん融合視が成立すると，視差を増加させたとき，融合視から二重視に変わるための視差(db)は df より大きいこと，random・dot・stereogram の方が，line・stereogram に比して df は小さく，db は大きいこと，③ 低い空間周波数帯では対応決定が可能であるが，高い周波数帯では対応決定不可能な random・dot・stereogram でも立体視が可能であるが，明暗の知覚に関して両眼視野闘争が生じること，などの問題に対する理論が述べられている(杉江・諏訪，1977)．

4.2.3. 陰影からの立体視

立体視は，単眼でもさまざまな手がかりから可能である．たとえば，図 III.4.4 の画像を見ると立体的知覚が生じる．この図を 180 度回転し上下逆にすると凹凸が逆に知覚される．この問題は，Brooks と Horn(1985)により解決されている．物体はほぼ滑らかないくつかの表面から構成されていること，光源からは平行光線が照射されていることを仮定して，光源の方向と，物体表面の各点の法線方向とを求める手法を示した．解が 2 組生じ，それぞれでは，光源方向が上下，凹凸が逆となっている．この手法では，条件づき変分問題として問題の定式化がなされている(正則化理論とも呼ばれる)．

以上では，光源からの直接光だけを考慮していたが，表面反射による照射も考慮する必要がある．この場合解法は複雑になるが，表面反射を考慮することにより，直接光だけでは解けない問題を解けることが示されている(楊ら，1995)．

上記，二つの問題を計算するとき，解析的に 1 回の計算で解を得ることは困難である．そこで繰り返し法で解の精度を逐次上げることになる．これは逆変換と順変換を交互に繰り返しながら解を得ることとみなせる．

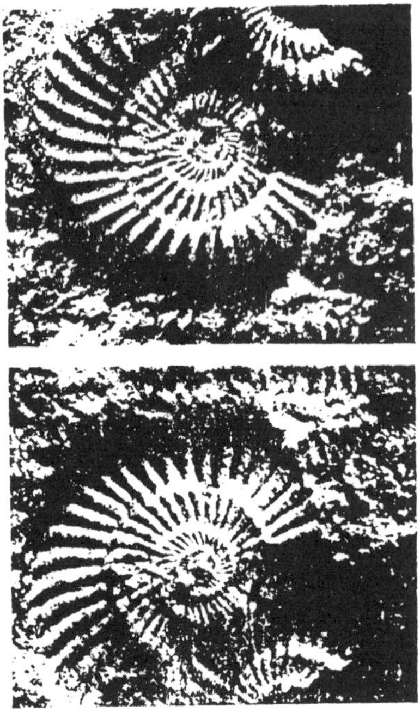

図 III.4.4 アンモナイトの化石

4.2.4. 主観的輪郭

図 III.4.5(a)をみると，白い三角形が三つの上面が黒い円盤の上に置かれているように感じられる．しかし白い三角形の輪郭の一部は物理的には存在しない，主観的にのみ存在する輪郭である．三角形と背景とが同じ白さだからである．図 III.4.5(b)は(a)と似た図であるが，三角形は知覚されない．白い不透明な三角形があるとしたら，このような図はありえないからである．

このような観点から，ある表面が他の表面をしゃへいする手がかりとしてのT型(およびその縮退化したL，I型)の頂点の存在，および主観的輪郭は物理的輪郭と滑らかに接続していることとに着目し，主観的輪郭を抽出する手法を考案し実例に適用したのが図 III.4.6 である(安田ら，1990)．主観的輪郭は，明暗や色のコントラストが弱い部分においてでも，安定して輪郭を抽出できる脳のすぐれた視覚処理の重要な要素と思われる(山村ら，1995)．このことから，脳の中で主観的輪郭の生じる個所に沿った受容野をもつ単純型細胞のいき値が等価的に低下するであろうことが推測できる．

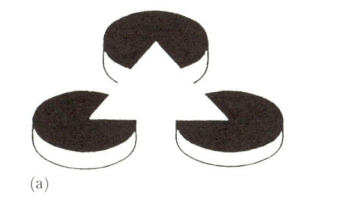

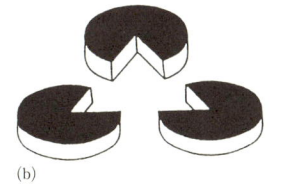

4 視聴覚情報処理の計算論　　　219

図 III.4.5　(a)主観的輪郭の生じる図，(b)生じない図(安田ら，1990)

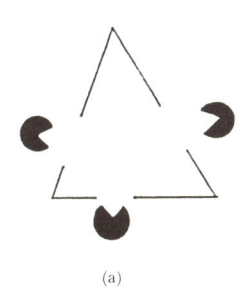

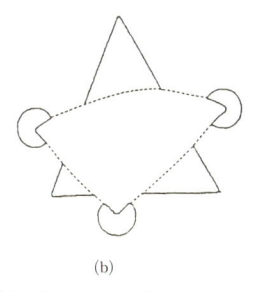

図 III.4.6　コンピュータが抽出した主観的輪郭(安田ら，1990)

4.2.5. 透　明　視

図 III.4.7 は，文字の書かれた不透明な表面の上に半透明な三角形が置かれたシーンの画像である．この画像から，半透明な三角形の存在を検出し，その表面反射率および透過率を算出し，三角形を除去して得られるはずの画像を出力する手法が提案されている(朱ら，1994).

手法は，物理光学の法則と，半透明表面と不透明表面との輪郭が滑らかに交叉するとの仮定に基づいている.

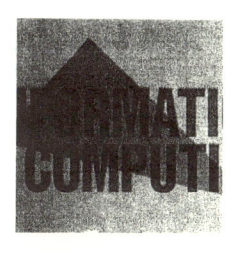

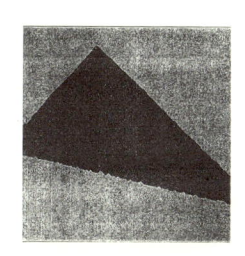

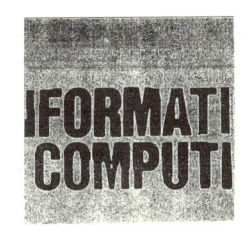

図 III.4.7　透明視
(a)呈示図形，(b)コンピュータが抽出した半透明三角形，(c)コンピュータが抽出した三角形を取り除いた図(朱・大西・杉江，1994).

4.2.6. 両耳立体聴

両眼立体視と同じように，われわれは，左右の耳に入力される音の波形の対応を決定し時間差(両耳間時間差)を求めることで，音がどの方角から発せられたかを知ることができる．このほか，高い周波数の音に対しては振幅差(両耳間強度差)の手がかりも用いられている．ここで問題となるのは，いかに対応決定を行うかである．特に，反響音の妨害をいかに回避するか，複数方向からほぼ同時に音が発せられたときに各音源の存在する方向をいかに決定するかが重要な課題である．これらの課題に対処できる手法が，聴覚心理学や聴覚神経生理学の知見に基づき提案されている(黄ら，1991 a)．反響音の妨害を回避するために用いられているのは，先に到着した音がその直後しばらくの間に到着する音の効果を抑制する，先行効果の名で知られる心理現象を組み込んだ手法である．また，対応決定のための特徴(what)としては，視覚での local edge に相当する音の立ち上がり部分を用いている．図III.4.8は，3個のマイクロホン(耳)で2か所からの音を受け，それぞれの音の存在する方向を決定した結果を示している．なお，二つの耳では時間差の手がかりだけでは，方向は一つに決まらず二つの解が生じるが(人間でそうである)，三つあれば解は一つに定まる．

さて，二つの音の方向がわかるとそれぞれの音だけを分離抽出することができる．その結果の一例を図III.4.9に示す(黄ら，1991 b)．音波形の分離は，

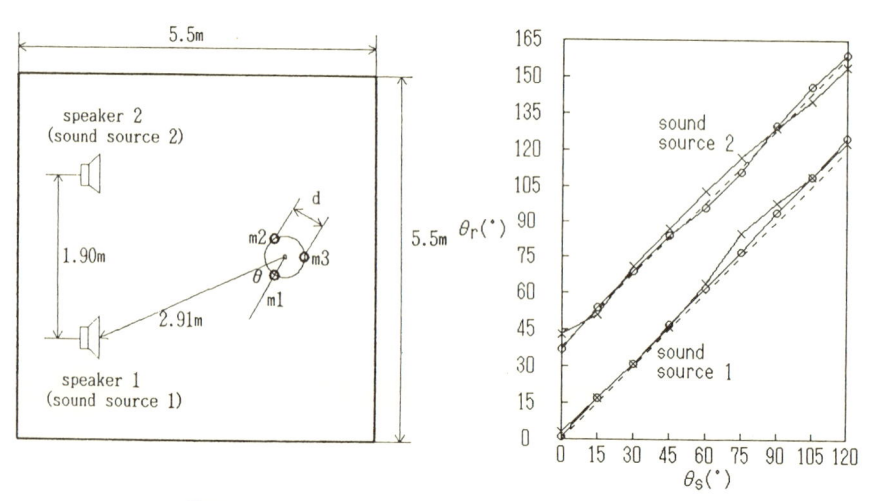

図III.4.8 複数音源の方位の決定(黄・大西・杉江，1991)

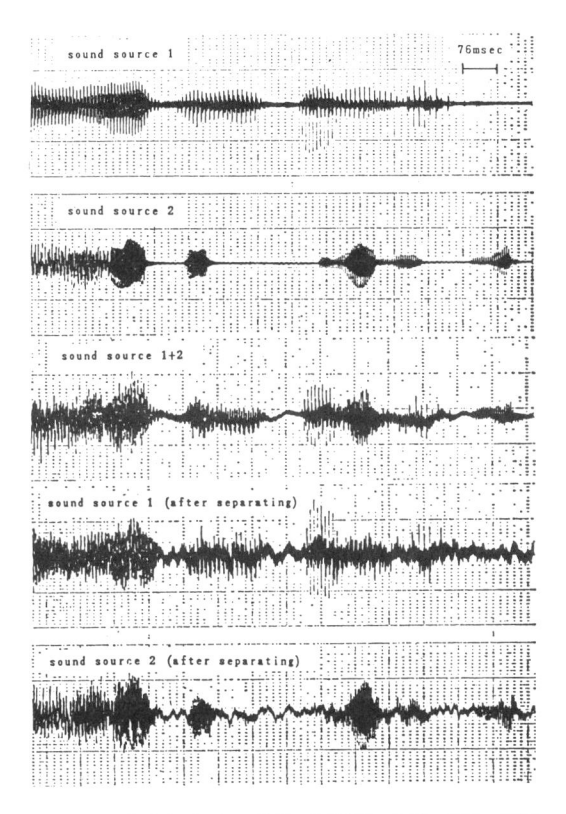

図 III.4.9　複数音源からの信号の分離(黄・大西・杉江, 1991)

図 III.4.7 の透明視で，三角形とその背後の不透明面とを分離抽出する処理と似てなくもない．音の場合は，いわば，重なり合っているどの音波形も透明で，対等の関係にあるといえよう．

4.3. 物体の表現と認識

これまで述べたような手法で，脳は外界の物体の，幾何学的三次元形状，三次元運動，表面反射率(色彩)，空間配置などを知ることができる．では，各物体は脳の中で，どのように表現され，認識されるのであろうか．

三次元物体は視線方向により大きく異なって見える．この問題に対する一つの答えを図 III.4.10 に示す．三つの異なる方向からの見えが記憶されていて，見えの各部の間の対応が決定されているならば，その中間の方向からの見えを

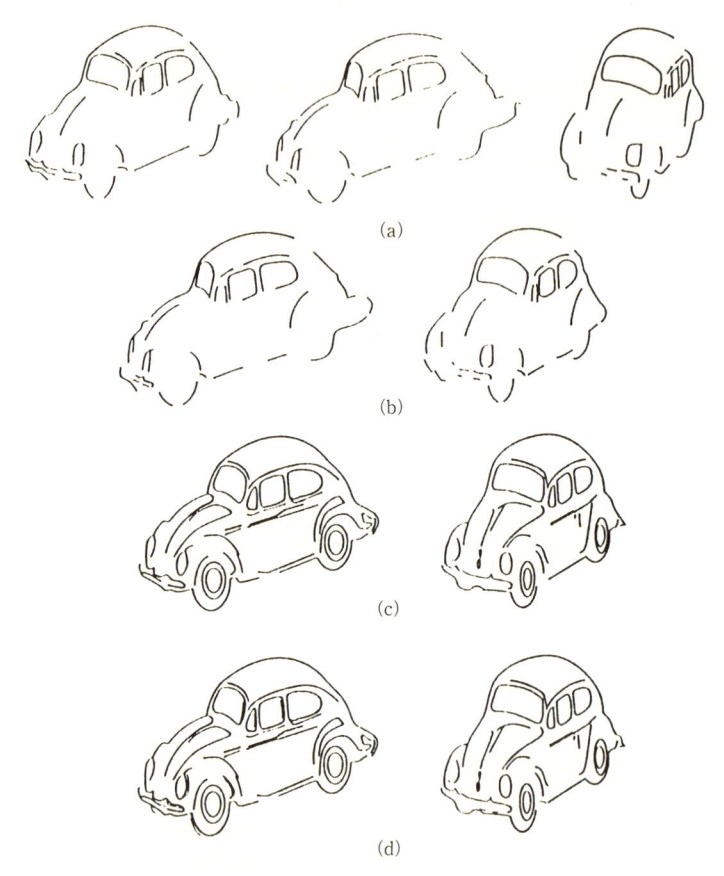

図 III. 4. 10 (a)三つの見えから，(b)その中間の見えを合成できる，(c)実際の見え，(d)(b)と(c)との重ね合わせ(Ullman and Basri, 1989)

合成できる．この理論を用いれば，さまざまな方向から見た物体が，見えが異なっていても同一の物体であると判定することが可能となる．

いくつかの物体が重なり合って置かれているときは，物体の一部しか見えないことが生じる．このような場合，主観的輪郭を生じる処理により遮蔽された部分をある程度推定できる．また，部分から全体を想起する連想記憶機構が役立つものと思われる．

複雑な構造の物体については，部分と全体との関係を規定する構造的表現が用いられていると思われる．たとえば，顔の表現は目，耳，鼻，口が適当な大きさの比率をもち，適切な位置関係にあることを表現していなければならな

い．単なる部分の集まりだけでは，顔の表現とはならない．簡単な例を下にあげると，文字の集まりと，文字を適当な順番で並べた単語とは，まったく異なるものを表している．

(例)　　a,t,c：cat：act

物体の表現は，なにがある物体であるかの定義である．定義を神経回路により，どのように実現するかには，さまざまな可能性があり，分散表現(分散実現)，おばあさん細胞仮説(集中実現)などが提案されている．このような，実現のレベルでの議論も大切ではあるが，表現のレベルについての議論をさかんにすべきである．

4.4. 理論・アルゴリズム・実現

一つの理論に対応して，複数のアルゴリズムがありうる．そして，一つのアルゴリズムに対応して，複数の実現すなわち神経回路がありうる．これらの，2段階の1対多の対応関係は，どのようにして形成されるのであろうか．組織的なルールは存在するのであろうか．自己組織化のほかに，アルゴリズムから神経回路を求めるために，多層パーセプトロンをさまざまな構成で，かつ，さまざまな初期条件で学習させることが考えられる．

4.5. お わ り に

物体の形，色，動き，位置などを決定するための理論を中心に述べた．これらは，さまざまな手がかりにより求めることができる．脳では，複数の手がかりを用いて，一つの手がかりだけのときより効率よく，高精度で，それらを求めていると思われる．すなわち，fusion，integration と呼ばれる処理の理論を求めることが望まれる．

また，眼球運動・移動・操作などの能動的な視聴覚情報処理（active vision, active audition）の理論についても研究を行う必要があろう．

物体の表現理論はほとんど未開拓であるが，非常に重要かつ興味深い分野である．　　　　　　　　　　　　　　　　　　　　　　　　〔杉江　昇〕

文　　献

加藤克巳・大西　昇・杉江　昇：関節物体の運動立体視機構のモデル．バイオメカニズム学会誌，**16**：319-327，1992．

黄　捷・大西　昇・杉江　昇：時間差ヒストグラムを用いた複数音源定位システム．日本ロボット学会誌，**9**：29-38，1991 a．

黄　捷・大西　昇・杉江　昇：音源の方位情報を用いた複数音源の分離．日本ロボット学会誌，**9**：409-414，1991 b．

朱　暁令・大西　昇・杉江　昇：画像中の半透明物体の重なりの検出．電子情報通信学会誌，**D-IIJ177-D-II**：343-352，1994．

杉江　昇：視覚情報処理とそのモデル．脳・神経系が行う情報処理とそのモデル（松本元・大津展之編），培風館，1994．

杉江　昇：視覚と聴覚による空間認知の計算理論．脳とニューラルネット（甘利俊一・酒田英夫編），朝倉書店，1994．

杉江　昇・諏訪　基：両眼立体視はどのようにして生ずるか―モデル化と計算機シミュレーション―，電総研ニュース，3-5，1974．

Sugie, N. and M. Suwa : A scheme for binocular depth perception suggested by neurophysiol, evidence. *Biol. Cybernetics*, **26** : 1-15, 1977.

Sugihara, K. and N. Sugie : Recovery of rigid structure from orthographically projected optical flow. *CVGIP*, **27** : 309-320, 1984.

山村　毅・滝沢利明・大西　昇・杉江　昇：主観的輪郭に示唆を得た重なり合った物体の内部輪郭の生成．電子情報通信学会論文誌，**J78-D-II, 5**：880-883，1995．

安田浩之・安藤和久・大西　昇・杉江　昇：物理的に存在しない輪郭線の抽出．電子情報通信学会論文誌，**J73-D-II**：574-581，1990．

揚　駿・大西　昇・杉江　昇：相互反射を利用した一枚の画像から凹をなす二つの面の形状復元．電子情報通信学会論文誌，**578-D-II, 12**：1794-1805，1995．

IV. 運動の順逆変換仮説

　脳があるおかげでわれわれは世界に何がどのように存在しているかを知ることができる．物体の発する光や音などのエネルギーが，網膜や蝸牛にある感覚細胞の巧妙なメカニズムによって，神経インパルスという電気化学的エネルギーに変換される．そしてその物体の輪郭などが大脳皮質感覚野のニューロンで効率よく抽出され，統合され，その物体が何であるかが瞬時に把握される．しかし，物理世界から神経情報へのこのような変換は本当に「正しい」ものなのだろうか．われわれが知ることができるのは，変換され，加工された神経情報だけなのだから，もしその変換のプロセスで何かの間違いがおこっているとしたら，われわれは自分が見聞きするものの何を信用することができるだろうか．このような疑問は，古くから多くの哲学者を悩ませ，あるいは楽しませてきた．

　われわれ現代の脳科学者の多くは次のように答えるだろう．脳はただ受動的に感覚を受容するだけにあるのではない．脳は情報を発し，筋肉を収縮させ，物体を操作する．そのような運動や行動によって常に感覚の結果を確認し，修正し，学習することができる．りんごの丸い輪郭はそれを実際に触ることによってより確実なものになる．

　しかし疑い深い人はさらに問いかけるかもしれない．運動によって物体を操作しているということだってわれわれの脳の中だけにある幻想かもしれないではないか．ひょっとして存在するかもしれないし，存在しないかもしれない世界とわれわれの中の「こころ」の関係は，結局はどこにも真実のよりどころのない永遠の謎なのではないか，と．

　われわれ現代の脳科学者は再び次のように答えるだろう．動物が世界の中で生きのびていくうちに，その系統発生のなかであるいは個体発生のなかで，その脳は適応し，学習し，成熟してきたのである．世界の中というとき，さまざまな動物種からなる社会も当然含まれている．要するに，脳は世界あるいは社

会の発達とともに発達してきたのだ．立派な羽をもったり，ものをつかむ手を
もったりすることは，適応的進化の端的な表現であるが，それらを操作するこ
とができる脳の神経回路がなかったらそれらは無用の長物でしかない．

　では，いったい適応するとはどういうことなのだろうか．再び現代の脳科学
者に質問してみよう．この問いに対してはおそらくいくつかの答えが返ってく
るだろう．しかし本編の筆者たち（特に笠井，川人氏）は「適応するとは脳の中
に世界のモデルをつくることである」と答えるであろう．パブロフの犬の実験
を考えてみよう．ベルが鳴ったら好物の肉を与えるということを繰り返してい
るうちに，肉を前にしたときに分泌されていた唾液が，ベルが鳴っただけで分
泌されるようになったのである．ベルから肉へという世界の中の因果関係が条
件反射というかたちでモデル化され，ベルが聞こえただけで次に来るべき肉を
適切に予測したわけである．もちろん脳がなければ（いくら立派な唾液腺があ
っても）この条件反射は起こらないのだから，世界の因果関係のモデルは脳の
中にあると言わざるをえない．

　このように脳の本質は「外界の内部モデル」であるとも言えるのだとする
と，反射や記憶さえもこの範疇に含めることもできる．たとえば前庭動眼反射
は，身体が動いても網膜に投影される像は固定するように（したがってものが
よく見えるように）眼球が回転する反射である（笠井氏の論文を参照してほし
い）．これは力学的な因果関係をみごとにモデル化し，それに基づく予測値を
逆に眼球運動として出力することによって適応を実現していると考えることが
できる．このような反射のシステムは基本的には遺伝情報として系統発生の過
程で獲得されたものに違いない．また，通常の意味での記憶（宣言的記憶とも
いわれる）は過去の体験に基づいた内部モデルと考えられる．なぜならそれは
たとえば社会的関係（友人の顔を覚えていることなど）をモデル化しているわけ
であって，決して過去の写真アルバムのような思い出のためにあるわけではな
い．

　しかし「外界の内部モデル」としての脳がその本領を発揮するのは，本編で
扱われている「随意運動や行動のメカニズム」である．社会が複雑化し，自分
自身の身体機能が複雑化するに従って（実はこれら二つはほぼ同じ現象を違う
角度からみている），内部モデルも複雑化せざるをえないし，それによって社
会はさらに複雑に成熟したはずである．

　手を伸ばしてものをつかむとき，肩や肘や手首などの関節の自由度を考える

とほとんど無限の可能性があるのに，われわれはなぜ適切な運動をほとんど意識することなく行うことができるのだろうか(川人氏はこれにみごとに答えている)．ヒトは昔からさまざまな道具を駆使して仕事をしてきた．ピアニストの超絶技巧を例にだすまでもなく，多くの人々が日常何げなく行っている職業的行動は，他の人たちにはほとんど真似のできないすばらしいものである．このような手続きや技能を支える内部モデル(しばしば運動プログラムともいわれる)は脳のどこにどのような形で蓄えられているのだろうか．最近の神経科学の進歩によって，大脳皮質の前頭葉にある運動前野がこのような機能を担っていることが明らかになってきた．その成果は，丹治氏の論文によくまとめられている．

　もちろん，これらの内部モデルはわれわれの脳の中に最初からあるわけではない，学習されたものである．では，われわれを(あるいは動物たちを)学習へと駆り立てたものは何だろうか．木村氏によれば，それは報酬への期待である．そして，この報酬と学習を結びつける役目をしているのが，大脳基底核のドーパミン系を中心としたメカニズムらしい．

　これらの「学習された内部モデル」こそ本当の意味でわれわれの生活を豊かにし，われわれに個性を与えてくれる．そしてその学習能力によって，われわれの行動が(あるいは脳が)さらに発展することを可能にしてくれる．そのメカニズムがようやく明らかにされようとしているのである．　　〔彦坂　興秀〕

1

大脳高次運動領野の情報処理

1.1. 高次運動領野とは

　大脳皮質の中で，運動の発現と調節に深く関与し，それが主要な機能とみなされる領域を運動領野といい，そのなかで一次運動野以外の領野を高次運動野と呼んでいる．まずヒトの脳においてその所在部位を図IV.1.1に示す．図上

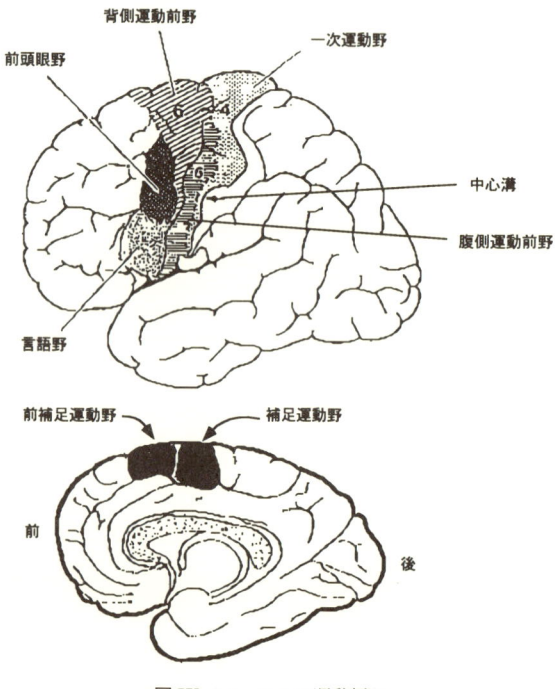

図IV.1.1　ヒトの運動領野

段は大脳皮質外側面を示すが，運動前野は背側と腹側の二部分に分けられている．下段は内側面における各領野の位置を示すが，二次運動野とも呼ばれている補足運動野の前方に，もうひとつの領野，つまり前補足運動野が定義されている．図はいずれも模式的な表示であり，実際の脳では個体差も大きくそれぞれの所在部位は多様な形態と広がりをとりうる．補足運動野と前補足運動野の下方には帯状皮質運動野があるが，ヒトではその所在部位の詳細は未だ確定していない．

もっと詳しく所在部位を知るために，サルの大脳における運動領野をその外側面(図IV.1.2)と内側面(図IV.1.3)について示す．図IV.1.3では大脳内側面を展開図で表示し，帯状溝の上・下壁を開示している．図から明らかなように，ヒトとサルに共通していえることは，眼球運動を支配する2領野および四肢や体幹を支配する7領野，合わせて9領野が区別されていることである．それらの領野は，将来もっと細分化される可能性がある．

1.2. 高次運動領野の機能概観

運動は多様に発現し，その発現をうながすのは外界と身体の情報に基づく誘因である．運動はさまざまな目的を果たすために行われるものであるから，その目的に適合した運動のゴールを決定する必要がある．それを達成するために

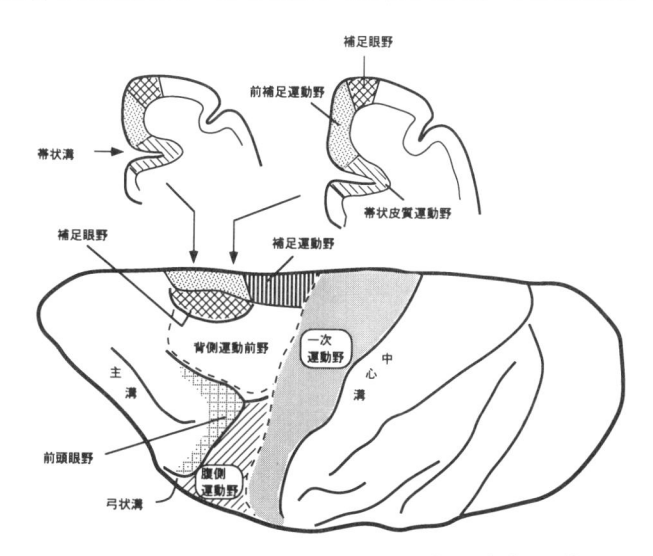

図IV.1.2 サルの運動領野上から見た図および矢印の部位での断面図

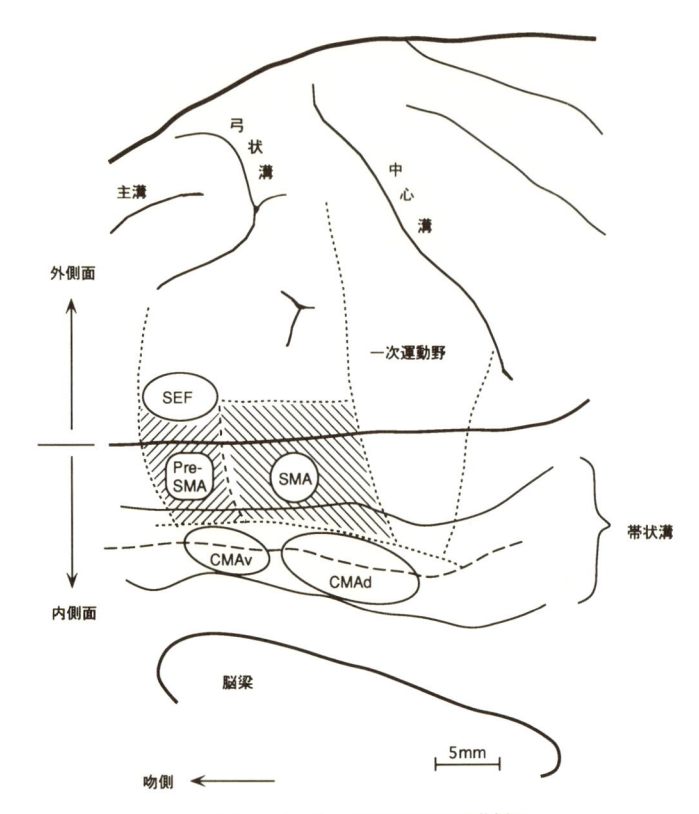

図 IV.1.3　サルの脳内側面の運動領野
SEF：補足眼野，Pre-SMA：前補足運動野，SMA：補足運動野，CMA：帯状皮質運動野．

運動のプランを形成し，運動の選択と組立てを行い，運動の準備状態を決定することになる．

　すなわち運動の遂行以前には，常に外界情報と身体内部の情報，それに加えてすでに脳内に存在する記憶情報を参照しながら，運動の目的を達成させるために行うべき過程が多く存在するといえよう．この過程を概念的に示すと図IV.1.4のようになるが，この図で重要なことは，①運動遂行に至るそれぞれの過程において，常に情報が参照される点，および，②個々の過程がどのように行われているかという状態が重要な情報として他の過程に対して送られ，その進行に影響する点の二点である．

　図IV.1.4の過程が行われる脳の領域を考えると，その大要は図IV.1.5の

1　大脳高次運動領野の情報処理　　　*231*

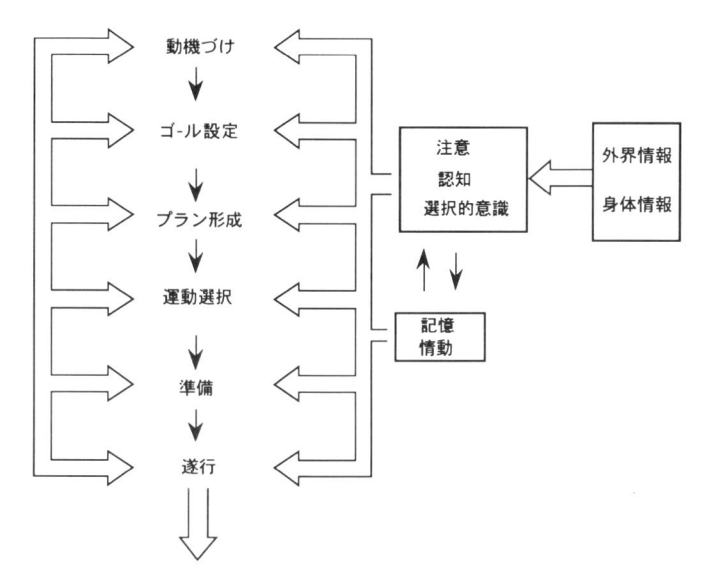

図 IV.1.4　運動遂行の先行する過程

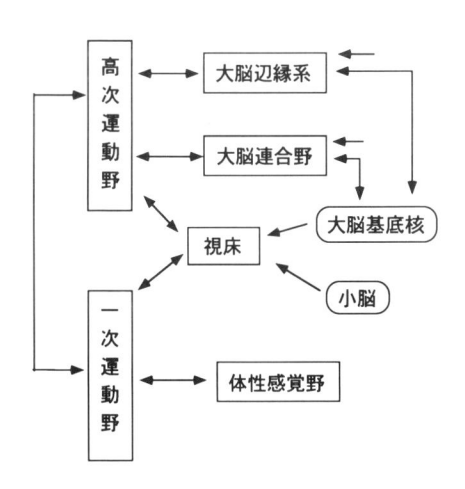

図 IV.1.5　運動制御に関する脳の回路の概略

ようにまとめられる．図の右側の諸中枢が高次運動領野の情報源となっているが，他方，図の矢印にみられるように，情報の流れ方は双方向性であることが多く，相互に情報の交換が行われている．

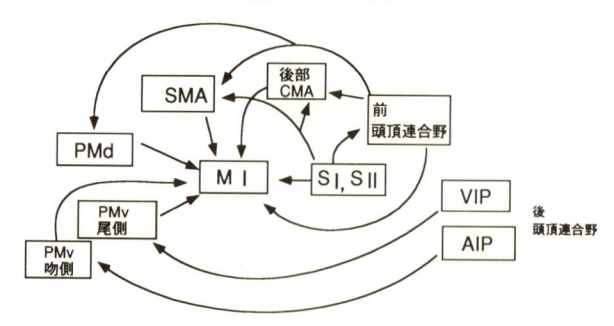

図 IV.1.6 頭頂葉から運動領野への情報の流れ

1.3. 頭頂葉からの情報の流れ

　頭頂葉から運動領野へ送られる情報の経路は図 IV.1.6 のようになる．補足運動野 SMA および背側運動前野 PMd は体性感覚からも入力を受けるが，頭頂間溝後壁を主体とする前頭頂連合野を経由して四肢をはじめとする身体の肢位・動きや，外部との接触情報を受ける．これに対して腹側運動前野 PMv は後頭頂連合野からの情報を受けるので，運動に必要な視覚情報を伝えると思われる．そのうち頭頂間溝後壁の VIP 領域は PMv 尾側へ投射し，これは目標物への到達運動などの際に運動を視覚性に誘導する役割が考えられている．他方，頭頂間溝の AIP 領域は PMv 吻側へ投射する．この入力は手の操作的運動に際して，その視覚情報による誘導を行うのに必要な情報を提供すると考えられている．

1.4. 前頭前野からの情報の流れ

　前頭連合野の中で前頭前野は大脳皮質の他の連合野や皮質下の多くの部位から広汎な入力を受けることによって多様な情報の統合を行うとみなされ，その情報が行動の方向づけや決定に用いられるとされており，したがって運動の目標設定や企画に必要な情報の多くはこの領域に依存すると考えられている．
　前頭前野から一次運動野を直接結ぶ経路はないので，高次運動野を経由する必要がある．高次運動野は 3 種類に大別されるルートを形成し，一次運動野へ情報を伝える．図 IV.1.7 に示すように，前頭前野は運動前野前方背側領域，前補足運動野(pre-SMA)および帯状皮質運動野(CMA)へ出力を送り，そこからおのおの PMd，SMA，CMA を経由して一次運動野へ投射する．このような皮質-皮質間連絡路のほかに，大脳基底核と視床を介した連絡路の可能性もある．

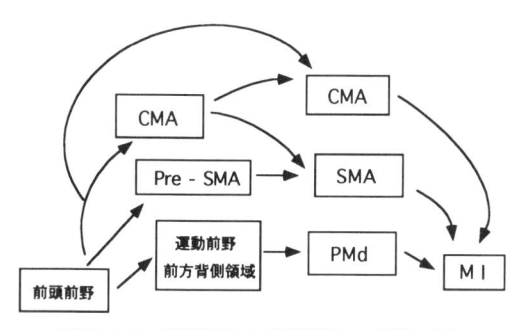

図 IV.1.7　前頭前野から運動領野への情報の流れ

1.5. 辺縁系からの情報の流れと運動の内的発動

　情動と本能行動に中心的な役割をもつ大脳辺縁系と運動領野とはどのように連絡しうるであろうか．この問題は運動の動機づけないしは随意性の源流を考える重要なヒントとなる．

　運動の開始をうながす誘因が外界から直接与えられず，自発性に運動を開始する際に脳のどの部位が活動の中心となるであろうか．ヒトの脳の機能的イメージングなどによる研究データによれば，自発性運動の開始に先行して内側に存在する高次運動野，すなわち補足運動野と帯状皮質運動野から一次運動野へ向かう活動が，大脳の外側の運動前野よりも優位に働くとみなされる．他方補足運動野と帯状皮質運動野が傷害されると，運動の発現が寡少となり無言・無動の状態になったり，逆に意図しない運動が発現するのを抑えられなくなったりすることも知られている．これらの事実から，内的な運動開始過程には補足運動野と帯状皮質運動野が重要な働きをすると考えてよかろう．

　Friedら(1991)はヒトの脳の内側に電極を埋め込み，前補足運動野と補足運動野に電気刺激を加えた．補足運動野の電気刺激では手足や顔の運動が誘発されたが，前補足運動野を刺激すると，運動が直接に誘発されることはなかったが，しかし患者は"手の動き出しそうな感じがする"あるいは"腕を動かしたい衝動が起こった"と報告している．これらは運動の遂行に先行し，運動を発現させる過程における前補足運動野の関与を示唆している．他方，Halletらは最近PET法を用いて興味深い報告をしている．強い情動を伴う状況下に一連の運動を次々と行う過程をイメージングすると，帯状回の前方部に強い活動の焦点が記録されたという．

　以上の報告と解剖学的に知られている脳内の接続を考え合わせると，帯状回

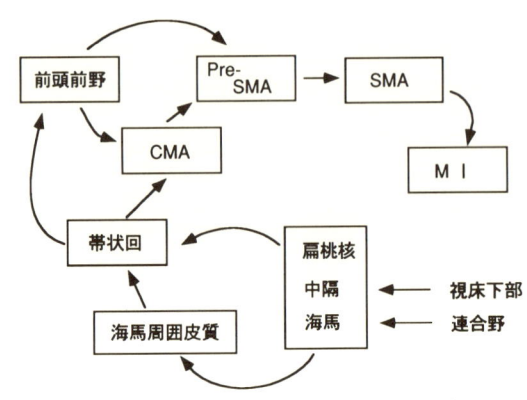

図 IV.1.8　大脳辺縁系から運動領野への情報の流れ

→帯状皮質運動野→前補足運動野→補足運動野→一次運動野という経路の運動発現における役割が重視される．ここでいう帯状回は帯状溝の下方で大脳半球の内側面に接する部分をいっているが，この部位は大脳辺縁系の情報を濃密に受けている．図 IV.1.8 に示すように，帯状回は視床下部から送られる個体自身の情報や，情動と本能行動に関する情報，さらには生物学的な価値判断に伴う情報などを統合的に含んだ大脳辺縁系と，運動領野をつなぐ接点に位置していると思われる．

1.6. 一次運動野から高次運動野へ

前項では，高次運動野から一次運動野への情報の流れを論じたが，その逆方向に，一次運動野から高次運動野へ向かう投射がある．解剖組織学的に証明されている経路をたどると，図 IV.1.9 に示したルートで情報が流れうる．この

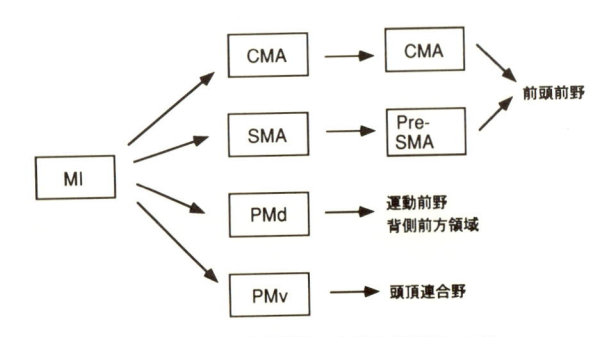

図 IV.1.9　一次運動野から高次運動野への流れ

ルートを流れる情報の内容が何であるかを直接に調べた研究は未だ行われていないが，興味深い問題である．

一次運動野の主要な機能はその下行性投射によって脊髄・脳幹に運動遂行に必要な出力を送ることであるが，その出力情報の一部が高次運動野へ送られるのではなかろうか．それによって高次運動野は一次運動野の働きをモニターできることになる．高次運動野の細胞活動を調べると，それぞれの領野に特徴的な活動のほかに，運動遂行時に一致した短期間の活動が記録される．この活動は一次運動野から送られた情報を反映している可能性があろう．

1.7．運動のメンタルイマジェリー

運動を実際には行わなくとも，その遂行過程を内的にイメージすることがヒトでは可能である．そのような運動のメンタルイマジェリーないしメンタルリハーサルと呼ばれる操作を行ったときに，脳の活動部位を調べようとする研究が行われてきた．

Rolandら(1980)は指を特定の順序で次々に動かす過程をイメージさせた被験者では，補足運動野に著明な活動の焦点がみられることをガンマカメラによる画像として描出した．この研究では補足運動野の活動がクローズアップされたが，その後PET法による研究がフランスのINSERMや英国のハマースミス研究所で行われ，運動のイメージングの際には補足運動野だけではなく運動前野や前補足運動野も活動し，頭頂連合野にも活動は検出されることが判明した．これらの研究は，運動の認知的制御に関与する高次運動領野がメンタルイマジェリーの際にも活動することを示唆している．

さらに，Parsonsら(1995)は最近興味深い研究をPET法によって行った．眼前のスクリーン上に手の映像を，その肢位と形態を複雑に変化させながら次々と写し出し，それが右手か左手かを判断させた．被験者はそれを行う際に，まず自己の右または左手をあたかも移動させ，画像に重ね合せるかのごとくにメンタルな作業を行うことで，右か左かの区別を行うことができた(実際に手が動いていないことは筋電図で確かめられた)．このような課題を行うときに活動が高まる脳の部位は広汎であるが，補足運動野をはじめとする高次運動野のすべてに活動の上昇が記録されている．

上記の研究のいずれかにおいても，一次運動野の活動は検知されていないのは興味深い．この事実は，運動の実行以前の段階における認知的作業には一次

運動野の関与は少ないことを示唆している．

1.8. シリアル仮説とパラレル仮説

　高次運動領野と一次運動野の関係は，一般的にはシリアルという概念のもとに考えられている．たとえば図 IV. 1.7 では前頭前野→前補足運動野→補足運動野→一次運動野という経路をたどることによって，逐次的に運動の意図決定から運動目標の決定，運動の企画とその準備，ついで運動の遂行という過程が次々に進行するという考え方である．

　ただし，この機能仮説は情報が上位から下位へ向かって一方通行的に送られる階層構造を意味しているものではない．図 IV. 1.4 の概念図で明らかなように，運動の遂行に至る各過程における情報は，他のすべての過程に送られて，それぞれの過程を進めるために使われることを想定している．

　これに対し最近の運動領野研究においては，各領野が機能分担を行い，特定の機能についても分業的にそれを行うというパラレル仮説を主張する研究グループも少なくない．もとより大脳皮質の個々の運動領野はまったく別々の機能を行っているものではなく，ある程度共通の機能を共有することも否定はできないが，しかしどの領野も同様の機能を分担して働くという考え方を強調するのは合理性を欠いている．なぜならば，① 各領野は皮質間・視床-皮質投射による結合関係がそれぞれ特有であり，情報源を異にする．② 各領野を切除ないし機能脱失したときに生ずる徴候が明らかに異なる．③ 運動の条件や要求度が大きく異なった作業課題を用いて各領野の細胞活動を比較検討すると，明確な差異が判明する．したがって運動関連領野がおのおのパラレルに働いたとしても，それは異なった要素を分業するという性格が強いことになる．

　結局多数の運動領野の働き方はシリアルでもパラレルでもなく，相互に情報のやりとりをしながら機能ループを多重に形成しつつ，共通部分はあっても分業的に，違った側面にそれぞれ重心をもって機能しているといえよう．

1.9. 新しく発見された領野の特性

1.9.1. 前補足運動野(pre-SMA)

　pre-SMA は Brodmann の 6 野内側面で，補足運動野よりも前方に存在する．この領野において特に顕著な細胞活動特性が最近明らかとなった．

　（1）　企画過程における運動の変更　　ある運動を行おうとする準備が進行

していても，その段階で周囲の状況が変化すると，それに応じて予定された運動を変更する必要が生ずる．このように，行おうとする運動をその企画過程において変更する状況で，前補足運動野の細胞が顕著に活動することが見いだされた．

　ニホンザルを訓練し，まず右ないし左へ向かう到達運動を準備するように指示信号を与えた．数秒間の待機時間ののちに，トリガー信号を契機として運動を開始させた．次の段階では，このような作業にもうひとつ新たな条件を加えた．いったん指示した運動をその待機期間において変更し，他の方向へ向かう運動に切り替えることを要求した．その要求信号としては，500 ms のトーン信号を用いた．図IV.1.10 に例示した前補足運動野細胞においては，切り替え信号を与えられたのちに，行うべき運動を左から右へ変更した際に，特異的

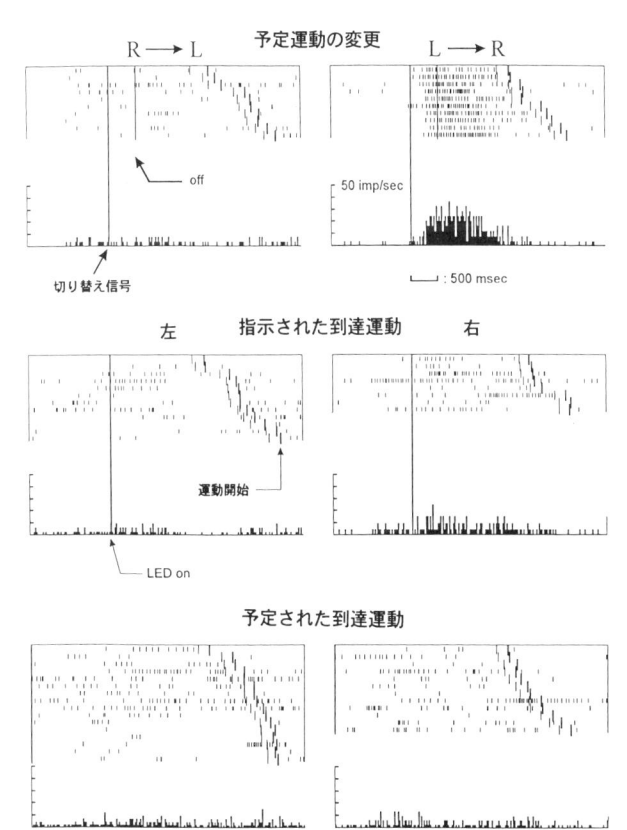

図 IV.1.10　予定運動の変更に伴って活動する前補足運動野細胞の例

に細胞活動がみられた．その細胞は指示信号に従って，あるいは記憶依存性に予定された方向に到達運動を行った際には，明らかな活動を示さなかった．この例のように運動の企画過程での変更に伴う活動は前補足運動野に多くみられたが，補足運動野には少なく，一次運動野にはまったく認められなかった．

（2） **複数運動の遂行順序の更新**　複数運動を次々と遂行するときに，その順序は目的によって変更する必要がある．最近得られた研究データによると，新たに要求された順序に従って連続動作を行おうとする際に，その順序更新に伴って活動するタイプの細胞が前補足運動野に認められた．

以上の研究成果をまとめると，前補足運動野の機能特性のひとつとして，生体に対する新しい要求ないしは状況の変化に対応して，行うべき運動のプログラムを変えようとする過程への関与が考えられる．ただし，それ以外の機能特性を考える余地も無論残されており，それについては今後の研究で明らかにされよう．

1.9.2. 補足眼野

前補足運動野のすぐ外側にある補足眼野は眼球運動への関与が特に強い領野である．それは皮質内微小刺激によって低電流で眼球運動が誘発されることから明らかである．その刺激によって，空間のある一点に集中するような収束性のサッケードが誘発されるとした報告もなされたが，しかし必ずしもそうではなく，大脳の外側に存在する前頭眼野で観察されるような，ベクトルの一定したサッケードが誘発される部位も少なくない．

補足眼野と前頭眼野の活動は，いかなる点で異なっているだろうか．ChenとWiseの研究報告は，運動学習への関与の可能性を調べたもので，補足眼野の活動の方が眼球運動の連合学習過程への関連が深いことを示した．これに対してわれわれの研究グループは別の観点から，細胞活動特性の差を明らかにした．

サルを訓練し眼前の固視点を注視させた．次に視野の周辺にターゲットを呈示し，それに対し，①サッケード運動を行う，②手だけを動かしてターゲットを押す，③手と眼球の運動を同時に行い，サッケードと到達運動の両方でターゲットを捉えるのに3種類の課題を行わせた．前頭眼野細胞の大部分は，①と③の条件で同様に，すなわちサッケードが行われさえすれば，手の運動とは無関係に同様の活動を示した．しかし補足眼野細胞の半数においては，①と③の条件で異なった活動がみられた．たとえば図IV.1.11に例示した細胞

1 大脳高次運動領野の情報処理　　239

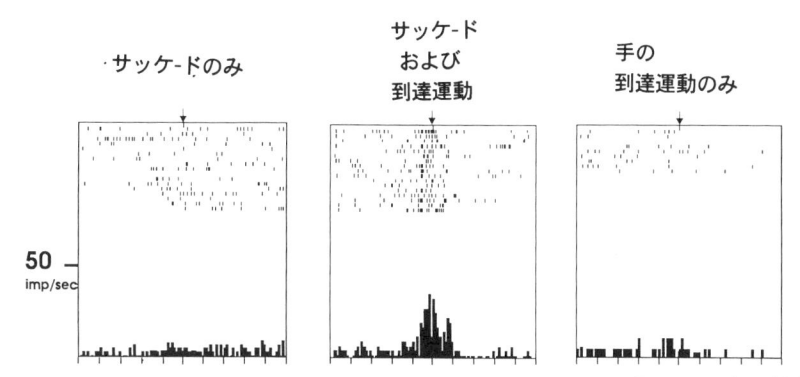

サッケードのみ　　　サッケード　　　　手の
　　　　　　　　および　　　　到達運動のみ
　　　　　　　　到達運動

図 IV.1.11　サッケード運動と手の到達運動を行ったときに選択的に活動する補足眼野細胞の活動例

では，サッケードと手の到達運動を同時に行ったときのみに活動がみられ，サッケードのみの場合には活動はみられない．逆にサッケードを単独に行うことに特異的に活動のみられる細胞も観察された．これらのデータから，前頭眼野が眼球運動の制御に関与するとみなされるのに対し，補足眼野活動のかなりの部分は行おうとする運動が眼球運動なのか，眼と手が同時進行する運動なのかによって選択的な関与をしているとみなされる．

1.10. 運動前野における情報変換の可能性

眼前に出現したターゲットに向かって到達運動を行うときのように，視覚誘導性の上肢運動を実現させるためには，まず最初にターゲットの位置は視覚系の座標でコードされる空間位置として与えられる．しかし運動を行う段階では，四肢運動の目標である手の到達点は身体を基準とした座標に基づいて定位される必要がある．このことは，ターゲット出現位置を視覚系でとらえてから手の運動開始以前の，いずれかの時点で視覚座標系から身体座標系への情報変換が行われなければならないことを意味する．

この座標変換は脳内のどこで行われるであろうか．その有力な候補のひとつは運動前野腹側である．前述のようにこの部位は後頭頂連合野から空間位置に関する視覚情報を受け取り，他方一次運動野に出力を送っているので，そのような変換過程を行いうる位置にある．

この可能性を調べるために，蔵田は次のような実験を行った．サルの眼前にタッチスクリーンを設置し，さまざまな位置に到達運動を行わせた．次にスライド式ゴーグルによってシフトプリズムを眼前に装着し，像が右または左へ

10°または20°偏位するようにした．そのような偏位によって，到達運動は当初エラーを生ずるようになったが，到達点の修正を繰り返すうちにサルは偏位に順応し，ターゲットに直接到達することができた．そのようにしてターゲットの視覚空間的な位置と，運動の目標としての身体座標に基づく位置に解離を生ずることができた．

そのような実験条件で細胞活動を解析した．一次運動野細胞では，活動は運動を行うために必要な身体座標に一致するパターンをとるものが大部分であった．それとは対照的に運動前野では視覚情報としての空間位置に一致する活動を示す細胞が少なからず存在した．そのほかに身体座標に一致するタイプの細胞もあり，さらに両者の中間的移行型と思われる活動を示す細胞があった．このデータは視覚系から運動系への空間位置の座標変換の少なくとも一部は運動前野で行われるという仮説を支持するものである．

1.11. おわりに

大脳高次運動領野の研究分野では，近年はじめて大脳半球の内側面・外側面においてそれぞれ多数の異なった領野の存在することが解剖学的・生理学的に確立されるに至った．おのおのの領野の働きには共通部分があるにしても，それらの機能の中心的なところはそれぞれ別であることが，ようやく実験的に知られはじめた．今後はもっと多面的に機能状態を設定し，各領野の内部および各領野相互において，どのような情報処理が行われているかを知ることが望まれる．
〔丹治　順〕

文　献

Chen, L.L. and S.P. Wise : Supplementary eye field contrasted with the frontal eye field during acquisition of conditional oculomotor associations. J. Neurophysiol., **73** : 1121-1133, 1995.

Chen, Y., D. Thaler, P.D. Stern and R.E. Passingham : The functions of the medial premotor cortex (SMA) II. the timing and selection of learned movements. Exp. Brain Res., **102** : 461-473, 1995.

Deiber, M.P., R.E. Passingham, J.G. Colebatch, K.J. Friston, D. Nixon and R.S.J. Frackwiak : Cortical activity associated with selection of movement : a PET study. J. Cereb. Blood Flow Metab., **11** suppl. 2 : S439, 1991.

Fried, I., A. Katz, G. McCarthy, K.J. Sass, P. Williamson, S.S. Spencer and D.D. Spencer : Functional organization of human supplementary motor cortex studied by electrical stimulation. J. Neurosci., **11** : 3656-3666, 1991.

Fujii, N., M. Mushiake and J. Tanji : Microstimulation of the supplementary eye field during saccade preparation. *Neuroreport*, **6** : 2565-2568, 1995.

Kurata, K. : Information processing for motor control in primate premotor cortex. *Behav. Brain Res.*, **61** : 135-142, 1994.

Luppino, G., M. Matelli, R. Camarda and G. Rizzolatti : Corticocortical connections of area F3 (SMA-proper) and area F6(Pre-SMA) in the macaque monkey. *J. Comp. Neurol.*, **338** : 114-140, 1993.

Luppino, G., M. Matelli, R.M. Camarda, V. Gallese and G. Rizzolatti : Multiple representations of body movements in mesial area 6 and the adjacent cingulate cortex : an intracortical microstimulation study in the macaque monkey. *J. Comp. Neurol.*, **311** : 463-482, 1991.

Matsuzaka, Y. and J. Tanji : Changing directions of forthcoming arm movements : Neuronal activity in the presupplementary and supplementary motor area of monkey cerebral cortex. *J. Neurophysiol.*, **76** : in press, 1996.

Mushiake, H., N. Fujii and J. Tanji : Visually guided saccade versus eye-hand reach : contrasting neuronal activity in the cortical supplementary and frontal eye fields. *J. Neurophysiol.*, **75** : 2187-2191, 1996.

Parsons, L.M., P.T. Fox, J.H. Downs, T. Glass, T.B. Hirsch, C.C. Martin, P.A. Jerabek, and J.L. Lancaster : Use of implicit motor imagery for visual shape discrimination as revealed by PET. *Nature*, **375** : 54-58, 1995.

Passingham, R.E. : The Frontal Lobes and Voluntary Action., Oxford Univ. Press, Oxford, 1993.

Rizzolatti, G. and M. Gentilucci : Motor and visual-motor functions of the premotor cortex. Neurobiology of Neocortex (Rakic, P. and W. Singer eds.), pp. 269-284, John Wiley & Sons, 1988.

Roland, P.E., B. Larsen, N.A. Lassen and E. Skinhj : Supplementary motor area and other cortical areas in organization of voluntary movements in man.SP *J. Neurophysiol.*, **43** : 118-136, 1980.

Shima, K., H. Mushiake, N. Saito and J. Tanji : Role for cells in the presupplementary motor area in updating motor plans. *Proc. Natl. Acad. Sci. USA*, **93** : 1996.

Taira, M., S. Mine, A. Georgopoulos, A. Murata and H. Sakata : Parietal cortex neurons of the monkey related to the visual guidance of hand movement. *Exp. Brain Res.*, **83** : 29-36, 1990.

Tanji, J. : The neuronal activity in the supplementary motor area of primates. *Trends in Neuro Sciences.*, **27** : 282-285, 1984.

Tanji, J. : The supplementary motor are in the cerebral cortex. *Neurosci. Res.*, **19** : 251-268, 1994.

Tanji, J. and K. Shima : Role for supplementary motor area cells in planning several movements ahead. *Nature*, **371** : 413-416, 1994.

Wise, S.P. : The primate premotor cortex : past, present, and preparatory. *Ann. Rev. Neurosci.*, **8** : 1-19, 1985.

Zilles, K., G. Schlaug, M. Matelli, G. Luppino, A. Schleicher, M. Qu, A. Dabringhaus, R. Seitz and P.E. Roland : Mapping of human and macaque sensorimotor areas by integrating architectonic, transmitter receptor, MRI and PET data. *J. Anat.*, **187** : 515-537, 1995.

2

行動の学習と大脳基底核

2.1. はじめに

ピアノを弾いたり自転車に乗るような運動は,誰でも最初はうまくいかないが繰り返し練習するうちに上手にできるようになる.また,いったん"からだで"覚えてしまうと,しばらくその行動や運動を行わなくても上手にできるものである.朝起きて歯を磨くとき,どちらの手に歯ブラシを持ち,どこから順番に磨くか,これもからだが覚え込んでいるらしい.無意識のうちに,からだの記憶にまかせて作業を続けるとうまくいく.しかし,それを意識した途端,いつも次はどこを磨いているのかわからなくなってしまう.このような運動や行動に関する記憶(手続き記憶,procedural memory)は知識に関する記憶(陳述記憶,declarative memory)とは異なる脳部位で処理されることがわかっている(Squire, 1986).

運動や行動の学習は,第一段階でどのような(要素的な)運動をどのような手順で行うかを覚え,第二に一連の運動(行動)をよりスムーズに行うことを身につける,いわゆるスキル学習の段階へと進む.小脳はスキル学習あるいは適応運動学習に関与することが知られている.一方,いわゆる手続きの学習が脳のどこでどのようになされるのかについてはまだ不明な点が多いが,最近,大脳皮質前頭葉と大脳基底核の関与を示唆する知見が多数得られている.本章では,運動学習に関与する大脳基底核と大脳皮質前頭葉の役割について述べる.

2.2. 大脳基底核の神経回路

大脳基底核は特徴的な神経接続をもつ被殻,尾状核,淡蒼球,視床下核および黒質とからなる(図IV.2.1).被殻と尾状核はいずれも同じ終脳部位から発

2 行動の学習と大脳基底核　　　243

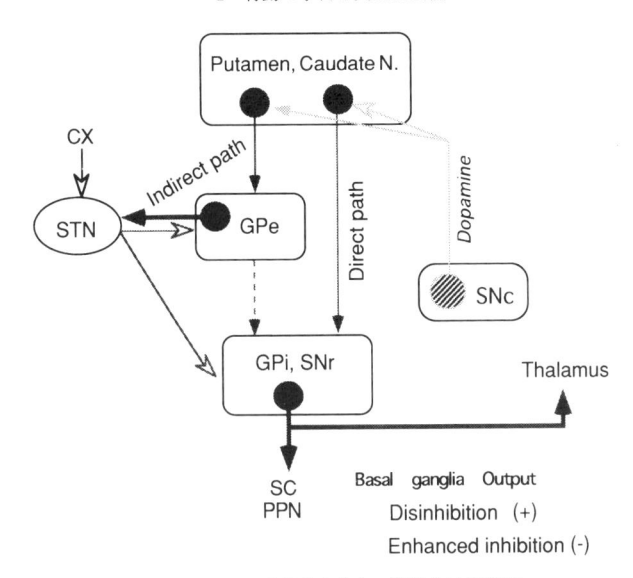

図 IV. 2.1　大脳基底核内の機能的神経接続
STN：視床下核，GPe：淡蒼球外節，GPi：淡蒼球内節，SNr：黒質網様部，SNc：黒質緻密部，
SC：上丘，PPN：脚橋被蓋核，CX：大脳皮質．

生したために，同様な細胞構築をなしており，吻側部では融合している．両者は総称して(新)線条体と呼ばれ，大脳基底核の入力ステージとして広範囲の大脳皮質，視床，大脳辺縁系，黒質線条体ドーパミン系などから投射を受ける．淡蒼球は間脳に由来し，被殻の内側で内包の外側に位置し，外節と内節とに区分される．視床下核は視床の腹側部で中脳境界部に存在する．黒質は中脳にあり，腹側の白っぽい領域は網様部と呼ばれ，細胞構成は淡蒼球と似ている．背側の黒い色素に富んだ部位は緻密部と呼ばれ，ドーパミン含有細胞であり，黒質線条体ドーパミン系の起始細胞である．淡蒼球内節と黒質網様部は大脳基底核の主要な出力情報を担う核である．

　大脳基底核を巡る神経回路には特有の神経伝達物質が作用している．大脳皮質から線条体への投射は興奮性であり，グルタミン酸を伝達物質とする．線条体から淡蒼球・黒質への投射ニューロンは，GABA を伝達物質とする抑制作用をもつ．線条体から大脳基底核の出力核である淡蒼球内節および黒質網様部への投射は直接路(Alexander and Crutcher, 1990)と呼ばれ(図 IV. 2.1)，GABA のほかに神経ペプチドであるサブスタンス P を含有する．これに対して線条体から淡蒼球外節への投射はエンケファリンが関与する．淡蒼球外節か

ら視床下核を経て淡蒼球内節へ投射する系は間接路(Alexander and Crutcher, 1990)と呼ばれる(図IV.2.1)．視床下核は淡蒼球外節・内節および黒質網様部に投射し，グルタミン酸を伝達物質とする興奮性作用をもつ．淡蒼球外節・内節および黒質網様部のニューロンはGABAを伝達物質とする抑制作用をもつ．

さて，線条体の投射ニューロンの自発放電レベルは大変低く5〜10秒間に1スパイク程度であるのに対して，淡蒼球，黒質網様部ニューロンは毎秒50〜100スパイクときわめて高い自発放電を備えている．すでに述べたごとく，これらのニューロンはGABA性の抑制作用をもつために，大脳基底核出力の標的である視床や上丘に対して，直接路は抑制の解除による興奮(脱抑制)を，間接路は抑制の増強を及ぼすことになる．視床下核は間接路を構成するとともに，大脳皮質から独立に情報を受け取り，大脳基底核出力の支配下にある大脳前頭葉や脳幹の運動性および非運動性脳部位に対して選択的な抑制をかけるために重要な役割を担っている．

さて，このように対照的な作用をもつ直接路と間接路を構成する線条体のニューロンが黒質線条体ドーパミン系によって，独立に，異なる支配を受けているらしい．すなわち，直接路のニューロンがドーパミンD1受容体をもつのに対して間接路ニューロンはD2受容体をもつものが多いのである(Gerfen, 1990)．

大脳基底核は大脳皮質とともに発達することによって，運動系のみならず非運動系の機能を大きく広げた．したがって大脳皮質-基底核機能連関は霊長類において最もよく発達している．皮質線条体投射は，運動野，体性感覚野，前頭・頭頂・側頭連合野と大脳辺縁系を含むほとんどすべての大脳皮質から起始し，被殻と尾状核に終止している．投射は部位依存的であり，吻側から尾側に向かって帯状に伸びている．大脳皮質一次運動野，体性感覚野からの投射は体部位依存的であり，足の領域が被殻の背外側部に，口の領域が腹内側部に，そして手や腕の領域がその中間部に存在する．この領域は微小電極を使った微弱な電流刺激で末梢の体部位に単収縮様の運動を誘発することができる．また，大脳皮質から線条体への投射は部位依存的であり，前頭前野，頭頂葉，側頭葉からの投射は主に尾状核内の異なる部位に向かってなされるのに対して，運動前野，補足運動野，一次運動野や体性感覚野からの投射は被殻内で重複部分はあるものの基本的には異なる部位に投射する．淡蒼球内節，黒質網様部から視

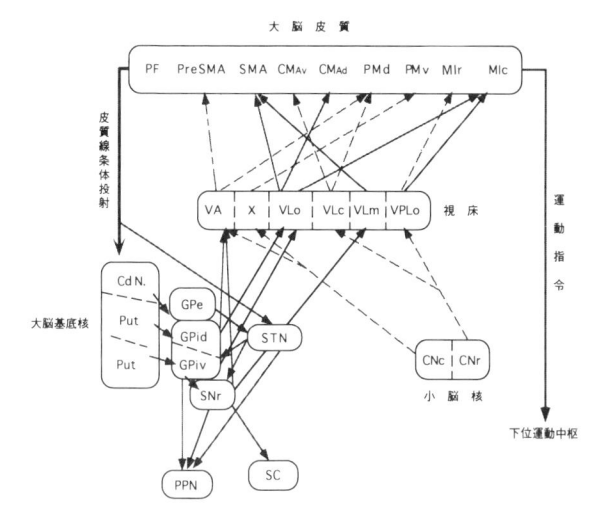

図 IV.2.2　大脳皮質-大脳基底核機能連関を示すシェーマ

PreSMA：前補足運動野，SMA：補足運動野，CMAv：腹側帯状皮質，CMAd：背側帯状皮質，PMd：背側運動前野，PMv：腹側運動前野，MIr：吻側一次運動野，MIc：尾側一次運動野，VA, X, VLo, VLc, VLm, VPLo：視床の神経核，Cd N.：尾状核，Put：被殻，GPe：淡蒼球外節，GPid, GPiv：淡蒼球内節腹側部および背側部，STN：視床下核，SNr：黒質網様部，PPN：脚橋被蓋核，SC：上丘，CNc：尾側部小脳核，CNr：吻側部小脳核．

床を介して大脳皮質へ向かう大脳基底核の遠心性投射細胞は，皮質への投射部位によって異なる部位で集合をなしている．図IV.2.2に示すように，大脳基底核と小脳からの視床での中継核は重複することがなく，異なる皮質領野に情報が送られたのち，最終共通路である一次運動野レベルで収束する．

　線条体は細胞構築学的には中型で有棘樹状突起をもち，淡蒼球・黒質への投射細胞がサルやヒトでは75％以上を占める点で一様な構造であるが，神経接続的に，また神経化学的に異なるstriosomesおよびmatrixよりなる．striosomeは辺縁系からの投射を受け，matrixは大脳新皮質から特異的な投射を受ける．matrixはさらにmatrisomeと呼ばれる縞目構造をもつ(Graybiel, 1990)．さて，大脳皮質からの特異的な投射は，この線条体のモジュールを基礎として班点状に終止する．たとえば一次運動野の手指の領域と一次体性感覚野の同一の手指の領域からの投射は被殻のmatrisomes上で収束するが，対側の一次運動野の手指の領域からの投射は収束しない．行動や運動に必要な異種情報間の連合や統合がモジュール単位で行われ，そこには大脳辺縁系からの情報が色濃く塗り込まれる構造となっている．

2.3. 大脳基底核と手順の学習

大脳基底核はその障害によって起こる著しい運動の異常ゆえに古くから運動の機序に関与すると考えられてきたが、運動学習への関与が指摘されるようになったのは最近のことである。positron emission tomography(PET)を使って非侵襲的に人間の脳の局所の血流量を測定することによって神経活動をマップすることができるようになった。最近、PETを使った実験から大脳基底核が運動学習に関わることを示す知見がいくつか得られている。Seitz と Roland(1992)は手の母指と他の四指とを対向させて特定の順番で接触させる運動を学習前、学習中と完全に学習した後^{11}C-fluoromethane を使った PET で脳の活動をマップした。運動を実行することで大脳一次運動野、運動前野、補足運動野、体性感覚野や小脳前葉の活動が予想通り増大したが、運動学習中には手と対側の大脳基底核の被殻と淡蒼球の血流量が有意に増大していた。一方、Jenkins ら(1994)も手指でキーを順番に押さえる課題を用いて調べた。目を閉じた状態ですでに学習済みの手指の運動を行うときと、新たな順序での運動を学習するときの脳の局所血流量を測定したところ、小脳皮質の血流はいずれの条件でも安静時に比べて高かったが、特に新しく運動を習得するときの増大が著しかった。一方、大脳基底核は特に被殻の血流増大が顕著であり、新しい運動を習得するときにもすでに習得済みの運動を行うときにも血流が増大し、両方の機能への大脳基底核の関与が示唆された。

さて、新しい運動や要素的な運動の組合せとしての行動の習得の過程では、どの筋群をどのような時間関係で働かせるのかを脳のどこかに貯蔵し、それは運動や行動のレパートリーとして、また必要に応じて引き出されて使われると考えられる。PETや最近の Functional MRI を使って得られる知見はこれらの機序に小脳、大脳基底核や大脳皮質前頭葉各部位が特異的に関与することを示している。それではこれらの脳部位でどのような情報処理がなされているのであろうか。この疑問に答えるためにはPETなどによるマッピングの研究では不十分であり、個々の脳部位がどのような神経情報を受け取り、その部位の神経回路でどのような処理をしてどのような出力情報をどこに送り出しているのかを明らかにする必要がある。以下に大脳基底核の運動学習の機序への関与についての最近の神経生理学の知見を紹介する。

実験動物が四肢や眼球の運動課題、記憶や予測といった認知的な行動課題を行うときに、微小電極を大脳基底核に刺入して単一ニューロンの活動を記録す

ると，小脳のプルキンエ細胞や大脳一次運動野の錐体路細胞の活動とは異なる際立った特徴をもつことがわかってきた．彦坂ら(1983；1989)は黒質網様部や尾状核のニューロンの示す感覚応答や眼球運動に関連する活動の多くが呈示される感覚刺激の物理的な特性や行うべき運動の速度や大きさなどのパラメータにではなく，感覚刺激が運動の手がかりとしての意味をもつかどうか，同一の運動でも感覚情報を頼りに行うのか一時的に記憶されている情報に基づいて行うのかなど，行動を行う上でどのような意味をもつのかに強く依存することを示した．被殻や淡蒼球のニューロンが示す四肢の運動課題に関連する活動についても状況に依存した特性をもつものが多いことが示されている(Kimura, 1990；Kimura et al., 1992)．このようなニューロンの活動特性は大脳基底核が小脳とは異なる様式で，運動・行動の学習と記憶の機序に関与することを示している．

　すでに述べたように手順記憶には運動スキルの記憶をはじめとして，認知的技量の記憶，感覚技量の記憶や行動の条件づけなどが含まれる．最近，古典的条件づけの機序への大脳基底核の関与を示す知見が得られている．青崎ら(1994)は，サルを使ってクリック音と報酬の水との条件づけ学習を行った．条件づけ前に，クリック音と報酬の水とを無関係に与えると，当然ながらサルは音と関係なく，口元にあるスプーンの上に与えられた水を舐めた．しかしクリック音の呈示から常に一定時間後(15 または 300 ms)に水を与えると，1週間ほどで舐める運動はクリック音の後で起こるようになり，やがて3週間ほどするとクリック音(条件刺激)のあとに起こる口の運動が毎回きわめて同様なパターンで起こるようになる(図IV.2.3)．この条件づけ前後で線条体のニューロンの活動を記録した．毎秒2〜8回程度の持続的な自発放電をもつこと，淡蒼球への投射細胞ではないこと，線条体のモジュール構造(striosomes と matrix)の境界部に多数存在することからアセチルコリン含有介在ニューロンであると考えられている TANs(tonically active neurons)は，十分に課題を学習した動物では，報酬の前に呈示されるクリック音に反応することが知られている(Kimura et al., 1990；Kimura, 1992)．図IV.2.4 は被殻，尾状核から記録された多数の TANs の条件刺激に対する反応の集合加算ヒストグラムである．条件づけ前には条件刺激であるクリック音に1割程度のニューロンが反応するのみであったが，条件づけの成立とともに1週間ほどで次第に明確な反応を示すニューロンが増加し，約3週間で定型的な条件反応が完成すると6

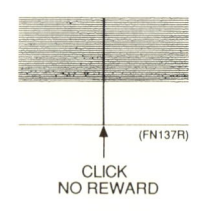

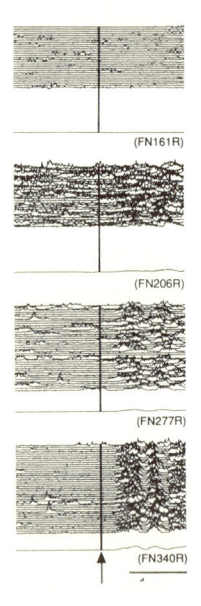

図 IV.2.3 クリック音と報酬の条件づけ
約3週間かけてきわめて定型的な口の運動がクリック音によって誘発されるようになる．

〜7割の TANs が反応を示すようになった(図 IV.2.4 A)．しかも，集合加算ヒストグラムに明確な反応が見られることからわかるように，個々の TAN の反応の時間経過が大変よく似ている．また，これらのニューロンは被殻と尾状核のきわめて広範囲の線条体から記録された．

　以上の結果は，二つの重要な示唆を与える．第一に行動の条件づけに伴って線条体のニューロンが新しい活動を獲得すること．その活動は条件刺激と無条件刺激としての報酬との連合によって形成されたと考えられる．条件刺激に対して反応するのであって，定型的な口の条件反応とも直接には関係ない．このことは，報酬あるいは条件反応を強化する事象を予期する刺激に反応している

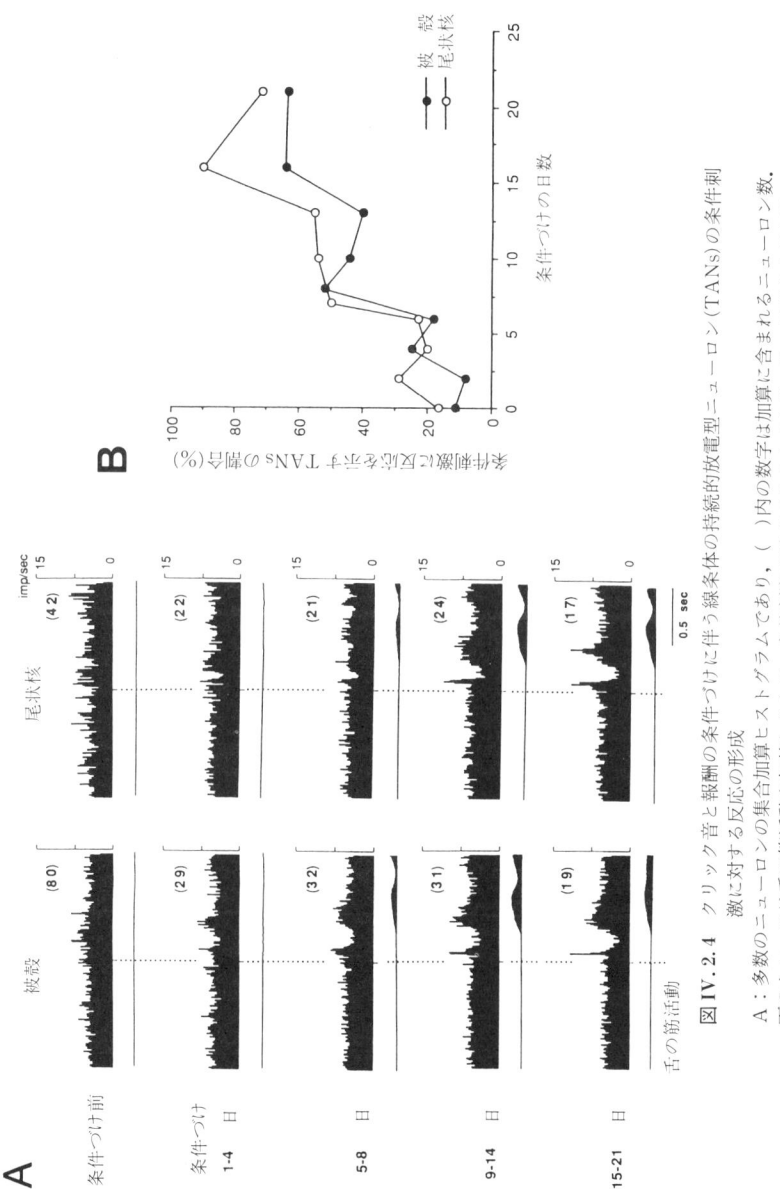

2 行動の学習と大脳基底核   249

図 IV.2.4 クリック音と報酬の条件づけに伴う線条体の持続的放電型ニューロン(TANs)の条件刺激に対する反応の形成

A：多数のニューロンの集合加算ヒストグラムであり，（ ）内の数字は加算に含まれるニューロン数．下のトレースは舌の筋活動を加算したもの．条件刺激の時点でそろえてある．B：反応する TANs の増加．

のであろう．また，いったん反応が形成されると，しばらくの間(1月程度)全く条件づけを続けなくても反応が維持されることもわかっている(Aosaki et al., 1994)．第二に示唆される点は，似た時間経過をもつTANsの反応がきわめて広範囲の線条体でみられることの機能的意義についてである．最近の新しいトレーサーを用いた皮質線条体投射の研究によると，大脳皮質一次運動野，補足運動野，運動前野，前頭前野や体性感覚野から線条体への投射部位は前後方向に帯状に広がっているが，オーバーラップが大きいものの異なっている(たとえば，並列処理説を唱えるStrickら(1995))．したがって介在ニューロンTANsは，皮質線条体投射の相違によって生まれる線条体の部位依存的な機構をこえて，報酬を予期する刺激に対して反応して，近傍にある多数の投射ニューロンの活動性に影響を及ぼすと考えられる．

2.4. 大脳基底核と強化学習

特定の目的のためにある行為を起こした結果，うまくいったと感じたり以前より改善されたと感ずるときにはその行為が生じやすくなり，うまくいかなかったり痛い目にあったりするとその行為は生じにくくなる．つまり，強化が起こることが一般的によく知られている(Thorndikeのlaw of effect, 1911)．この強化を介する学習の脳内機序に大脳基底核の黒質線条体ドーパミン系が関与することを示唆する知見が得られ，注目されている．

黒質線条体ドーパミン系の選択的な損傷によって生ずるパーキンソン病は著しい運動の障害のために，認知機能や動機づけ過程の少なからぬ障害は見落とされがちでる．さまざまな行動を行っているサルの中脳ドーパミンニューロンの活動を詳細に調べると，ドーパミンニューロンは運動，感覚情報処理や認知，動機づけ過程などの行動に関わる過程の中，特に動機づけ過程に関わることがわかってきた(Schultz et al., 1992; 1993; 1994)．たとえば，行動を学習するために動物が実験室に連れられてきた初期には，突然与えられる報酬のジュースに対してドーパミンニューロンは一様に強い反応をする．その後，光がついたらレバーを押し，報酬を得る課題を動物が習得すると報酬に対する反応が次第に減弱し，光刺激に反応するようになった．さらにレバー押し運動-報酬の引き金となるべき刺激に1秒先行させて教示刺激を与えると，この教示刺激に反応が移っていった(図IV.2.5)．このことは，ドーパミンニューロンが二つの際立った活動特性をもつことを示している．第一は，ドーパミンニュー

2 行動の学習と大脳基底核

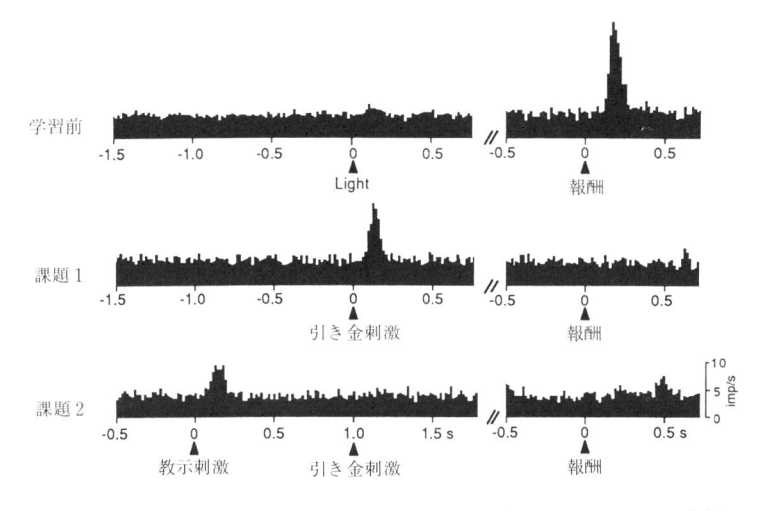

図 IV.2.5 中脳ドーパミンニューロンの報酬に対する反応(Schultz *et al.* より改変)
課題の学習に伴って，最初は報酬にのみ反応するが，次第に報酬を予測する刺激に対して反応が移っていく．ヒストグラムは多数のドーパミンニューロンの放電を加算したものである．

ロンは報酬に対して特異的に反応するが，繰り返し報酬を得るうちに報酬が予測できるようになると報酬から手がかりとなる刺激に反応が移っていく．報酬を予期する学習が進んでいるようにみえる．行動課題を動物が完全に習得して行動全体が常に予測的になるとついに活動しなくなる．第二は，ドーパミンニューロンの報酬に対する反応は動機づけとしての機能を担うと考えられることである．ドーパミンニューロンの反応は報酬に対して最も強いが，ほかに嫌悪刺激や初めて経験する驚かせるような刺激にも反応する．したがって，この活動は行動を行った結果を評価して次の行動に結びつけたり，突然現れた強い刺激に対して反応行動を起こす上で重要であると考えられる．学習にとって評価信号が重要であることはいうまでもない．ここではうまくいったのか失敗であったのか，行動が(どの程度)改善されたかなどについては評価するが，行動を"どの方向へ"，"どの程度"変化させるべきかについては告げない．つまり，目標となるべき標準的な反応があってそれと比べる形で行動の結果を評価するのではない．

　教師つき学習(supervised learning)の計算理論では，誤差逆伝搬学習(Rumelhart *et al.*, 1996)がそうであるように目標とすべき出力パターンが与

えられるので，ある出力に対するエラーベクターを受け取ることによって誤差を減らすようにネットワークの重みを調節するのが一般的である．これに対して出力の目標パターンは与えられず，出力の良し悪しを示すスカラー値の評価信号だけが与えられる場合に，それを最大にするような出力の学習則，強化学習(reinforcement learning)が注目されている．強化学習の基本は，試行錯誤によってさまざまな試行(出力)を試して，より良い結果に結びつく試行(出力)を決めていくことである．その学習では，学習に使われる評価信号は強化信号(reinforcement signal)と呼ばれ，課題がうまく解けたときやその結果得られる報酬は正の強化信号に，試行結果が失敗であったとき，罰を受けたときなどは負の強化信号となる．問題解決のために行う一連の試行(出力)に対して強化信号が与えられる場合，最終結果が得られるまでに行ったさまざまな試行のうち，どれがその結果に導いたのかを推定すること(temporal credit assignment problem)が大きな問題となる．この問題を解くための基本は，最終結果が得られるまでに行った一連の試行(状態)について，各試行に対する評価を試行錯誤によって学習しておいて，各試行を行うときには，次の試行に対する評価がより大きくなるような試行を選ぶことである．つまり，現在得られている強化信号と評価の予測値の時間変化の和(temporal difference error)をゼロにすることで，temporal difference(TD)学習と呼ばれる．

　図IV.2.6Aには強化学習の実現のためのActor-Criticアーキテクチャーが示されている(Barto, 1994)．Actorと呼ばれるコントローラーはシステム(controlled system)に対してコントロール信号を送り出す．システムの動作は外乱によっても影響を受けるが，常にActorへとフィードバックされる．重要な点はActorによってシステムが適切にコントロールされているかどうかをグローバルに(制御誤差などのベクトル的な量ではなく，結果の良し悪しなどのスカラー量として)評価するための信号がCriticにもどされ，Criticはそれをもとに強化信号をActorに送り込むことによって目的にあった行動を達成させる．図IV.2.6BはActor-Criticアーキテクチャーを大脳基底核の神経回路に当てはめたものである．予測ニューロン(Critic)は線条体のモジュールの中，striosomesにあるニューロンを想定しており，その出力は中脳ドーパミンニューロンを支配している．一方Actorは線条体のmatrixにあるニューロン群であると考える．ドーパミンニューロンによって$\hat{r}_t$，強化信号が線条体に送られ，大脳皮質などの入力と線条体ニューロンとの間のシナプス伝達効

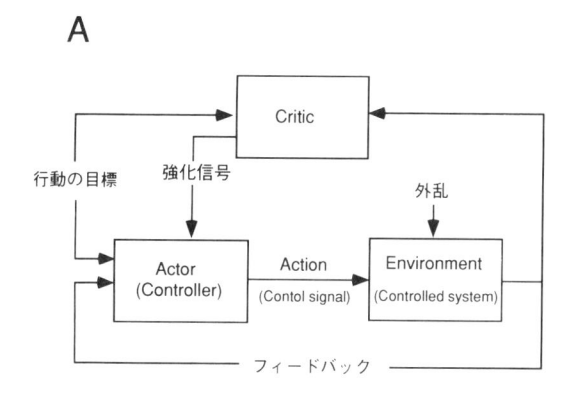

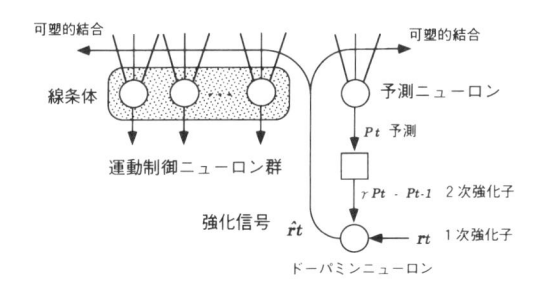

図 IV.2.6　A：Actor-Critic アーキテクチャーによる強化学習の実現，B：大脳基底核の強化学習理論(Barto, 1994)

率を可塑的に変えていくことにより，強化学習則に基づく行動の学習がなされると考えるのである．

　繰り返し報酬を得るうちに感覚手がかりなどによって報酬が予測できるようになると，ドーパミンニューロンの活動が報酬から報酬を予測できる刺激に移っていくことは，temporal difference(TD)学習則によく適合する．複数の運動からなる順序運動の学習においても，黒質緻密部のドーパミンニューロン，線条体の striosomes や matrix のニューロンが強化学習仮説を支持するような振る舞いをするのかどうか大変興味のあるところである．

　運動学習への関与が知られている小脳の場合はどうであろうか．前庭動眼反

射の適応制御において，前庭信号と網膜誤差信号が片葉のプルキンエ細胞とプルキンエ細胞の抑制的制御下にある前庭核の細胞に送られる(Ito, 1982;1984)．ここで，下オリーブ核からの登上線維を介して送られる網膜誤差信号は，supervised learning における教示信号(instructive signal)として，眼球の運動が目標値からどれだけズレているか，運動をどの方向にどれだけ変化させるべきかを伝える誤差信号であると考えられる(Knudsen, 1994)．このように手続き運動学習に関与すると考えられる大脳基底核と小脳は，きわめて異質な信号を用いることによって運動や行動の評価を行っていることになる．それは大脳基底核と小脳の手続き学習や記憶の機序への関与の仕方が異なることを示している．

すでに述べたとおり，木村らはサルに感覚条件刺激と報酬との条件づけ学習をさせると，学習によって線条体ニューロンの活動特性が次第に変容することを明らかにした(Aosaki et al., 1994)．一連のこの研究で，学習を通して形成されたTANsの条件刺激に対する反応は黒質線条体ドーパミン系の強い影響下にあることがわかった．学習が完成したのち，神経毒1-methyl-4-phenyl-1, 2, 3, 6-tetrahydropyridine(MPTP)を浸透圧ポンプを使って一側の線条体に注入して黒質線条体ドーパミン系を選択的に破壊したところ，投射ニューロンの運動に関連する活動は維持されていたが，条件刺激に反応するTANsの数が著しく減少してしまった(図IV.2.7, Aosaki et al., 1994)．この効果がドーパミン系に選択的であることは，ドーパミン受容体のアゴニストであるapomorphineを投与するとTANsの反応が回復することから確認された(Aosaki et al., 1994)．この結果はどのような神経機序を反映するのであろうか．条件づけ学習の完成に伴って多数のTANsにみられるようになる条件刺激に対する反応が，線条体内に形成された活動を表しているのか，または大脳皮質などに形成された活動を入力神経回路を通して読み出しているのかを明らかにすることが重要である．現在われわれの研究室で進めている研究では，TANsへの入力は視床髄板内核(CM, Pf 核)から送り込まれており，学習に伴う新しい活動の形成は線条体内で起こるらしいことがわかってきた(Matsumoto et al., 1996)．したがって，Schultzらが明らかにしたドーパミンニューロンの振る舞いを考え合わせて強化学習仮説に基づいて解釈すると，黒質線条体ドーパミン系は行動学習の初期に報酬そのものや行動学習の際に現れる感覚刺激が，報酬(好ましい結果)につながるかどうかの予測値と関連した活動

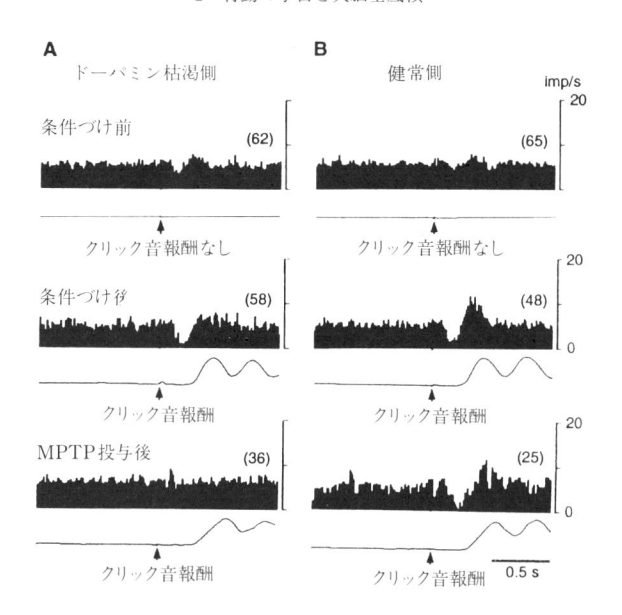

図 IV.2.7 サルの線条体の持続的発火型ニューロン(TANs)の古典的条件づけに伴って現れる報酬関連応答とそのドーパミンによる制御(Aosaki *et al.*, 1994)
MPTPによる黒質線条体ドーパミン系を枯渇した側と対側から記録された多数のTANsの集合加算ヒストグラムと報酬ジュースを舐める口の運動のトレース．

をすることによって行動の評価信号(強化信号)を線条体に送り込むことによって，TANsや投射ニューロンへの視床や大脳皮質などからの入力シナプスの伝達効率を変化させ，新しい活動特性を獲得させると考えられる．一方，学習の完成後は報酬(好ましい結果)につながることがわかっている感覚手がかりなどに対してphasicな強化信号(ドーパミン)が線条体に送り込まれることはなく，ごく少量ではあるが一定程度の(tonicな)強化信号をドーパミンを媒介として線条体ニューロンに及ぼすことによって，皮質線条体経路を介する記憶の読み出しを可能にしていると考えられる．

このように強化学習仮説は大脳基底核の学習への関与の機構にきわめて魅力的な理論的基盤を与える一方，多くの点でまだ実験的検証と実験に基づく仮説の改訂が必要であり，理論と実験との協同的な研究が待たれる．

2.5. 大脳皮質-基底核機能連関

サルやヒトで線条体全細胞の75%以上を占める投射ニューロンの活動を，

行動課題を十分に学習した動物で調べると，感覚応答や運動に関連する活動は，刺激や運動がどのような状況で起こるのかに強く依存するものが多い(Graybiel et al., 1994; Hikosaka, 1991). 手を使って押す，引く，回す運動を種々の組合せで行うとき，その順序に特異的に活動するニューロンが補足運動野で多数見いだされているが(Tanji and Shima, 1994)，線条体でも押しボタン運動の特定の順序に特異的に活動するニューロン(Kimura et al., 1992)や，肘の屈げ伸ばし運動を3回行うとき最初の屈曲または伸展運動に先立って1回だけ活動するニューロン(Kimura, 1990)が見いだされている．大脳皮質と大脳基底核が視床を介して緊密なループ神経結合をしていることを考えると，活動特性が類似のニューロンが見つかることは当然であるが，大脳皮質と基底核の手続き学習や記憶における役割は何であろうか．

図IV.2.8に仮説的なシェーマを示す．新しく運動や行動を学習するとき，連合性皮質入力を受ける線条体のニューロンは，最初は連合性入力に反応しないが，失敗しながら繰り返し学習するうちに，連合系・辺縁系を介して行動の評価入力を受ける黒質線条体系が動機づけや強化に伴ってドーパミンを線条体に送り込む(強化学習)．これによって線条体ニューロンは次第に連合性入力に反応を示すようになると考えられる．このことは，TANsに条件づけを通し

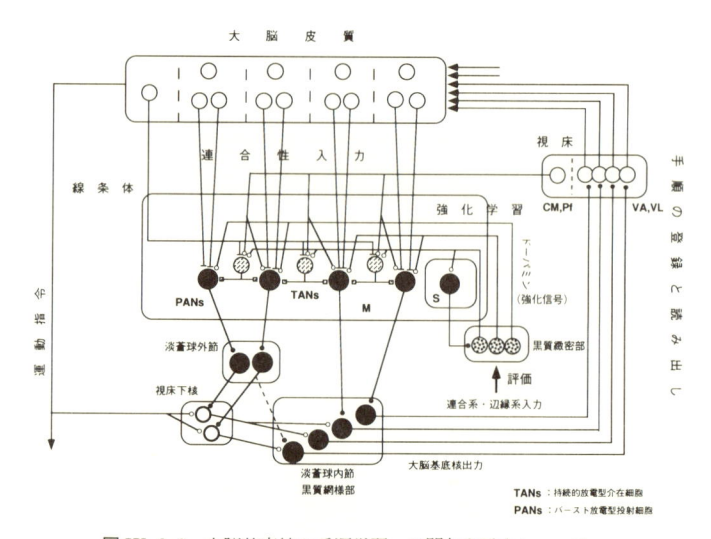

図IV.2.8 大脳基底核の手順学習への関与を示すシェーマ
TANs：持続的放電型線条体ニューロン，PANs：バースト放電型線条体ニューロン，S：striosomes, M: Matrix.

て形成された活動が黒質線条体ドーパミン系が作動しないと現れないこと(Aosaki et al., 1994), 皮質線条体シナプスでの長期抑圧(LTD)や長期増強(LTP)などの可塑的変化はドーパミンの制御下で起こること(Calabresis et al., 1992)などからも支持されよう．

線条体の投射ニューロンの活動は淡蒼球内節・黒質網様部を介する脱抑制と抑制の増強を視床の中継細胞に及ぼすことによって大脳皮質に再びもどされる．この皮質-基底核連関ループによって，大脳皮質の補足運動野や運動前野に手順記憶として登録され，また記憶から引き出されて学習された行動として実行されるのであろう．

2.6. お わ り に

最近，運動手続きの学習初期には大脳皮質の前補足運動野(PreSMA)が特異的に活動し，その活動は学習が進むとともに減弱することを示す知見が得られている(Hikosaka, 1996; Shima et al., 1996). 手続き運動の学習において，大脳基底核の関与の様式を示唆する強化学習と，前補足運動野の関与はどのように関係するのか，学習を通して形成される大脳基底核ニューロンの活動は大脳皮質前頭葉や小脳などに形成されると考えられる活動とどのように結び付くのかなどの，困難ではあるがキーとなる疑問に一つずつ答えを出していくことによって，運動や行動の学習と記憶の機序に大脳皮質前頭葉，大脳基底核や小脳がどのように関わるのかが次第に明らかになるであろう． 〔木村 實〕

文 献

Alexander, G. E. and M. D. Crutcher: Functional architecture of basal ganglia circuits: neural substrates of parallel processing. *Trends in Neurosci.*, **13**: 266-271, 1990.

Aosaki, T., A. Graybiel and M. Kimura: Effect of the nigrostriatal dopamine system on acquired neural resposes in the striatum of behaving monkeys. *Science*, **265**: 412-415, 1994.

Aosaki, T., H. Tsubokawa, A. Ishida, K. Watanabe, A. M. Graybiel and M. Kimura: Responses of tonically active neurons in the primate's striatum undergo systematic changes during behavioral sensory-motor conditioning. *J. Neurosci.*, **14**: 3969-3984, 1994.

Barto, A. G.: Models of Information Processing in the Basal Ganglia (Houk, J., J. L. Davis and D. G. Beiser eds.), pp. 215-232, MIT Press, 1994.

Calabresi, P., R. Maj and A. Pisani: Long-term synaptic depression in the striatum: physiological and pharmacological characterization. *Neurosci.*, **12**: 4224-4233, 1992.

Graybiel, A.M.: Neurotransmitter and neuromodulater in tha basal ganglia. *Trends in*

Neurosci., **13**: 244-254, 1990.
Graybiel, A. M., T. Aosaki, A. Flaherty and M. Kimura : The basal ganglia and adaptive motor control. *Science*, **265** : 1826-1831, 1994.
Hikosaka, O. : Basal ganglia-possible role in motor coordination and learning. *Curr. Opin. Neurobiol.*, **1** : 638-643, 1991.
Hikosaka, O., K. Sakai, S. Miyauchi, R. Takino, Y. Sasaki and B. Putz : *J. Neurophysiol.*, **76** : 617-621, 1996
Hikosaka, O., M. Sakamoto and S. Usui : Functional properties of monkey caudate neurons. I. Activities related to saccadic eye movement. *J. Neurophysiol.*, **61** : 780-798, 1989.
Hikosaka, O. and R. H. Wurtz : Visual and oculomotor functions of monkey substantia nigra pars reticulata. I. Relation of visual and auditory responses to saccades. *J. Neurophysiol.*, **49** : 1230-1253, 1983.
Ito, M. : Cerebellar control of the vestibulo-ocular feflex-around the flocculus hypothesis. *Ann. Rev. Neurosci.*, **5** : 725-796, 1982.
Ito, M. : The Cerebellum and Neural Control., Appleton-Century-Crofts, New York, 1984.
Jenkins, I. H. *et al.* : Motor sequence learning : a study with positron emission tomography. *J. Neurosci.*, **14** : 3775-3790, 1994.
Kimura, M. : Behaviorally contingent property of movement-related activity of the primate putamen. *J. Neurophysiol.*, **63** : 1277-1296, 1990.
Kimura, M., T. Aosaki, Y. Hu, A. Ishida and K. Watanabe : Activity of primate putamen neurons is selective to a mode of voluntary movement : sensory-triggered, self-initiated or memory-guided mode. *Exp. Brain Res.*, **89** : 473-477, 1992
Kimura, M., M. Kato and H. Shimazaki : Physiological properties of projection neurons in the monkey striatum to the globus pallidus. *Exp. Brain Res.*, **82** : 672-676, 1990.
Kimura, M. : Behavioral modulation of sensory responses of primate putamen neurons. *Brain Res.*, **578** : 204-214, 1992.
Knudsen, E. I. : Supervised learning in the brain. *J. Neurosci.*, **14** : 3985-3997, 1994.
Lisberger S. G. and T.A. Pavelko : Brain stem neurons in modified pathways for motor learning in the primate vestibulo-ocular reflex. *Science*, **242** : 771-773, 1988.
Ljungberg, T., P. Apicella and W. Schultz : Responses of monkey dopamine neurons during learning of behavioral reactions. *J. Neurophysiol.*, **67** : 145-163, 1992.
Matsumoto, N., T. Minamimoto and M. Kimura : Role of the thalamo-striatal projection in acquisition of striate neuron activity through behavioral learning in the monkey. *Neurosci. Res.*, Suppl. **20** : S244, 1996.
Rumelhart, D., G. E. Hinton and R. J. Williams : Learning internal representations by error propagation. Parallel distributed processing : Explorations in th microstructure of cognition (Rumerhart, D. E. and J. L. McClelland eds.) Vol. 1 : Foundations Cambridge, Mass : Bradford Books/MIT Press, 1996.
Schultz, W., P. Apicella and T. Ljungberg : Responses of monkey dopamine neurons to reward and conditional stimuli during successive steps of learnig a delayed response task. *J. Neurosci.*, **13** : 900-913, 1993.
Schultz, W., R. Romo, T. Ljungberg, J. Mirenowicz, J. R. Hollerman and A. Dickenson : Models of Information Processing in the Basal Ganglia (Houk, J., J. L. Davis and D. G. Beiser eds.), pp. 233-248, MIT Press, 1994.

Seitz, R J. and P. E. Roland : Learning of sequential finger movement in man : a combined kenematic and positron emission tomography (PET) study. *J. Neurosci.*, **4** : 154-165, 1992.

Shima, K., H. Mushiake and J. Tanji : Role for cells in the presupplementary motor area in updating motor plans. *Proc. Natl. Acad. Sci. USA.*, **93** : 8694-8698, 1996.

Squire, L. R. : Mechanisms of memory. *Science*, **232** : 1612-1619, 1986.

Strick, P., R. P. Dum and H. Mushiake : Function of the Cortico-Basal Ganglia Loop (Kimura, M. and A. Graybiel eds.), pp. 106-124, Springer-Verlag, Tokyo, 1995.

Tanji, J. and K. Shima : Role for supplementary motor area cells in planning several movements ahead. *K. Nature*, **371** : 413-416, 1994.

Thorndike, E. L. : Animal Intelligence, Darien, Conn., 1911.

3

階層的運動学習の計算論

3.1. はじめに

ATR人間情報通信研究所では，所外の研究者とも共同して，視覚運動統合に関するさまざまな研究を行ってきた．本章では，これらの研究のひとつひとつを詳しく解説するのではなく，それらがお互いにどのような関係にあり，また将来どのように関連していくのかについて展望してみる．特に，内部モデルの学習，運動軌道の計画，双方向性計算理論という三つの大きなテーマで，研究の流れを整理することを試みる．紙数の制限から，個々の研究や概念について詳しく述べることができないので，詳しい説明については，筆者の最近の著作『脳の計算理論』(1996)の章，節，ページ数などを引用する．

3.2. 内部モデル
3.2.1. 内部モデルの必要性

われわれの研究の成果のひとつに，脳内に外界の内部モデル(『脳の計算理論』5.2節)が存在しなければならないことを，理論的・実験的に示してきたことがある．特に，運動の制御には，軌道計画，座標変換，運動指令生成の三つの問題を解く必要があるのだが，これらの問題はすべて，解が一意に定まらないという意味で，不良設定の問題であり(『脳の計算理論』4.2節)，それを解くためには何らかの最適化原理が必要となる．最適化によって解を求める計算を行うためには，内部モデルが必要となるのである．これが，外界のモデルが脳内に学習で獲得され，利用されていなければならないということの理論的・原理的な理由である．

内部モデルの必要性に関して最も直接に議論できているのは，運動指令の生

3 階層的運動学習の計算論　　　*261*

成の問題であろう．生体のフィードバック経路の時間遅れは大きいので，速くて滑らかな多関節運動には，フィードフォワード制御が必須である．フィードフォワード制御には，筋肉のバネ特性に頼る仮想軌道制御仮説(『脳の計算理論』4.4節)と，脳内に，制御対象の内部モデルが，学習で獲得されるという仮説の二つが有力であった．われわれのグループは，まずシミュレーションによって，仮想軌道が複雑な形になることを示した(Katayama and Kawato, 1993)．次に，筋電図を制御用の入力信号とする筋肉骨格系の順ダイナミクスモデルに基づいて仮想軌道を計算し，それが速い運動については，複雑な形になることを示した(Koike and Kawato, 1993；小池・川人，1996)．最近では，新しいマニピュランダムを用いて，腕の剛性を運動中に推定し，それに基づい

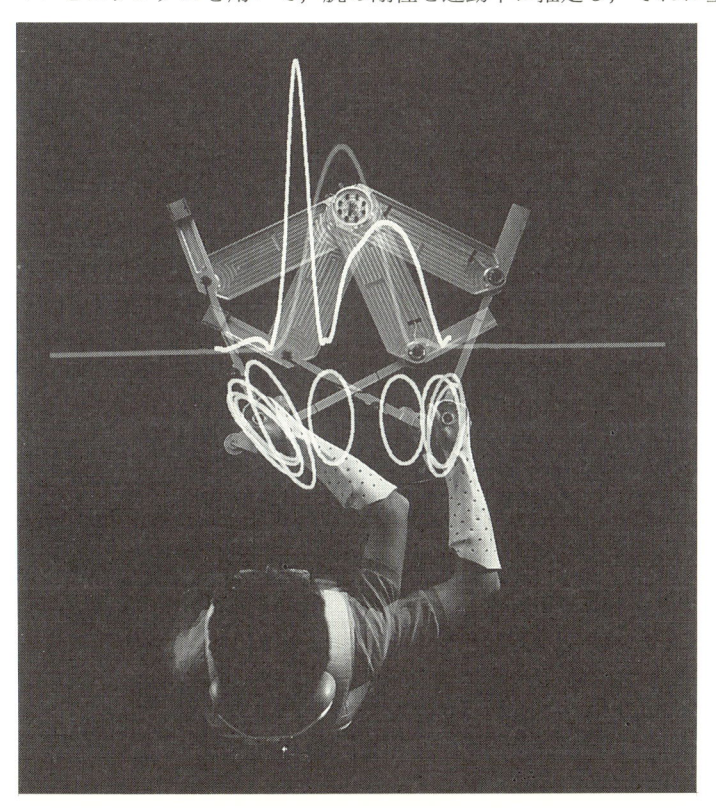

図IV.3.1(口絵4参照)　運動中の剛腕性を計測し，それに基づいて仮想軌道を推定する実験の様子．運動の始点と終点における腕とマニピュランダムの姿勢を二重写しにしている．楕円は中心に手先があったときの剛性楕円体を示しており，黄色が運動中，青が開始前，緑が終了後を示す．赤は実際の軌道の接線方向の速度，黄色は仮想軌道の接線方向の速度を示す．

て，仮想軌道を推定して，複雑な形になることを示した(Gomi and Kawato, 1996, 図IV.3.1参照)．したがって，仮想軌道制御仮説に疑いがもたれ，脳内に内部モデルがある，という可能性が実験的に強く支持されたといえる．

　内部モデルの必要性に関わる研究の将来の課題は多岐にわたる．まず運動学習や熟練とともに，視覚運動統合の戦略が変わるかという問題がある．制御の問題に関していえば，片山と川人(1997)は，仮想軌道を計画する神経回路を，フィードバック誤差学習で獲得するスキームを提案し，その有効性をシミュレーションで示した．この学習には，工学の最適問題を解くために使われるcontinuation methodの一種が使われている．つまり，運動を最初に遂行するときは，制御対象の剛性(筋肉の機械的硬さおよび神経のフィードバックのゲイン)を高くし，運動時間を長くする．すると，仮想軌道は，目標軌道や実際の軌道とほとんど同じになって，仮想軌道計画器は恒等写像に縮退してしまって，学習の必要がなくなる．これは，仮想軌道制御仮説そのものである．運動学習と熟練が進むにつれて，剛性の低下と運動時間の短縮のいずれかもしくは両者が生じて，複雑な形の仮想軌道の計画器つまり内部モデルが獲得される．簡単な問題でまず簡単な仮想軌道を獲得しておいて，徐々に問題をむずかしくしながら，少しずつ複雑な形の仮想軌道を学習していこうという，仮想軌道制御から内部モデル制御への長期間にわたる移行を行う学習の構想である．これを実験的に確かめるためには，マニピュランダムや視覚運動変換などで，新しいダイナミックな環境，あるいはキネマティックな環境をつくってやり，それへの学習とともに，剛性や筋電信号などの低下が起きることを確かめればよい．

　運動制御だけでなく，内部モデルの獲得とともに軌道計画の戦略も変わるかというのも大きな課題である．軌道計画の規範に関する論争のなかで，ダイナミックな環境の変化への学習に伴う軌道の変化について，データの不一致がみられる．つまり宇野ら(1989；1995)では，軌道の形が変化することが見いだされたのに対して，FlashとGurevich(1991)，ShadmehrとMussa-Ivaldi(1994)は，軌道の形が変わらないと報告している．前者では，被験者が内部モデルを獲得したが，後者ではいくつかの理由から内部モデルが獲得できていないか，もしくはダイナミックな力場が軌道の形に影響を与えるほど強くなかったと考えられる．では，内部モデル，特に順モデルがまだ完全に獲得できていないとき，どのような戦略で軌道が計画されるのかを明らかにしなければなら

ない．のちに説明する双方向性理論の枠組みでは，順モデルが不完全な間は逆モデルだけを用いて，一方向性の情報の流れだけを用いて軌道が計画されることが予測される．

仮想軌道の推定や，運動中の剛性の推定に関しては，線形モデルではなく小池ら(1995a)などのより一般的な非線形モデルに基づく推定も課題の一つである．また，小池ら(1996)は三次元の運動も部分的に調べているが，これも多くは将来の課題である．モデルに依存しない推定もどこまで可能かはわからないが，将来の課題の一つである．マニピュランダムをより良い装置(三次元運動の計測制御が行える，より軽い，より速い)に改良することも将来の課題の一つである．

3.2.2. 内部モデルの神経機構

行動実験から，内部モデルの構造と表現が決められるかという疑問に基づいていくつかの研究がなされた．今水ら(1995)は視覚運動変換を被験者が学習したときの汎化能力を調べることによって，内部モデルで用いられる表現が，局所的な汎化しか起こさない表現ではなく，また，大域的な汎化特性をもつ解析表現でもないことを明らかにした．また，今水ら(1996a)は関節角変換と視覚運動変換，そして両手間転移をうまく組み合わせることによって，ある実験条件では，内部モデルが身体座標系での適応的内部表現に基づくことを明らかにした．このような心理学的なパラダイムのもとで，脳活動の非侵襲計測を行うことが今後の課題である．内部モデルのうち，逆モデルに関しては，さまざまなレベルの実験研究があるが，順モデルに関しては，まだまだ貧弱である．心理実験のパラダイムをうまく使った脳活動非侵襲計測で，順モデルの存在を示すことは将来の大きな課題の一つである．

内部モデルは小脳だけに存在するわけではないだろうが，シナプス可塑性，小脳症状，複雑な非線形写像を近似できる可能性のある神経回路構造などから，複数の脳部位の中でも小脳が最も可能性の高い場所と考える．理論的な課題としては，マイクロゾーンごとにモデルがあるのか，制御対象ごとにモデルが分かれていることは確かだとして，違う運動(のプリミティブ)ごとに分かれているとすれば，どう使い分けるのか，それらの出力は和か競争的相互抑制かという問題がある．

サルの追従眼球運動中のニューロンの発火頻度解析によって，内部モデルの存在に関する証拠が得られている．設楽ら(1993)は，小脳傍片葉のプルキンエ

細胞の単純スパイク発火頻度が，眼球運動の逆ダイナミクス表現でよく近似でき，必要な運動指令のうち，ダイナミックな成分を計算できていることを示した(『脳の計算理論』6.6節)．竹村ら(1996)は小脳に視覚入力を提供している MST，DLPN では，運動指令が表現されていないことを明らかにし，逆ダイナミクス変換の最も主要な部分が，平行線維プルキンエ細胞シナプスで生じていることを示唆した．しかし一連の研究は，逆モデルなどの計算論の概念を神経生理学のデータから純粋な形で括出せるかという原理的かつ実際的な問題も浮き彫りにした．つまり計算理論でいう逆ダイナミクスモデルは目標軌道から運動指令への変換を行うのだが，この例に限らず，入力と出力が純粋に目標軌道と運動指令という脳部位はないのではないかと思われる．入力はより目標軌道に近く，出力はより運動指令に近いという，漸進的な情報処理しか行われないのかもしれない．一方，内部モデルの証明とは切り離しても発火頻度の逆ダイナミクス解析は，行動にかかわるニューロンの情報表現解析の新しい手法を提供している(五味ら，1997)．この手法は，運動の種類ごとに違いうる中枢の回路の運動への関わりかたに関する手がかりを与えている．この手法などを用いて，追従眼球運動を制御する小脳皮質以下の回路の構造に関する研究も始められている(山本ら)．

腕の運動制御に関わる神経系のニューロンについても，逆ダイナミクス解析を行うことは将来の大きな課題である．座標系，表現，神経回路など眼球運動とどれくらい近いかという問題がある．強い非線形性，多自由度を小脳皮質は実際にどう処理しているのだろうか．Schweighofferら(1997)は，これらの問いに答える大規模な神経回路シミュレーションを行った．これまで，学習後も複雑スパイクが残ることがプルキンエ細胞の長期減弱に基づく学習説に対する一つの根強い批判であった．しかし小脳での学習の対象となる運動がフィードバック制御で行われていれば，フィードバックに伴う遅れ時間のせいでこれは必ず残る．フィードフォワード制御では，下オリーブ核で比較されると考えられる目標軌道と末梢でセンサーによって計測される実際の軌道との時間遅れが，複雑スパイクの第一のピークを生み出す．軌道が目標点に到達しないことによって第二のピークがつくられる．この二つのピークのうち，第一のピークは学習後も残り，第二のピークは学習とともに消えていくことが上のシミュレーション研究によって示された．したがって，フィードバック制御にしても，フィードフォワード制御にしても学習後も複雑スパイクは残ることになる．

筆者は，複雑スパイクの発火頻度がどのような情報を運んでいるかという問題を明らかにするために一般化線形モデルによる発火頻度解析手法を提案した（川人，1995b）．これは発火頻度表現を明らかにする一般的な手法である．小林ら(1997)はこれを用いて，複雑スパイク発火頻度も眼球運動の逆ダイナミクス表現で表されることを明らかにした．複雑スパイクの機能としてはさまざまなものが提案されているが，小林らの解析は複雑スパイクの発火頻度が運動指令の空間で運動の誤差を表現していることを示唆している．これは小脳フィードバック誤差学習モデルの最も重要な仮定に対応する．発火頻度表現の解析が有効に使われれば，小脳運動学習に関する論争に少なくとも追従眼球運動に関しては近い将来終止符が打たれるのではないかと期待している．発火頻度解析の結果も取り込んだ追従眼球運動の神経機構をフィードバック誤差学習の観点から整理したシェーマを図IV.3.2に示す．

内部モデルと小脳運動学習についての将来の課題として，追従眼球運動についてフィードバック誤差学習の原理に基づいての，詳細な神経回路モデルによるシミュレーションがあげられる．ここでは，誤差情報(レティナルスリップ)に伴う遅れ時間と可塑性の時間窓の問題を理論的に研究する必要がある．また，フィードバック制御系での学習の安定性を確保するのに，シナプス荷重の減衰が必要かとか，LTP，LTDの両方が必要かなどの問題を明らかにしなけ

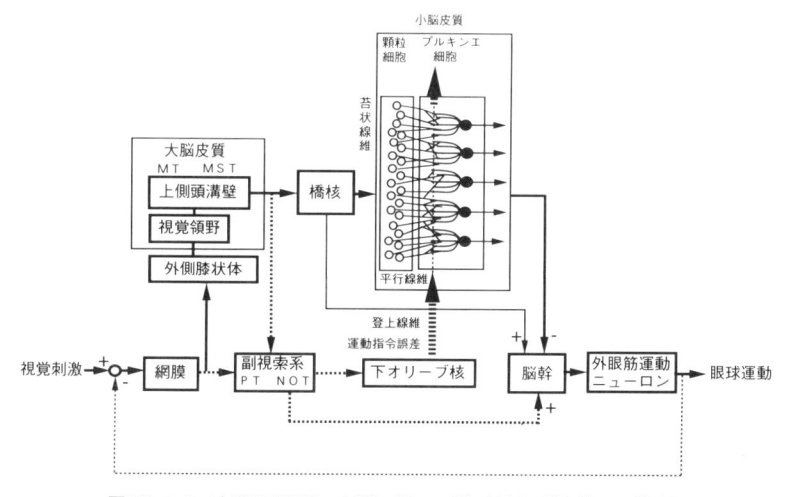

図IV.3.2 追従眼球運動の制御に関わる脳の神経回路を描いた模式図
フィードバック誤差学習のブロック図となるべく対応するように関連する脳部位を描いている．PTは視蓋前域(pre-tectum)，NOTは視索核(nucleus of the optic tract)である．

ればならない．

　逆ダイナミクスモデルや一般化線形モデルによる発火頻度解析によって，小脳だけでなく，大脳皮質 MST 野などについても何がニューロンの情報のキャリアーであるかという問題について新しい展望が開けてきた．特に竹村ら(1996)による MST の発火頻度解析から，発火頻度符号化と場所符号化の両者が入り交じっていることがわかってきた．前者は運動系で，後者は感覚系でおのおの主要な表現と思われてきたものである．粗く言えば，平均的発火頻度は受容野のように決まっており，瞬時発火頻度はある物理量を説明変数として一般化線形モデルで決まっていると整理できるだろう．つまり，神経回路モデルにたとえれば，1個の細胞の平均的な発火頻度は radial basis function 的に決まっているが，瞬時の発火頻度は perceptron, MLP, adaline, madaline の系統の神経回路モデルのように入力の一般化線形表現で決まると考えられる．このような，受容野と線形モデルが組み合わさったような神経回路モデルとしては Stefan Schaal(1996) の locally weighted linear regression model などがあるが，1個のニューロンで狭い領域が実現されていて，しかも時間軸が本質的な役割を果たす点を考慮に入れなければならない．このようなデータに基づいて，新しいモデルをつくることも将来の課題である．

3.3. 運動規範と軌道計画の空間

　人が多関節運動を行うとき，二点間を結ぶ軌道は無限にあるのに実際の軌道はほぼ直線的で，接線方向の速度はベル型になるという特徴がある(『脳の計算理論』7.3 節)．これを説明するために，さまざまな最適化モデルが提案されてきた．最近の関心は，運動規範がキネマティックかダイナミックかという問題，そしてこれに固く結び付いているが，軌道計画は外部空間(たとえば視覚作業座標)で行われるか，内部空間(たとえば筋肉活動度)で行われるかという問題がある．

　実現される軌道はほぼ直線的であるが，運動の場所，大きさ，時間などに依存して，軌道に曲率がある．この曲率が，トルク変化最小モデルなどのダイナミックな最適化規範と，軌道計画が内部空間で行われるという理論を支持する重要な実験データの一つであった．しかしこれについて，最近 Wolpert ら(1994，1995)と大須(1997)，宇野(1997)らの間で論争が展開された．前者は，計画された軌道が直線的であっても，実現される軌道が，① 視覚系のゆがみ，

②制御の不完全さ，③仮想軌道制御などによって曲がりうるので，観測された軌道の曲率からすぐにダイナミックなモデルを支持することはできないという主張を行った．大須ら(1997)は新たな実験データに基づいて上の三つの理由がありそうにないことを示し，この主張が誤っていることをほぼ完璧に示すことに成功した．つまり，実際に観測される軌道の曲率は目標となる計画された軌道の曲率をよく反映していると思ってよい．中野ら(1996)は，実現された軌道の曲率を，運動の場所や方向などから線形回帰モデルで高い精度で再構成することに成功した．これはダイナミックな最適規範モデルを支持するさらなる強い証拠であるが，学習に伴う軌道計画の変更の問題を研究する上でも重要な手法となりうる．つまり，すでに上でも述べたように宇野らは，キネマティック変換実験(1997)，ダイナミック変換実験下(1995)での軌道の曲率の評価を行って，ダイナミックな最適規範モデルを支持する結果を得ているが，調べられた軌道の数は1から4と限られている．被験者が，作業空間全体で，変更されたキネマティックスとダイナミクスの内部モデルを獲得することを保証するためには，始点，終点，運動距離，運動時間などがさまざまの軌道を被験者に遂行させて，それらの軌道全体の曲率の比較を行う必要がある．中野の線形回帰モデルの係数を学習の前後，あるいは内部空間と外部空間で比較することによってこれが行える可能性がでてきた．

運動制御のためには，軌道計画，座標変換，運動指令生成の三つの問題が解かれなければいけないことを主張してきた．次にこの三つの問題が，脳内では別々に解かれているのか，またどの順番で解かれているのかということを明らかにしなければならない．今水ら(1996 a)は，可能なシェーマを図IV.3.3に示すようにすべて列挙したのち，いくつかの生理実験データ(Kalaska, 1990)と，上で紹介したキネマティックな内部座標系での内部モデルの存在を示す行動実験データを組み合わせて，座標変換，軌道生成，運動指令生成の順に，三つが別々に解かれるというシェーマが，最も可能性が高いことを指摘した．この三つの計算問題のうち，神経生理学的研究が進んでいないのが軌道生成の問題である．将来の大きな課題に，腕の軌道生成の神経生理学的機構を明らかにすることがあげられる．これが，たとえばサッカードの神経機構とどれほど似ているかというのも興味深い．

主に理論的な見地から，ダイナミックな運動規範モデルのなかでは，運動指令変化最小モデルが最も有望であると考える．しかし，中枢神経系の変数の空

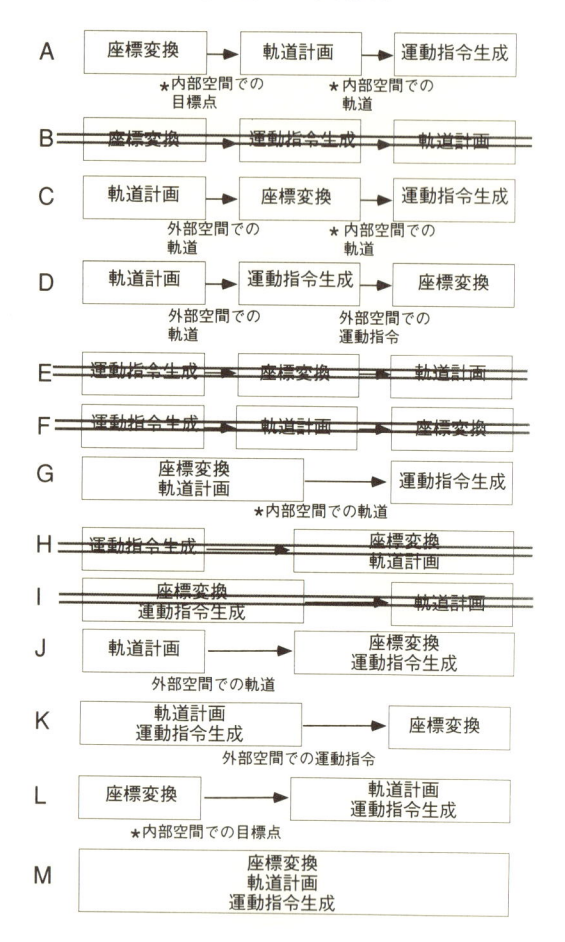

図 IV.3.3 座標変換,軌道計画,運動指令生成の三つの問題をどういう順番で,どの問題とどの問題を一緒にして解くかを可能な組合せ13個についてすべて示したもの(A〜M)
このうち五つのスキーム(B, E, F, H, I)は運動指令生成のあとに軌道計画が行われるという矛盾があるので2本線で消されている.内部空間でのキネマティックな表現(目標点または軌道)をもつ四つのスキーム(A, C, G, L)だけが今水ら(1996 a)の実験データと合致する. Kalaskaら(1990)の生理データからA, C, Gが残り,ダイナミックな運動規範モデルからA, Gが残る.目標点も内部空間で表現されていることを示唆する生理データから最終的にAが最も可能性の高いスキームとして残る.

間での最適化を考えると,目や腕などの単なる制御対象よりもずっと広くてむずかしい脳と中枢神経系を含んだモデリングが必要となる.表面筋電図から,運動軌道を再現する神経回路モデルの小池らの一連の研究(Koike and Kawato, 1994;小池・川人, 1995 b)は,そのような方向を目指しているとい

える．最近では，モデルの信頼性をより高めるために，筋骨格系に関する知識をより陽に含んだ式に基づくモデリングが行われている(小池・川人，1995b)．これは，運動軌道の実験データに基づいて，まず制御対象の順ダイナミクスモデルを推定し，この順ダイナミクスモデルを使って最適化モデルに基づいて最適軌道を計算して，それと実際の軌道を比較することによって，提案した最適化モデルの妥当性を検証するといういわば正攻法のアプローチである(『脳の計算理論』7.5節)．これは，制御対象や中枢神経系のモデリングが大変困難なので，まったく違う(逆転の発想の)アプローチもとり始めた．つまり，実際に計測された軌道データから評価関数を計算する(Osu $et\ al.$, 1995)というものである．ある評価関数が，自然に遂行される運動軌道以外の軌道で最小になれば，その評価関数は否定できるという論理である．すでにこの方法で，躍度最小モデルを否定した．これら二つのアプローチによって運動指令変化最小モデルなどを検証するのが今後の課題である．

3.4. 双方向性理論
3.4.1. 一方向性理論と双方向性理論

運動制御のために，内部モデルが必要か否か，キネマティックな最適運動規範かダイナミックな最適運動規範か，軌道計画は外部座標系でなされているのか内部座標系なのかという問題を全体として考えると，脳内の情報の流れに関する二つの理論の違いに行き着く．つまり，一方向性理論と双方向性理論である(図IV.3.4と表IV.3.1を参照，『脳の計算理論』8.10節)．双方向性理論はもともと視覚大脳皮質の計算理論として，川人，乾ら(1993)によって提案された．鈴木と安藤(1995)は，この理論の枠組みで，視線方向によらない三次元物体のパターン認識を教師なしで学習する神経回路モデルを提案している．双方向性の情報処理によれば，視覚の結び付け問題が発火頻度符号化によっても解けることを概念的に提案しているが(川人，1995a)，これを計算理論とシミュレーションによって裏付けることが将来の課題である．運動制御に関しても，視覚情報処理に関しても，われわれは双方向性理論を提唱したのであるが，すべての課題が双方向の処理を必要とするとは考えていない．より複雑，困難で，程度の高い情報処理課題が，双方向の情報処理を必要とすると考えられる．したがって，どのような運動課題，視覚課題が一方向の計算で実現できる簡単なもので，どのような課題が双方向の計算を必要とする本質的に不良設

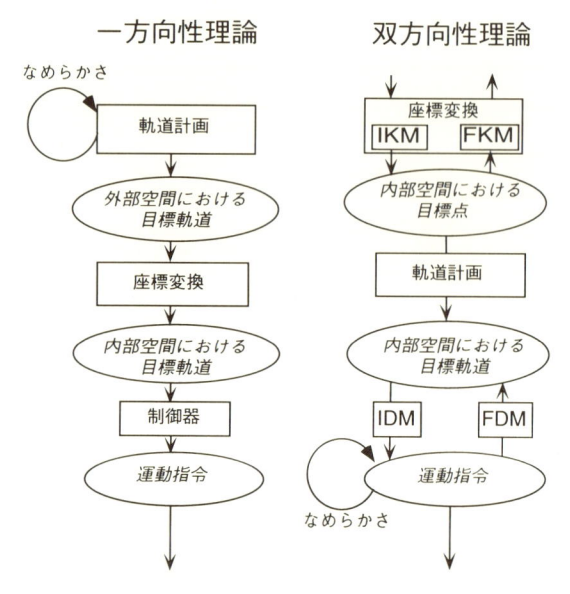

図 IV.3.4　視覚誘導性到達運動の一方向性理論と双方向性理論の比較

表 IV.3.1　視覚運動制御の一方向性と双方向性理論

理論	一方向	双方向
三つの問題をどのように解くか	順序的	同時
軌道が計画される空間	外的空間(視覚に基づく作業座標)	内的空間と外的空間(身体座標)
最適化原理(例)	幾何学的(躍度最小モデル)	ダイナミック(トルク変化最小モデル)
制御	仮想軌道制御仮説	逆ダイナミクスモデル
運動器官と環境の内部モデル	必要なし	順モデルと逆モデル
運動学習	——	内部モデルの獲得
軌道の曲がり	・制御の不完全性 ・視覚系のゆがみ ・仮想軌道制御	最適な計画された軌道そのものが曲がっている
運動中のスティッフネス	高いスティッフネス	低いスティッフネス
視覚環境の人工的ゆがみ	外的空間では不変 内的空間では変化	内的空間では不変 外的空間では変化
力場への適応(新しいダイナミックな環境)	適応なし	適応
平行移動, 回転, 反射の下での軌道	不変	変化

3.4.2. 認知と運動の連関

双方向性計算理論の魅力の一つに，認知と運動の連関がごく自然な形で実現できるということがあげられる．音声知覚の運動指令説のような心理学的な理論に，計算理論と神経科学の機構を提供できる枠組みなのである．認知と運動で共通のプリミティブあるいは表現を探し求めるという試みを，Pollcik, Atkeson, Bruderlin らが，テニスという題材で最適化理論に重点を置いて始めようとしている．運動軌道計画のダイナミックな最適化規範に基づく運動の表現として，和田と川人(1995)は経由点を提案している(『脳の計算理論』8.7節)．さらに和田ら(1995)は，経由点が認知と運動で共通の表現として続け文字の認識に使えることを示している．また，人の腕によく似た機構をもつロボットに，けんだまやテニスサーブを人の見まねによって学習させる宮本ら(1996)の実験でも，経由点が最も本質的な表現として用いられている．

覚醒して行動しているサルの頭頂葉，運動前野，大脳基底核のニューロンの発火を調べる神経生理学の実験で，視覚運動変換に並列システムが存在していることが強く示唆されるようになってきた．このような並列システムの存在から，視覚運動課題の目的ごとに視覚認知の表現が異なることも予想される(たとえば宇野ら(1995)のプリシェイピングを学習する神経回路モデル)．双方向性理論は，おのおのの視覚運動課題において，運動課題に必要な表現が視覚系によって抽出できるようになる理論的な枠組みを与えている．つまり，運動制御自身が視覚認知系の表現に影響を与える機構として順モデルによる逆向きの情報の流れがある．渡辺ら(1996)は，仮想現実感の手法で与えた三次元空間内での同一の曲面に対しても，運動の目的が到達運動，表面を押すこと，表面をなぞることなどと違えば面の脳内表現が違うはずだという仮説に基づいて実験を行っている．たとえば表面をなぞる運動では，表面の曲率が重要なはずである．運動の目的が曲率であれば曲率を認知するはずだから，それを心理学的に示そうというものである．運動のためには一般に定性的，順序づけだけの視覚表現ではなく，定量的かつ尺度的な視覚表現が必要である．陰影からの表面方向の推定は，人は定性的にしかできないという説が従来支配的だったが，Polickら(1996)は，運動と視覚をうまく組み合わせて，ポインティング課題では人は面の表面方向を定量的に報告できることを明らかにした．

運動と認知で共通の表現，あるいはその背景となる最適化規範は，どちらのシステムで先に存在したものだろうか．あるいは認知と運動という二つのシステムへの分割ということがそもそも不適当で，認知運動課題という一つの流れの中ではじめて必要な表現や最適化規範が学習によって獲得されるものなのだろうか．大須らは，この重要な疑問に答えるために，曲線軌道の速度と曲率の間に成り立つ2/3乗則を用いて，滑らかさの基準の学習による獲得と，その運動と認知での現れ方の問題を明らかにしようとしている．

3.4.3. 高次機能と双方向性理論

われわれがこれまで取り扱ってきた問題は，二点間の到達運動，経由点を通る到達運動，書字運動，発話，グラスピング，眼球運動，けんだま，テニスのサーブ，陰影からの構造復元，三次元物体表面をなぞること，三次元物体の認識，手書き連続文字の認識など多岐にわたる．しかしこの中で，脳の高次機能といえるのは一部である．チンパンジーとヒトで遺伝子がほとんど同一であるということから，われわれの高次機能へのアプローチはヒトとサルで同一の機能の原理を基礎にして高次機能を理解しようというものである．たとえば，小脳に内部モデルが学習で獲得されるということを基本的な運動制御で証明しておいて，これがどう高次機能へかかわるのかという観点をとる．高次の言語機能で小脳に活動のみられることは Raichle ら(1994)が示しているし，Leiner ら(1993)，伊藤ら(1993)は，小脳外側部が大脳皮質前頭葉以上にあるいはそれと同程度に高次機能に重要な役割を果たすという理論を展開している．小脳内部モデル仮説を，高次機能に拡張するには，制御対象の内部モデルという狭い観点を拡張する必要がある．つまり，運動制御の対象に限らず，外界のある事象の内部モデルを考える必要がある．今水ら(1996 b)は，被験者が，視覚運動変換時にマウスと，画面上のカーソルの動きの間に挿入されたある人工的な変換(たとえば回転変換，時間的積分変換，二次の力学系など)を学習しているときに，fMRIで小脳に強い活動が現れることを発見した．小脳が脳の他の部位の内部モデルを提供するとすれば，視覚運動統合の結び付け問題や自己意識の問題を内部モデル仮説から議論することができるようになる(Kawato, 1996 b, 1997)．

銅谷(1996)は，強化学習理論の枠組みで，基底核と小脳との機能連関の計算モデルを提案している．このモデルでは，小脳の異なる部位が異なる種類の内部モデルを提供していることが提案されている．運動系列の学習，あるいはそ

れを一般化した系列学習に関わる高次機能において，小脳や基底核にどのような内部モデルがあるかを問うことは今後の大きな課題であろう．

3.5. おわりに

　本章で紹介した研究や将来の課題は，内部モデル，軌道計画の最適化規範，双方向性理論の少なくとも一つのトピックスを深く探究するものである．またこの三つのトピックスは互いに切っても切れない関係にある．外界の内部モデルが脳内に獲得されるからこそ，さまざまな計算問題に最適化規範を用いることができる．逆に，最適化原理に基づいて，感覚運動統合が解かれるからこそ，脳内に内部モデルしかも順モデルと逆モデルの両方が必要になるのである．最適化問題を短い時間で解こうとすると，双方向の計算が必要となる．双方向計算で，前向きの処理が逆モデルで，後ろ向きの処理が順モデルによって行われるから，限られた短い時間でも最適化計算が可能になるのである．

　われわれの研究は，三つのトピックスに関わるさまざまな問題を，概念的な理論，計算理論，シミュレーション，ロボット実験，心理行動実験，脳活動非侵襲計測，神経生理学実験のすべてのレベルで解き明かしていこうという方向性で特徴づけられる．これらすべての方法論を用いなければ脳機能を本当には理解できないというのが筆者の信念である．しかし，これらの方法論で取り扱える問題にはおのずと差が出てきてしまう．先に述べた方法論ほど，高次機能，複雑な情報処理，理論的な概念を議論しやすくなるが，そのハードウェアへの実現のミクロな構造，生物学的もっともらしさ，さらにいえばそもそも本当に脳でそのようなことが行われているのかどうかが怪しくなってくる．一方あとに述べる方法論ほど，単純な機能と，単純な情報処理，実験しやすい設定を要求し，計算理論を直接的に検証することはいつもむずかしい．過去の学問の専門化のために，一人の研究者は上の方法論のどれか一つだけに強みをもつという場合がほとんどだろう．しかし，違う方法論に強みをもつ研究者がそれぞれの方法論のなかに閉じているだけでは大きな進歩は望めない．学会，研究所，研究室の体制のなかで，異なる方法論が協力する環境を育てなければならないだろう．重点領域研究はそのような環境を育てる上での大きな助けになるが，異なる方法論を用いたからこそ成功したという研究の例をたくさんつくることが，上のような信念の正しさを証明する唯一の方法だと思う．

〔川人　光男〕

文　献

Doya, K.: An integrated model of cerebellum and basal ganglia in sequential control tasks. *Abstracts of the 26th Annual Meeting Society for Neuroscience*, **22**: 2029, 1996.

Flash. T. and I. Gurevich: Arm stiffness and movement adaptation to external loads. *Proceedings of IEEE Engineering in Medicine and Biology Society*, **13**: 885-886, 1991.

Gomi, H. and M. Kawato: Equilibrium-point control hypothesis examined by measured arm-stiffness during multi-joint movement. *Science*, **272**: 117-120, 1996.

Gomi, H., M. Shidara, A. Takemura, Y. Inoue, K. Kawano and M. Kawato: Reconstruction of temporal firing patterns of Purkinje cells in monkey ventral paraflocculus by using an inverse dynamics representation. submitted, 1997.

Imamizu, H., Y. Uno and M. Kawato: Internal representation of motor apparatus: Implications from generalization in visuo-motor learning. *J. Exp. Psychol. : Human Perception and Performance*, **21**: 1174-1198, 1995.

Imamizu, H., Y. Uno and M. Kawato: Adaptive internal model of intrinsic kinematics involved in learning an aiming task. *J. Exp. Psychol. : Human Perception and Performance*, submitted, 1996a.

Imamizu, H., S. Miyauchi, Y. Sasaki, R. Takino, B. Puütz and M. Kawato: A functional MRI study on internal models of dynamics transformations during learning a visuomotor task. *Abstracts of the 26th Annual Meeting Society for Neuroscience*, **22**: 898, 1996b.

Ito, M.: Movement and thought: Identical control mechanism by the cerebellum. *Trends Neurosci.*, **16**: 448-450, 1993.

Kalaska, J. F., D. A. D. Cohen, M. Prud'homme and M. L. Hyde: Parietal area 5 neuronal activity encodes movement kinematics, not movement dynamics. *Exp. Brain Res.*, **80**: 351-364, 1990.

Katayama, M. and M. Kawato: Virtual trajectory and stiffness ellipse during multijoint arm movement predicted by neural inverse models. *Biol. Cybern.*, **69**: 353-362, 1993.

Katayama, M. and M. Kawato: A neural control model that learns virtual trajectories for multi-joint arm movements. *Biol. Cybern.*, submitted, 1997.

川人光男：結び付け問題は視覚野でどのように解かれているか．生体の科学，**46**: 44-48, 1995a.

川人光男：一般化線形モデルによる発火頻度解析．電子情報通信学会技術研究報告，**NC95-33**: 31-38, 1995b.

川人光男：脳の計算理論，産業図書，1996a

Kawato, M.: Bi-directional theory approach to integration. Attention and Performance (Inui, T. and J. McClelland eds.), pp. 335-367, XVI MIT Press, Cambridge, Massachusetts, 1996b.

Kawato, M.: Bi-directional theory approach to consciousness. Cognition, Computation and Consciousness, pp. 233-248, Oxford Univ. Press, Oxford, 1997.

Kawato, M., H. Hayakawa and T. Inui: A Forward-inverse optics model of reciprocal connections between visual areas. *Network : Computation in Neural Systems*, **4**: 415-422, 1993.

Kobayashi, Y., K. Kawano, A. Takemura, Y. Inoue, T. Kitama, H. Gomi and M. Kawato: Inverse-dynamics eye movement information conveyed by climbing fiber firing probability for motor learning. in preparation, 1997.

Koike, Y., M. Kawato : Virtual trajectories predicted from surface EMG signals. *Society for Neuroscience Abstracts*, **19** : November 7-12, Washington D. C., 543, 1993.

Koike, Y. and M. Kawato : Estimation of arm posture in 3D-space from surface EMG signals using a neural network model. *IEICE Transactions on Information and Systems*, **E77 D** : 368-375, 1994.

Koike, Y. and M. Kawato : Estimation of dynamic joint torques and trajectory formation from surface EMG signals using a neural network model. *Biol. Cyber.*, **73** :291-300, 1995a.

小池康晴・川人光男：数式モデルを用いた筋肉骨格系のインピーダンス特性の推定．電子情報通信学会技術研究報告，**NC95-77** : 23-30, 1995b.

小池康晴・川人光男：表面筋電信号を入力とするダイナミックスモデルを用いたヒューマンインタフェース．電子情報通信学会論文誌A，**J79-A** : 363-370, 1996.

Leiner, H. C., A. C. Leiner and R. S. Dow : Cognitive and language functions of the human cerebellum. *Trends Neurosci.*, **16** : 444-453, 1993.

Miyamoto, H., S. Schaal, F. Gandolfo, H. Gomi, Y. Koike, R. Osu, E. Nakano, Y. Wada and M. Kawato : A Kendama learning robot based on dynamic optimization theory. *Neural Networks*, **9** : 1281-1302, 1996.

中野恵理・今水 寛・大須理英子・宇野洋二・川人光男：腕の姿勢に依存した手先軌道の曲率の変化．電子情報通信学会技術研究報告，**NC96-29** : 55-62, 1996.

Osu, R., Y. Uno, Y. Koike, M. Kawato : Comparison of the performance indices for human multi-joint arm movements.. *Fourth IBRO World Congress of Neuroscience, Annual Meeting Abstracts*, **D6. 31**, 343, 1995.

Osu, R., Y. Uno, Y. Koike and M. Kawato : Examinations of possible explanations for trajectory curvature in multi-joint arm movements. *J. Exp. Psychol. : Human Perception and Performance*, in press, 1997.

Pollick, F., H. Watanabe and M. Kawato : Perception of local orientation from shaded images. *Perception and Psychophysics*, **58** : 762-780, 1996.

Raichle, M. E., J. A. Fiez, T. O. Videen, A. K. MacLeod, J. V. Pardo, P. T. Fox and S. E. Petersen : Practice related changes in human brain functional anatomy during non-motor learning. *Cerebral Cortex*, **4** : 8-26, 1994.

Schaal, S. and C. Atkeson : From isolation to cooperation : An alternative view of a system of experts. *Advances in Neural Information Processing Systems*, **8** : 605-611, 1995.

Schweighofer, N., J. Spoelstra, M. A. Arbib and M. Kawato : Role of the cerebellum in reaching quickly and accurately. II. A detailed model of the intermediate cerebellum. *Eur. J. Neurosci.*, submitted, 1997.

Shadmehr, R. and F. A. Mussa-Ivaldi : Adaptive representation of dynamics during learning of a motor task. *J. Neurosci.*, **14** : 3208-3224, 1994.

Shidara, M., K. Kawano, H. Gomi and M. Kawato : Inverse-dynamics model eye movement control by Purkinje cells in the cerebellum. *Nature*, **365** : 50-52, 1993.

Suzuki, S. and H. Ando : Unsupervised classification of 3D objects form 2d views. Advances in Neural Information Processing Systems, 7 (Tesauro, G., D. S. Touretzky and T. K. Leen eds.), pp. 949-956, MIT Press, San Mateo, 1995.

竹村 文・井上由香・小林 康・五味裕章・川人光男・河野憲二：追従眼球運動時のサルMST野のニューロン活動のretinal slipを用いた解析．第19回神経科学大会抄録集：

102, 1996.
Uno, Y., N. Fukumuma, R. Suzuki and M. Kawato : A computational model for recognizing objects and planning hand shapes in grasping movements. *Neural Networks*, **8** : 839-851, 1995.
宇野洋二・今水　寛・五味裕章・川人光男：変更された環境下での運動軌道の計画．第6回自律分散システムシンポジウム予稿集，287-292, 1995.
Uno. Y., H. Imamizu and M. Kawato : Exploration of space where arm trajectories is planned by experiments in altered kinematics. *Exp. Brain Res.*, submitted, 1997.
Uno, Y., M. Kawato and R. Suzuki : Formation and control of optimal trajectory in human multijoint arm movement-minimum torque-change model. *Biol. Cybern.*, **61** : 89-101, 1989.
Wada, Y. and M. Kawato : A theory for cursive handwriting based on the minimization principle. *Biol. Cybern.*, **73** : 3-13, 1995.
Wada, Y., Y. Koike, E. V. Bateson and M. Kawato : A computational theory for movement pattern recognition based on optimal movement pattern generation. *Biol. Cybern.*, **73** : 15-25, 1995.
渡邊　洋，F. Pollick, J. Koenderink，川人光男：3次元描画運動による表面曲率の報告（第2報）．電子情報通信学会技術研究報告，**MBE 96-22** : 149-156, 1996.
Wolpert, D. M., Z. Ghahramani and M. I. Jordan : Perceptual distortion contributes to the curvature of human reaching movements. *Exp. Brain Res.*, **98** : 153-156, 1994.
Wolpert, D.M., Z. Ghahramani and M. I. Jordan : Are arm trajectories planned in kinematic or dynamic co-ordinates? An adaptation study. *Exp. Brain Res.*, **103** : 460-470, 1995.

4

運動における位置情報の内部表現

4.1. はじめに

　視覚目標に対してサッカードしたり，手でリーチングしたりするとき，運動の直前または途中で照明が消え視覚が遮断されても，運動はほぼ正しく行われる(Hallet and Lightstone, 1976 ; Prablanc *et al.*, 1979)．また，暗闇で手で探り当てた物体に視線を向けたり，反対の手でリーチングすることも可能である．このことから，脳は視覚や体性感覚から獲得した運動の対象物についての空間的位置情報(何がどこにあるかという情報)を何らかの形で内部表現し一時的に記憶し，その内部表現を用いて運動を実行する仕組みをもっていると考えられる．

　運動対象物の位置や，周囲空間の構造を脳内に再構築し一時的に記憶しておくことは，システムの構築上非常に有効な手段と考えられる．第一に感覚器の窓の狭さを補うことができる．眼を動かさずに物体の形や配置がわかる範囲はたかだか50度以下，手掌や指先の触覚で一度に獲得できる位置情報もきわめて狭い範囲に限られる．眼や頭あるいは手を動かして，時系列的に獲得した位置情報を記憶し，広い空間の内部表現をもつことによって自由な運動が可能になる．第二に，瞬きや障害物によって視覚が一時的に遮断されたとしても運動の連続性を損われないようにすることができる．第三に，周囲空間の情報の取り込み作業と，それらに対する運動を時間的に分離することができる．つまり取り込んだ情報に対して逐次的に運動応答をするのではなく，情報の取り込み順序とは独立に運動を行うことができ，融通性の高いシステムをつくることができる．

　このような空間の内部表現が脳の中にどのようにつくられているであろう

か．まず目標の位置を表現するには基準となる座標系が必要であるが，頭に固定した，あるいは体幹に固定した座標系なのか，あるいは身体から離れて絶対空間に固定した座標系に準拠しているのか，という問題がある．またサッカードと手のリーチングでは同じ空間情報を共用しているか，視覚系が獲得した空間情報と手動作系が獲得した空間情報は一つの内部表現に統一されているか，別々かなどいろいろな問題点がある．本章では4.2節で運動に関わる空間情報が脳の中でどのように取り扱われているかについての現在の知見について紹介し，4.3節では筆者のグループで行った実験を中心に述べる．

4.2. 空間情報の内部表現
4.2.1. 眼球方位の情報源

視覚対象物の位置を決定するためには網膜像から得られる位置情報だけでなく，視線の方位に関する情報が必要である．視線の方位を決定するには頭に対する眼球の方位と空間に対する頭の方位の情報が必要である．位置を三次元的に決定するためには両眼の視線の方位が必要である．また頭は回転だけでなく並進もあるので，空間に対する頭の位置情報も必要と考えられる．

眼球の方位は2種類の情報源から与えられる．一つは外眼筋の自己受容器からの求心性の信号で，筋紡錘(Ruskell, 1989)，筋腱複合体(musculo-tendinous complex)(Lewis and Zee, 1993)などが起源とされるものである．もう一つは眼球運動指令の一部(遠心性コピー)で，眼球の瞬時位置に対応した発火を示す信号である(Robinson, 1975)．

後述するようにサッカードを実行するためには，ターゲットの空間的位置(方位)と視線方位を比較する作業が必要と考えられている(Zee et al., 1976)．しかし，外眼筋からの求心性神経を切断したサルの上丘に電気刺激を加え，サッカードの途中で強制的に視線を別の方向に向けても，最終的に視線は正しく目標に向かう(Guthrie et al., 1983)．これは外眼筋の自己受容器信号がなくても，瞬時的な眼球方位を脳は常に知っていることを意味しており，サッカードのための位置情報の内部表現には，遠心性コピーの信号が用いられている可能性が高い．

一方，視覚対象物への手のリーチング動作においては，眼筋の自己受容器信号が何らかの役割を果たしていると考えられる報告が多い．ヘルペスで片眼の外眼筋の自己受容器の機能が一時的に停止している時期の患者(Campos et *al.*, 1986)，あるいは斜視の手術の際に外眼筋の腱部分に損傷を受けた患者(Steinbach and Smith, 1991)では，損傷眼で見た視標の位置を手で指示する場合大きな誤差を示す．また正常眼の場合にも，外力で一方の眼を強制的に回転させると視覚目標の位置知覚が外力の方向にシフトする(Gauthier *et al.*, 1990)ことが報告されている．さらに外眼筋に振動刺激を加えると，その筋があたかも伸張されたかのような自己受容器信号を発し，視覚目標が刺激と反対の方向に動くように知覚される(Roll *et al.*, 1991)．これらのことから位置知覚，あるいは視覚目標に対するリーチングにおける位置情報の内部表現には外眼筋からの求心性信号が用いられている可能性が高い．

　このことはサッカード発現に用いられる空間の内部表現と，リーチング動作に用いられる空間の内部表現は必ずしも共通ではない可能性を示唆している．

　自己受容器信号の実体はまだ明確ではないが，Lewisら(1993)は顎の動きに連動して眼球運動が生じる患者(trigeminal-oculomotor synkinesis)について，視覚目標に対する手のリーチングの精度を観察し，外眼筋の筋紡錘ではなく，筋腱複合体がその起源と考えられることを報告している．

　外眼筋の自己受容器信号と遠心性コピーの信号はシステム構築の立場からみると，機能的な違いをいくつか指摘することができる．遠心性コピーは，①眼球運動命令の一部であるから自己受容器信号が眼球運動後に発火するのに比べ遅れがない，②両眼の共役な動き(同じ方向への動き)の成分のみを表している，③遠心性コピーの信号が眼球の方位を正しく表現できるためには，自己受容器信号を常時参照して学習する必要がある(Lewis *et al.*, 1994)，などどちらかといえば眼球運動の制御に適した性質がみられる．これに対し自己受容器信号は，①両眼球それぞれの頭に対する絶対的な角度を算出できる情報を担っている，②両眼の輻輳角，言い換えると視覚対象物までの距離を算出できる情報を含んでいる，など三次元的な位置を把握するのに好都合な性質をもっている．

4.2.2. 頭の方位の情報源

　次に頭の動きについては，空間に対する回転成分は半規管から，並進成分は耳石器官から得られ，身体に対する回転の情報は頸筋の自己受容器から得られる．半規管の信号はよく知られているように，日常行動にみられる頭の回転の周波数範囲(0.1〜5 Hz)では頭の回転の角速度を表しており，角度を表しているわけではない．しかし，暗闇の中で，回転椅子を用いて全身をある角度だけ

回転したのち，もとの正面のターゲットを想起して正確に注視(vestibular memory-contingent saccade)できること(Bloomberg et al., 1991)，±360度以内の全身回転ののち，暗闇の中で自分の正面に近いターゲットを正確に注視できる(Kasai et al., 1994)ことから，半規管の信号が何らかの方法で積分され，頭の回転角信号としてゲイズサッカードの発現に用いられていると考えられる．

またこれらの位置知覚が VOR ゲインの人為的な増減操作の影響を明らかに受けることから，半規管の信号は小脳の適応機構による VOR ゲイン調整を経たのちに積分されると考えられる(Kasai et al., 1994)．

一方，頸筋の自己受容器からの信号は頭と胴の相対的な回転に関する情報を与えるものである．頸筋(left splenius capitis)に振動刺激を加えると，自分の鼻を指し示す方向が刺激と反対側(右側)にシフトし，頭が回転した錯覚が生じる(Tayler and McCloskey, 1991)．これは振動に伴って刺激された筋の受容器が筋伸張時に類似した発火を起こし(Goodwin et al., 1972)，刺激と反対側に頭が回転する知覚を生じるためと考えられる．興味深いことは，固視している静止光点が同時に刺激と反対側に変位し，かつ動き続ける錯覚を生じることである(Roll and Roll, 1991 ; Taylor and McCloskey, 1991 ; Jeannerod, 1988)．視覚目標の空間的位置の内部表現には，頸筋からの求心性信号も関与している可能性が指摘できる．

一方，多発性神経障害により首から下の体性感覚神経をすべて失った患者(Forget and Lamarre, 1987)は，視覚性サッカードと VOR は正常であるのに対して，椅子の上で全身回転ののち，回転前の正面ターゲットを想起して注視するサッカード(vestibular memory-contingent saccade)および回転角度の知覚(口頭応答)の精度が著しく落ちることから空間知覚の形成には前庭からの信号と，頸筋の求心性信号を照合するキャリブレーションが不可欠であるとの指摘もある(Blouin et al., 1995)．

4.2.3. 手の位置情報

手や腕からの位置情報は皮膚触覚や，筋の自己受容器，あるいは関節受容器の情報が統合されてもたらされると考えられる．指の伸筋または屈筋を手術に際して一端を切り離して引っ張ると，それぞれ指の屈曲(McCloskey et al., 1983)または伸展(Moberg, 1983)の感覚が生じる．腕を固定し，上腕二頭筋(屈筋)の腱に振動刺激を加えると肘関節の伸展，上腕三頭筋(伸筋)に加振する

と伸展の感覚が生じる(Goodwin, 1972)．筋紡錘の一次終末が刺激されると関節角の変化(速度)の感覚が生じ，二次終末が刺激されると，関節角度の知覚が修飾される(Sitting et al., 1987)といわれる．

筋収縮速度がある値(自然長の20%/s)になると，収縮筋の筋紡錘は発火しなくなる(Prochazka, 1981)，主動筋を振動刺激しても位置感覚の誤差を生じない(Inglis and Frank, 1990)などから位置感覚は主に伸展される筋の筋紡錘からの情報によるという考えもある(Capady and Cooke, 1981 ; Inglis et al., 1991)．

4.2.4. 内部表現の中枢機構

網膜の視覚情報と眼球方位の情報の合成は頭頂連合野の7野で行われている可能性がAndersenらによって指摘された(Andersen and Zipser, 1988)．頭頂連合野は視覚情報と肢，眼，頭など，身体各部の運動情報が収束している場所として知られている．Andersenらはこの領域の細胞の受容野の活動強度が頭に対する眼の方位に依存しており，約4割の細胞は眼球方位と線形な依存関係にあることを示した．さらに眼球方位の信号(二次元)と網膜の視覚情報を統合して，空間的な視覚刺激の位置を表現できることを神経回路モデルによって実証した．そして視線方向と網膜像の位置によって定まる細胞の集合的活動が視野の中の対象物の位置を表すという考えを提唱した．この場合の眼の方位を表す情報の源が遠心性コピーであるか眼筋の求心性信号であるかはわかっていない．

Gallettiらはサルの頭頂後頭溝で，受容野が視線の方向に依存しないニューロン("real-position" cell)を見いだした(Galletti et al., 1993)．このニューロンは図Ⅳ.4.1に示すように注視方向がスクリーン上の7の位置にあるとき，その直下右寄りの位置で視覚刺激を動かすと活発に反応するが，網膜座標系で同じ位置を刺激しても注視点が他の方向(1〜6)にあるときには反応しない(図のA)．つまり空間的に特定の位置以外の場所に視覚刺激が与えられても無効で，スクリーンの右下の隅に刺激が与えられれば注視方向がスクリーン上のどこにあっても活発に反応する(図のB)．

このニューロンは少なくとも頭を基準とした座標系の中で(静止空間の座標系かどうかは頭を固定した実験なのでわからない)特定の位置にターゲットが現れたとき，活発に活動してそのことを他の中枢に伝える役目を果たすと考えられる．

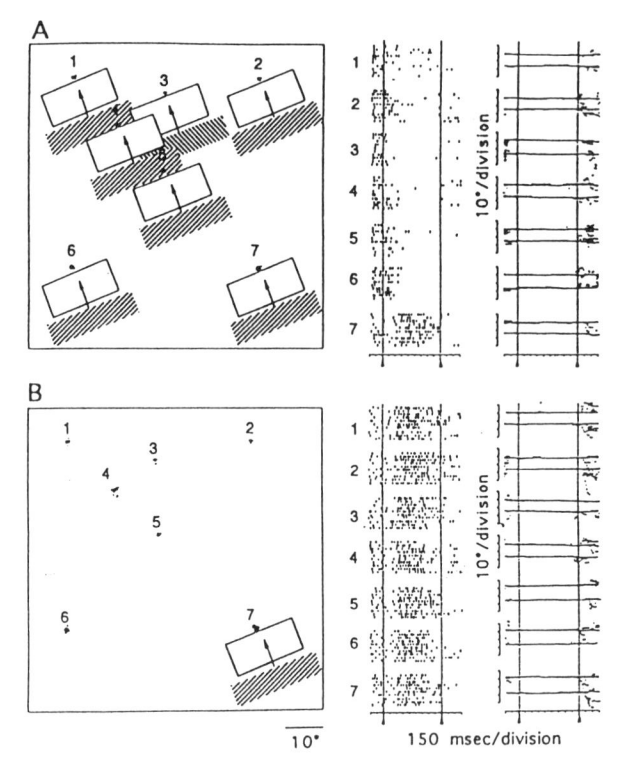

図 IV.4.1　視覚目標の空間的位置をコーディングしている細胞の活動 (Galletti et al., 1993)

　LIP (lateral intraparietal area) には目標の位置を常に視線方向との相対的な関係で表現しているニューロンが見いだされている．視野の中に複数の目標があると，サッカードが行われるたびに各目標の網膜上の位置が変わる．LIPのニューロンの受容野は網膜中心座標系で，サッカードによって視線方向が変わるたびに網膜中心座標上の新しい複数の目標位置に受容野をもつニューロンが発火する．一瞬だけ提示されるフラッシュターゲットが受容野に入った時点でもはや消えていても発火するし，その受容野に初めて入ったメモリターゲットに対しても発火する．また次のサッカードによって受容野から外に出ると発火は遮断されるが，単なるターゲットの消滅に対しては発火の持続がみられる (Colby et al., 1993 ; Colby, 1995)．

　この領域のニューロンは，ターゲットの空間的位置を表示するニューロン（図 IV.4.1）の信号と視線方位の信号から，空間的位置を網膜中心座標での目

標位置に変換し，サッカードの運動命令をつくる過程に組み込まれているものと考えられる．

　ターゲットの空間的位置を脳内に表現し，サッカード実行の時点で，視線方位とターゲットの位置を比較して，サッカードの運動命令をつくるという考え方を初めて提唱したのは，RobinsonとZeeらのグループである．図IV.4.2はその考え方を示したモデルである．網膜の視覚情報と，それが与えられた時点における眼球方位の推定信号からターゲットの空間的位置（頭に対する）を決定し，潜時またはメモリに相当する時間の後それに対するサッカードを行う．サッカードの開始時には，その時点の視線方位とターゲットの空間的位置を比較し，その差異がきわめて小さくなるまでサッカードの命令を出し続けると考える(Zee *et al*., 1976)．図IV.4.1のニューロンは図のSJ-Aの出力に相当し，上記LIPのニューロンはSJ-Bの機能に相当すると考えることができる．LIPからは上丘への投射があり，サッカード終了までの内部フィードバックによる運動命令の作成は上丘が受け持っている．

　図IV.4.2は頭が静止した状況下でのサッカード発現のモデルであるが，頭が回転しているときにも，視線は同じようにステップ状に変位して安定にターゲットをとらえることができる．一瞬だけ提示されるフラッシュターゲットの場合であっても，消滅後のターゲットの位置を正確にとらえることが可能である．

　このような視線制御の機能を説明するためには図IV.4.2のモデルの眼球方位の推定信号を頭ではなく絶対空間に対する視線方位とし，ターゲットの内部表現も空間座標系における表現と考えなければならない．

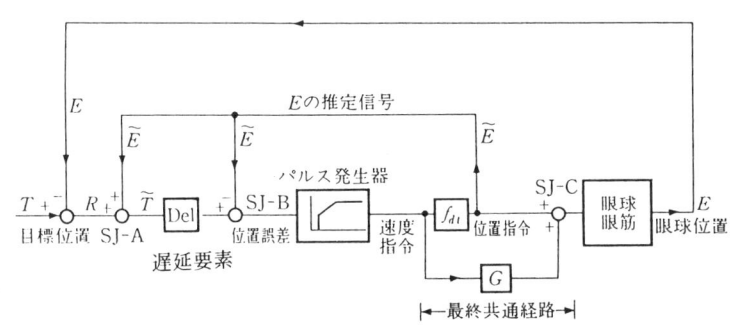

図IV.4.2 視覚目標位置（頭中心座標系）を内部表現し，そこに視線を向けるサッカード発生機構のモデル（頭静止時）(Zee *et al*., 1976)

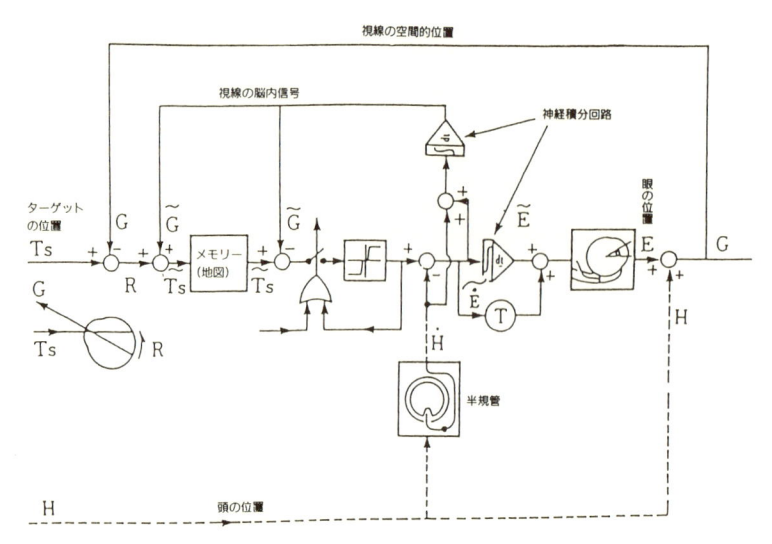

図IV.4.3　視覚目標位置(絶対座標系)を内部表現し，そこに視線を向けるサッカード発生機構のモデル(頭回転時)(赤松・笠井，1994)

　図IV.4.3はこの考えに沿って修正を加えたモデルである(赤松・笠井，1994)．視線の方位は眼球方位と頭の方位から算出されるが，2.2節に存在を予測した，半規管の出力を積分した信号が頭の方位を表す信号の候補である．網膜から得られる視覚情報と視線方位の推定信号から，ターゲットの空間的位置の内部表現がつくられ，サッカードが実行されるまでの間メモリされる．サッカード実行時に読み出されたターゲットとそのときの視線方位が比較され，その食い違いが解消されるまでサッカード命令を出し続ける，いわゆるゲイズフィードバックが上丘で行われる．ゲイズフィードバックの考え方は，① ゲイズサッカードの実行中，VORは正確なゲインでサッカード命令と重畳されていないにもかかわらず，正確なゲイズ変位が達成できる(Laurutis and Robinson, 1986 ; Guitton and Volle, 1987 ; Plisson et al., 1988)，② 一瞬だけ提示されるフラッシュターゲットに対するサッカードでは，サッカード開始までの潜時あるいは意識的な遅延時間内に頭がいろいろの振幅(±20度の範囲)で動いてもゲイズ変位の誤差は頭の動きの量に影響されない(笠井，1983)ことなどからも妥当性が裏付けられている．
　このモデルは視覚目標の空間的位置の内部表現とその位置に対するサッカードの発現の機構を表したものであるが，この内部表現がどこにあるかまだわか

っていない．小脳室頂核にムシモールを注入すると眼の初期位置に関係なくサッカードの行き先が一定角度だけシフトする(Goffart and Pelisson, 1994)ことから，小脳がサッカードのゴール位置の内部表現に何らかの関与がある可能性も指摘されている．またサッカードに用いられる内部表現がリーチングのような手動作系においても用いられると考えられるかどうかは不明である．

4.3. 視覚性空間と運動性空間
4.3.1. リーチングにおける位置の内部表現

視覚系から得た"何が，どこにあるか"という空間情報と手動作を通じて獲得した同様の空間情報は，脳のある一つの領域に共通の座標系を用いて統一的に内部表現され，いずれの系からもそこにアクセスできるようになっているであろうか．それとも各系ごとに独自の座標系を用いて表現され，系相互間で情報のやりとりがなされるようになっているであろうか．この疑問についてはいくつかの事柄が知られている．

長時間自分の手を見る機会を奪われると，視覚目標を開ループ的に(自分の手を見ずに)指先で指示する位置精度が明らかに低下し，手を直視する機会を与えると次の指示動作から即時に位置精度が回復する(樋口ら，1987；上田ら，1990)．ところが視覚性のサッカードや，鼻頂に手を触れる動作のように各系内で閉じている動作はその影響を受けない．このことは視覚性と運動性の空間の内部表現が別個に存在し，両者の位置情報を照合(キャリブレーション)する機会を奪うと，二つの内部表現の位置対応関係が相互にドリフトするものと解釈できる．

また後述するように，薄いプリズムを装着し視界が右または左にシフトして見えるゴグルを通して開ループ的なリーチングを行うと視界のずれに相当する位置誤差が生じる．しかし自分の手をプリズムを通して直視するという確認作業を約2時間行うと，正しくリーチングができるようになる(上田ら，1990)．このことは視覚性空間と運動性空間の位置の対応関係が可塑的であり，手を目視確認することによって新しい位置対応関係に較正しなおす(recalibrate)ことができることを意味している．

頭頂連合野に病巣のある患者では，視覚目標に対するサッカードや手で膝をタッピングする動作にはほとんど障害がみられないのに，視覚目標に手を伸ばすリーチング動作には重大な障害が現れる例(Levine *et al*., 1978)も報告され

ている．これらのことから視覚性の空間の内部表現と運動性の空間の内部表現が独立に行われており，両者間の位置情報伝達の経路に支障が生じたと考えることができる．

次節には筆者が行った運動に用いられる空間の内部表現が単一であるか，運動系ごとに独立であるかを実験的に明らかにする試みについて述べる．

4.3.2. 仮説と検証実験の方法

対象とする運動系として，ゲイズサッカード系，手動作および足動作系を選び，各系が獲得した位置情報の内部表現の形式として，図IV.4.4のような2通りの構造を考える．図IV.4.4のAでは眼・頭の視線制御系，手および足の運動系が獲得した位置情報が共通の領域に統一的に記憶される．各系はその領域にアクセスして運動のゴールとなる位置情報を入手する．空間の内部表現と各運動系の間の矢のついた丸印は，各系の特性が時変的であるため，求心性信号が時間の経過とともに変わりうることと，遠心性信号もそれに対して適応的に変化することを象徴したものである．図IV.4.4のBでは各系ごとに位置の内部表現(MAP)が別個に形成され，相互間で位置情報の授受が行われる．位置情報の伝達経路にも適応的神経回路が想定されている．図のAの可変機構に対応するものは図のBでは示されていないが各系とMAPの間にあるものとする．

どちらの内部表現形式が用いられているかを検証するため，プリズム適応を用いて眼⇒手の経路に新しい位置の対応関係を形成し，その影響が他の系にどのように及ぶかを観察した．具体的にはプリズム適応によって視覚目標より何度か水平にずれた位置を開ループ指示するようにトレーニングしたのち，暗闇

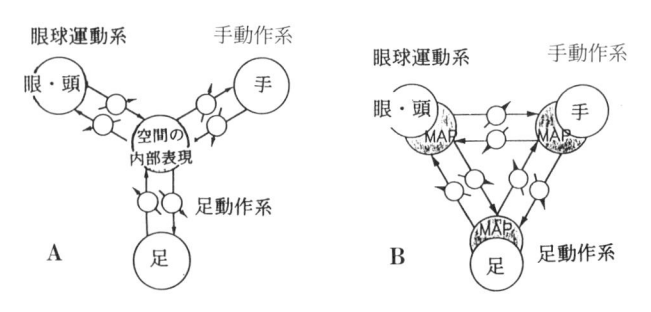

図IV.4.4 空間的位置情報の内部表現の形式
A：一つの内部表現を複数の運動系が共有する．
B：各運動系が独自の内部表現を有し，相互間に情報伝達路をもつ．

の中で自分の指先を注視する位置がずれるようになったかどうか，あるいは視覚目標の位置を足で指示する位置がずれるようになったかどうかを観察した．もし，眼⇒手の位置の対応関係が新しくなっても手⇒眼，あるいは眼⇒足の位置対応関係が昔のままに維持されているなら，位置情報の内部表現は図IV.4.4のAの構造ではありえないことになる．

　プリズム適応には視野が8度(一部では10度)右または左にシフトするプリズムを通して自分の手を室内照明下で注視するという方法を用いた．適応状態の計測は図IV.4.5に示した装置を用いて行った．被験者の目から60 cmの距離に赤色LED水平アレイ(0.5度間隔，60個)を置き，そのすぐ下に，点灯したLEDの位置を手で指示するスライダーを並列に置く．LEDを指示する手が被験者に見えないようにするため，顎台からLEDアレイの上にかけて黒い布で覆い，手の位置を視覚から遮断する．

　手のスライダーのさらに下に点灯LEDの位置を足で指示するスライダーを置く．両スライダーの水平位置はポテンショメータで計測され，コンピュータ

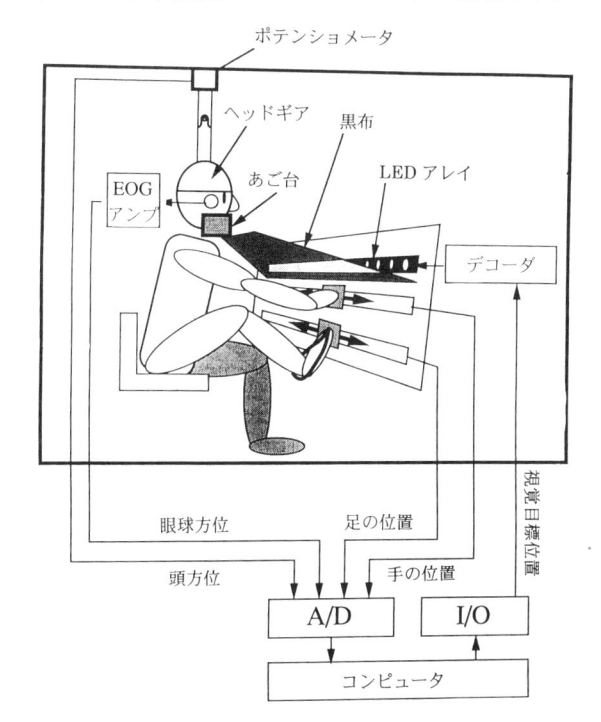

図 IV.4.5　実験装置の概略

に入力される．

　暗闇で自分の手の指先位置を注視しているときの視線方向を計るために眼電位(EOG)で眼の方位を，ヘッドギアに接続したポテンショメータで頭の方位を計測した．視線の方位は両者の和である．EOGのドリフトやゲインの変動による誤差を避けるため，注視中の視線方位から推定される位置のLEDを点灯し，それに対して起こる修正サッカードの振幅から直前の視線方位を求めるという方法を用いた．

　計測は次の3種類について行った．
① 被験者がスライダー上で任意の位置に移動した手の指先位置を注視したときの視線方位(手⇨眼)
② 点灯したLEDの位置を足で指示する位置(眼⇨足)
③ 手の位置を足で指示する位置(手⇨足)

　プリズム適応のトレーニングをする前に，対照データとして，視覚目標を指示する手の位置，および上記①〜③の計測値を求めておき，プリズム適応後，これらの計測値と対照データの差に着目して検討を行った．

4.3.3. 実験結果

1) プリズム適応　プリズム適応においてはプリズム眼鏡を装着して自分の手を20秒間注視し，その直後，真っ暗な視野の中に赤色LEDを点灯して右手指先で指示し，その位置誤差を計測する．この手順を120〜150回繰り返し，プリズム適応の過程で視覚目標に対する指示位置が徐々に新しい位置にシフトする経過を観測した．最終的なシフト量は6人の被験者の13回の計測において3〜14度の範囲にあった．

2) 手に対する注視位置　図IV.4.6(a)は暗闇で自分の手の指先を注視したときの注視位置がプリズム適応の前後で示したシフト量である．一例を除いて，視覚目標を指示する手の位置がプリズム適応によって右にシフト(左にシフト)したとき，指先位置を注視する視線は左にシフト(右にシフト)した．つまり図IV.4.6(b)に示すように視覚目標と視線の位置の関係は，眼⇨手と手⇨眼の場合に同じ関係にある．しかしシフト量は同じではなく回帰直線の勾配からわかるように視線のシフト量は手のシフト量の49％である．

3) 視覚目標に対する足の指示位置　図IV.4.7(a)には点灯LEDの位置を足で指示したときの指示位置のシフト量を示す．足のシフト方向はプリズム適応の方向と一致しており，回帰直線の勾配からプリズム適応の手のシフト量

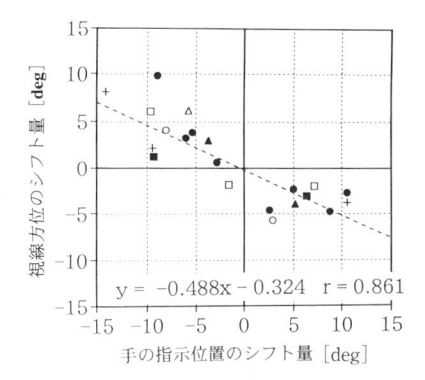

図 IV.4.6(a) 自分の指先を注視する視線位置のシフト量
●：色のフィードバック(3.4節)によるデータ．他のシンボルの違いは被験者の違いを表す．

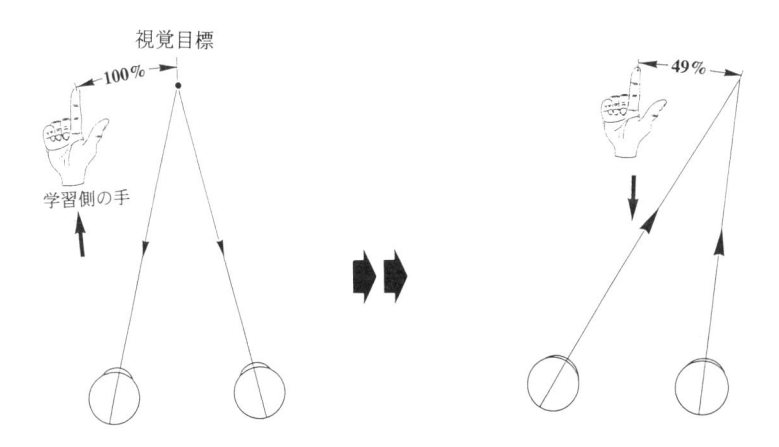

図 IV.4.6(b) プリズム適応(眼⇒手)の効果が手⇒眼の関係に49％転移する

に比べて足のシフト量は78％である．つまり図IV.4.7(b)に示すように，手に対するプリズム適応の効果は約80％足に転移するといえる．

4) 手の位置に対する足の指示位置 図IV.4.8は手で示した位置に足をリーチングしたときの足の位置のシフト量である．足のシフト方向はプリズム適応による手のシフトの方向と関係なく，足のシフト量は回帰直線の勾配からみてもゼロと思ってよい．つまりプリズム適応の前後で，手の位置に対する足の指示位置の関係は不変である．

5) 反対側の手におけるプリズム適応の効果 プリズム適応のときに用

290   IV. 運動の順逆変換仮説

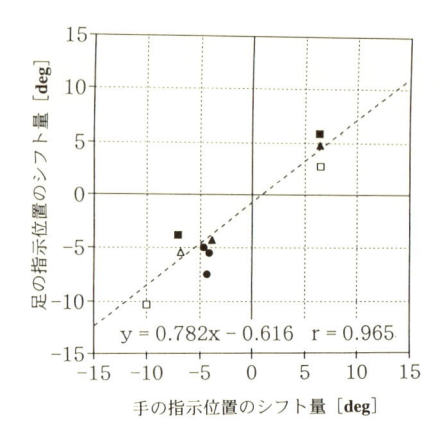

図 IV.4.7(a) 視覚目標への足によるリーチング位置のシフト量
シンボルの違いは被験者の違い．

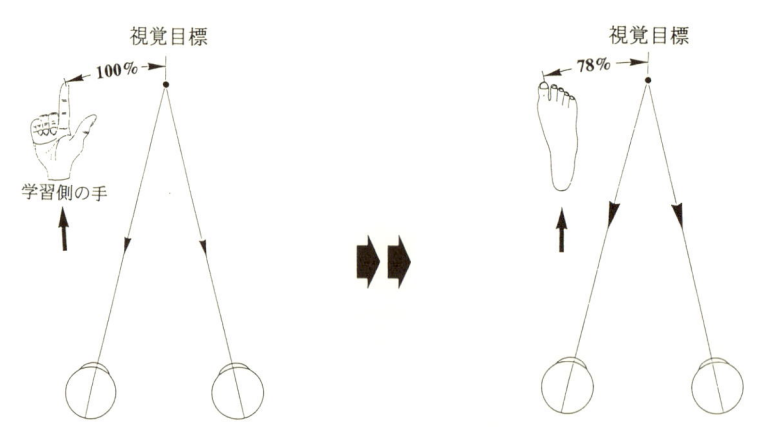

図 IV.4.7(b) プリズム適応(眼⇒手)の効果が眼⇒足の関係に 78 ％転移する

いた手と反対側の手にプリズム適応の効果が現れるであろうか．図 IV.4.9 では，視野が右にシフトするプリズムを装着して手を 20 秒間直視し，次に真っ暗な視野に提示された LED を右手および左手で開ループ指示して指示位置の計測を行うというプリズム適応のトレーニングをまず右手に対して 40 回施す．次に，視野が左にシフトするプリズムを装着して左手に対してトレーニングを40 回施しながら，左手と同時に右手の開ループ指示位置も計測した結果である．右手のプリズム適応の進行に合わせて左手の指示位置のシフトが進行し，右手の効果が左手に明瞭に転移している様子がはっきりみられる．また右手の

4 運動における位置情報の内部表現 291

$y = 0.035x - 0.018 \quad r = 0.113$

手の指示位置のシフト量 [deg]

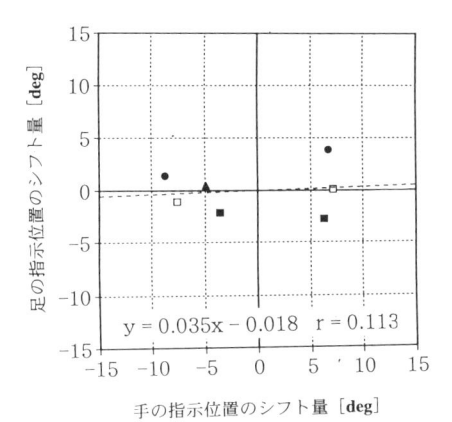

図 IV.4.8 手の位置を足によって指示する位置のシフト量
シンボルの違いは被験者の違いを表す.

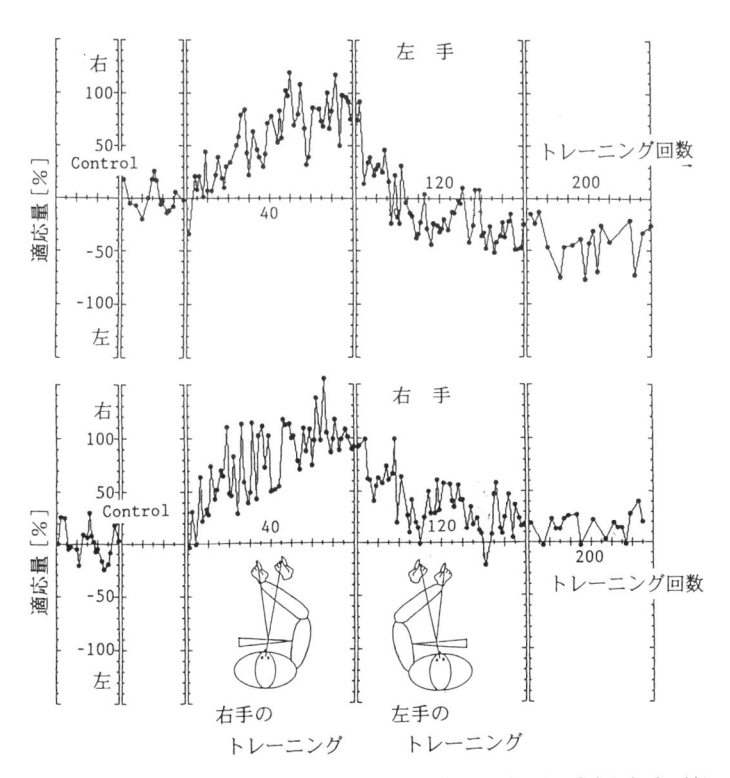

図 IV.4.9 プリズム適応をまず右手に対して行い,次に逆向きのプリズム適応を左手に対して行ったときの両側の手の指示位置のシフト量

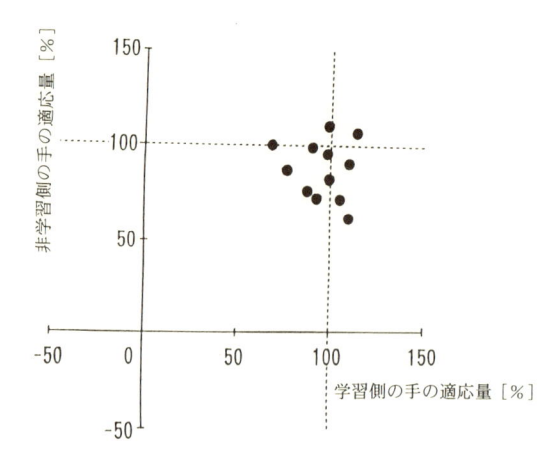

図 IV. 4. 10(a)　非トレーニング側の手の視覚目標に対する指示位置のシフト量

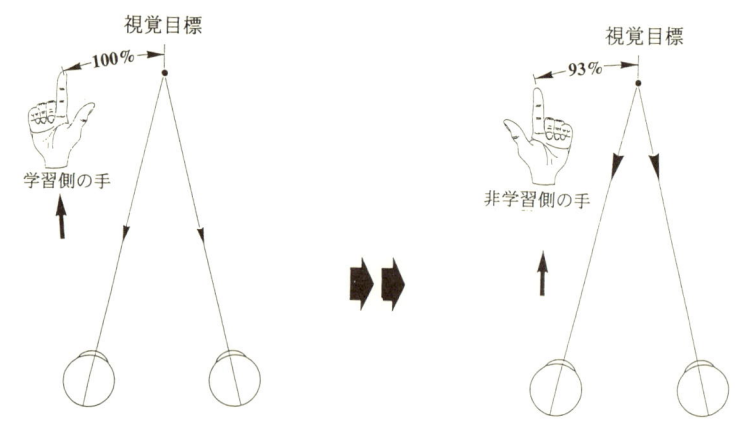

図 IV. 4. 10(b)　プリズム適応(眼⇒トレーニング側の手)の効果は非トレーニング側の眼⇒手の関係に 93％転移する

　プリズム適応が終わったのち，左手に逆方向のプリズム適応を学習させると，左手は右手から転移した効果を相殺して逆方向に適応が進行するのに対して，右手は最初のトレーニングの効果を消滅させていることがはっきりみられる．

　図 IV. 4. 10(a)にはトレーニングをした側の手のプリズム適応量に対する非トレーニング側の手へのプリズム適応の効果の転移量を 12 回の計測値について示したものである．図 IV. 4. 10(b)に示した通り平均してトレーニング側の手の 93％の転移がみられる．つまりプリズム適応の両手間転移はきわめて顕著に起こるといえる．

4.3.4. 実験からわかったこと

　眼・頭の系が知覚する視覚目標の空間的位置と，手動作系が指先で表現する空間的位置の対応関係を，プリズム適応により人為的にシフトした結果，そのシフト量を100％とすると，足には約80％，非トレーニング側の手には90％以上プリズム適応の効果が転移するのに対して手⇒足の系には何も影響が表れなかった．そして，興味深いことは，手⇒眼の注視動作においては，手と注視点のずれの方向はプリズム適応後の視覚目標と指示位置の関係と同じであるが，シフト量は約50％と明らかに小さいことである．

　このことは，眼と手の間に眼⇒手と手⇒眼の二つの異なる位置対応関係が同時に保持されていることを示す．このことは眼と手の関係に関して図 IV.4.4 の仮説 A ではなく仮説 B，つまり眼・頭の系と手の系はそれぞれ別々に位置情報の内部表現を有していることを示している．そしてプリズム適応によって変更を受けるのは，眼⇒手および手⇒眼の間に存在する神経回路の入出力特性と考えられる．従来プリズム適応により変化を受ける部分がどこであるかについていろいろの可能性が議論されているが，この実験に採用したプリズム適応の方法に対しては，眼・頭の系内，または手動作系内のみの変化を仮定したのでは，異なる二つの位置対応関係が共存することを説明できない．少なくとも両系の間の神経回路に変化の可能性を考えることが必要である．

　一方，両手間転移は90％以上ときわめて強い．日常両手の協調運動がきわめて頻繁に行われていることを反映しており，脳は右手と左手の運動系を同一ファミリーと認識しているためと考えられる．両手の体性感覚から獲得された位置情報は共通の領域に統一的に登録されている可能性が高い．

　足の系は両手間ほどではないものの，80％の転移は手との間の十分密接な関係を物語っている．足から獲得された位置情報は手の系とかなり重複する神経回路により内部表現されている可能性が大きい．

　以上の結果から各系の空間情報の内部表現は図 IV.4.11 に示すように視覚系と運動系で別れており，運動系内では共通部分が大きい構造と考えられる．

　眼⇒手および手⇒眼の系が100％と50％のシフトを示したことから，眼⇒手のプリズム適応のトレーニングの過程で手⇒眼の系の位置伝達特性が部分的に書き換えられる仕組みとして二つの可能性が考えられる．

　一つはプリズム適応の際プリズムを通して手を注視するわけであるから，眼⇒手および手⇒眼の回路の両方が用いられる可能性が考えられる．もう一つの

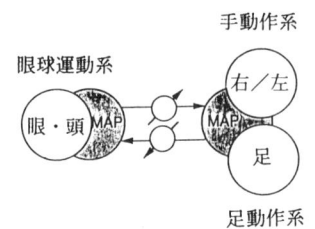

図 IV.4.11　プリズム適応の実験結果から推定される空間的位置情報の内部表現の形式

可能性は眼⇒手の回路の書き換えが起こるときに同時に手⇒眼の回路の書き換えも行う機構の存在が想定されることである．

　筆者はすでに述べた実験とは別に，プリズムを用いないで，プリズム適応とまったく同じ学習効果を生む"擬似プリズム適応"ともいえる方法を用いて，いずれの可能性が高いかを検討した．

　視覚目標から一定角度(8°)だけシフトした位置(正解の位置)を指示するようトレーニングを行う際，プリズムを介して自分の手を注視する方法の代わりに，指示動作中の指先の三次元位置を実時間計測し，指先が正解位置に近づくにつれて視覚目標の色を赤から青に連続的に変えて被験者に知らせるという方法(色のフィードバック)である．この方法によってもプリズム適応とまったく同じ現象をつくりだすことが可能である(上田ら，1991)．しかし，この方法では被験者はトレーニング中，自分の手指の位置を目視確認する機会はまったく与えられておらず，眼⇒手の回路のみが用いられたと考えられる．にもかかわらず，トレーニング後自分の手を注視する実験では，プリズム適応の場合と差異のないシフトがみられる．図 IV.4.6(a)に示した●印のデータは，色のフィードバックを用いた方法によるシフト量を示したものである．

　トレーニングに際して手⇒眼の回路をまったく用いなくても，手⇒眼の位置対応関係が約 50％変化することから，眼⇒手の回路の書き換えと同時に手⇒眼の回路の書き換えを行う機構の存在が推定される．

　眼・頭の系と手動作系が別々に位置の内部表現をもっていることは，システム構築の理論的な立場からも合理的と考えられる．生体の末梢器官の特性はすべて時間とともに変動する性質をもっているため，視覚・眼球運動系が獲得した位置の内部表現には，眼筋や眼球などの力学特性が陰に組み込まれている．眼球運動系内にはこのような特性の変化に対応するための適応機構が幾重にも存在することが知られている．自分の系の中では問題は起こらないが，他の

系,たとえば手動作系がその情報にアクセスしても,表現のもつ意味を正確に理解できないと考えられる.

したがって,それぞれの系が獲得した位置情報は系ごとに別個に表現・記憶し,他の系はその情報を読み出す適応機能のある回路をもつ構造の方が妥当と考えられる.　　　　　　　　　　　　　　　　　　　　　　　〔笠井　健〕

文　献

赤松幹之・笠井　健:生体における感覚情報の統合.日本ロボット学会誌, **12**: 656-663, 1994.

Andersen, R. and D. Zipser: The role of the posterior parietal cortex in coordinate transformations for visual-motor integration. *Can. J. Physiol. Pharmacol.*, **66**: 488-501, 1988.

Bloomberg, J., G. J. Melvill and B. Segal: Adaptive modification of vestibularly perceived rotation. *Exp. Brain Res.*, **84**: 47-56, 1991.

Blouin, J., J. Vercher, G. Gauthier and J. Paillard: Perception of passive wholebody rotations in the absence of neck and body proprioception. *J. Neurophysiol.*, **74**: 2216-2219, 1995.

Campos, E., C. Chiesi and R. Bolzani: Abnormal spatial localization in patients with herpes zoster ophthalmicus. *Arch. Ophthalmol.*, **104**: 1176-1177, 1986.

Capady, C. and J. Cooke: The effects of muscle vibration on the attainment of intended final position during voluntary human arm movements. *Exp. Brain Res.*, **42**: 228-230, 1981.

Colby, C.: Spatial representation in monkey parietal cortex. *Abstracts of Ninth Toyota Conference, Brain and Mind*, **10**, 1995.

Colby, C., J. Duhamel and M. Goldberg: The analysis of visual space by the lateral intraparietal area of the monkey: the role of extraretinal signals. Progress in Brain Research, Vol.95 (Hicks, T., S. Molotchnikoff and T. Ono eds.), pp.307-316, Elsevier Science Publishers, 1993.

Forget, R. and Y. Lamarre: Rapid elbow flexion in the absence of proprioceptive and cutaneous feedback. *Human Neurobiology*, **6**: 27-37, 1987.

Galletti, C., P. Battaglini and P. Fattori: Parietal neurons encoding spatial locations in craniotopic coodinates. *Exp. Brain Res.*, **96**: 221-229, 1993.

Gauthier, G., D. Nommay and J. Vercher: The role of ocular muscle proprioception in visual localization of targets. *Science*, **249**: 58-61, 1990.

Goffart, L. and D. Pelisson: Cerebellar contribution to the spatial encoding of orienting gaze shifts in the head-free cat. *J.·Neurophysiol.*, **72**: 547-550, 1994.

Goodwin, G., D. McCloskey and P. Matthews: Proprioceptive illusions induced by muscle vibration: contribution to perception by muscle spindles? *Science*, **175**: 1382-1384, 1972.

Guitton, D. and M. Volle: Gaze control in humans: eye-head coordination during orienting movements to within and beyond the oculomotor range. *J. Neurophysiol.*, **58**: 427-459, 1987.

Guthrie, B., J. Porter and D. Sparks: Collorary discharge provides accurate eye position information to the oculomotor system. *Science*, **221**: 1193-1195, 1983.

Hallet, P. E. and A. D. Lightstone: Saccadic eye movements towards stimuli triggered by prior saccades. *Vision Research*, **16** : 99-106, 1976.

樋口正浩・山崎興八州・笠井　健：時化矩形と運動系の3次元位置の対応付け（キャリブレーション機構）．電子情報通信学会技術研究報告，**MBE 86-82** : 33-39, 1987.

Inglis, J. and J. Frank : The effect of agonist/antagonist muscle vibration on human position sense. *Exp. Brain Res.*, **81** : 573-580, 1990.

Inglis, J., J. Frank and B. Inglis : The effect of muscle vibration on human position sense during movements controlled by lengthening muscle contraction. *Exp. Brain Res.*, **84** : 631-634, 1991.

Jeannerod, M. : Directional coding of reaching. The Neural and Behavioural Organization of Goal Directed Movements, pp. 132-170, Oxford Science Publications, 1988.

笠井　健：制御工学からみた運動．脳と運動(伊藤正男編)，pp. 52-82，平凡社，1983．

Kasai, T., S. Takeshita and H. Tukamoto : Perception of head rotation modified by VOR gain and its significance. Contemporary Ocular Motor and Vestibular Research (Fuchs, A., T. Brandt, U. Buttner and D. Zee eds.), pp. 360-362, Thieme Verlag, 1994.

Laurutis, V. and D. Robinson : The vestibuloocular reflex during human saccadic eye movements. *J. Physiol.*, **373** : 209-233, 1986.

Levine, D., K. Kaufman and J. Mohr : Inaccurate reaching associated with a superior parietal lobe tumor. *Neurology*, **28** : 556-561, 1978.

Lewis, R. and D. Zee : Abnormal spatial localization with trigeminal-oculomotor synkinesis., *Brain*, **116** : 1105-1118, 1993.

Lewis, R., D. Zee, B. Gaymard and B. Guthrie : Extraocular muscle proprioception functions in the control of ocular alignment and eye movement conjugacy. *J. Neurophysiol.*, **72** : 1028-1031, 1994.

McCloskey, D., M. Cross, R. Honner and E. Potter : Sensory effects of pulling or vibrating exposed tendons in man. *Brain*, **106** : 21-37, 1983.

Moberg, E. : The role of cutaneous afferents in position sense, kinesthesia and motor function of the hand. *Brain*, **106** : 1-19, 1983.

Pelisson, D., C. Prablanc and C. Urquizar : Vestibuloocular reflex inhibition and gaze saccade control characteristics during eye-head orientation in humans. *J. Neurophysiol.*, **59** : 997-1013, 1988.

Prablanc, C., J. F. Echallier, E. Comilis and M. Jeannerod : Optimal response of eye and hand motor systems in pointing at a visual target. I. Spatio-temporal characteristics fo eye and hand movements and their relationships when varying the mount of visual information. *Biological Cybernetics*, **35** : 113-124, 1979.

Prochazka, A, : Muscle spindle function during normal movement. Neurophysiology IV Vol. 25 (Porter, R. eds.), pp. 47-90, 1981.

Robinson, D. : Oculomotor control signals. Basic Mechanisms of Ocular Motility and Their Clinical Implications (Lennerstrand, G. and P. Bacha-y-Rita eds.), pp. 337-374, Pergamon Press, 1975.

Roll, R., J. Velay and P. Roll : Eye and neck proprioceptive messages contribute to the spatial coding of retinal input in visually oriented activities. *Exp. Brain Res.*, **85** : 423-431, 1991.

Ruskell, G. : The fine structure of human extraocular muscle spindles and their potential proprioceptive capacity. *J. Anatomy*, **167** : 199-214, 1989.

Sitting, A., J. Denier van der Gon and C. Gielen : The contribution of afferent information on position and velocity to the control of slow and fast human forearm movements.

Exp. Brain Res., **67** : 33-40, 1987.

Steinbach, M. and D. Smith : Spatial localizatio after strabismus surgery : Evidence for inflow. *Science*, **213** : 1407-1409, 1981.

Taylor, J. and D. McCloskey : Illusions of head and visual target displacement induced by vibration of neck muscles. *Brain*, **114** : 755-759, 1991.

上田恭司・上田晃司・笠井　健：位置情報を音または色に変換して与えるプリズム適応．第7回生体生理工学シンポジウム論文集，323-328, 1991.

上田恭司・植村　圭・笠井　健：目の協調動作の適応機構の解析．第6回生体生理工学シンポジウム論文集，133-136, 1990.

Zee, D., L. Optican, J. Cook, D. Robinson and W. Engel : Slow saccades in spinocerebellar degeneration. *Arch. Neurol.*, **33** : 243-251, 1976.

索　引

ア 行

Actor　252
Actor-Critic アーキテクチャー　252
IP　81
IPSP　77
アトラクタ　56
甘利-ホップフィールドモデル　125
アラキドン酸　76
アンサンブル表現説　1
アンチセンスオリゴヌクレオチド　82

EPSP　75
イオノトロピック受容体　80
一次運動野　234
一酸化窒素　76
一致性　119
　　——の検出器　109
一般化線形モデル　265
イノシトールホスフェート　81
異名シナプス LTP　119
色&動き go/no-go ニューロン　27
色円柱　100
色 go/no-go ニューロン　27
色のフィードバック　294
陰影からの立体視　217

インテグレータ　135
ウィスコンシン-カードソーティングテスト　31
動き go/no-go ニューロン　27
腕の剛性　261
運動学習　82
運動規範　266
運動失調　82
運動指令生成　267
運動指令変化最小モデル　269
運動前野　27,229,239
運動のイメージング　235
運動のプラン　230
運動のメンタルイマジェリー　235
運動立体視　213

AIC　41
Ames の台形窓　214
AMPA 型受容体　75
LTD　73,257
LTP　73,111,257
MDS　196,202,207
MPTP　254
MT 野　24
NIC　41
NMDA 型受容体　74
エネルギー　56
　　——の地形　59

　　——の溝　60
遠心性コピー　278

オシレーション　183
おばあさん(認知)細胞説　1,4
オプティカルイメージング法　113

カ 行

階層性　28
階層的な処理　141
外側膝状体　93
海馬　67,74,111
灰白質　152
海馬 CA1　111
海馬体　11
外部空間　266
開ループ　285
回路自体の動的な変化　7
カオス　124
カオスニューラルネットワーク　128
カオスニューロンモデル　127
顔の類似性　202
下オリーブ核　77
過学習　2,42
学習　24,37,242
学習信号　57
確率降下学習法　52
確率尤度　39

索引

隠れ素子　142
重ね合わせの原理　125
加算平均ヒストグラム　5
仮想軌道計画器　262
仮想軌道制御仮説　261
仮想線　200
下側頭回　24,27
下側頭葉　195,206
下側頭連合野　144
可塑性の時間窓　265
活動スポット　162
感覚種特異性　98
関節物体　214
間接路　244
眼優位円柱　100

記憶　170,179,190
記憶原理　55
記憶情報処理　9
記憶の書き込み機能　111
軌道生成　267
軌道の曲率　267
キネマティック変換実験　267
機能地図　3
機能的結合　109
機能的コラム　141
機能的シナプス結合　12
逆誤差伝幡法　41
逆ダイナミクス解析　264
逆変換　141,170,179
逆モデル　264.
逆行性メッセンジャー　76
弓状溝　24,27
強化学習　250,252
強化信号　252
教師つき学習　251
協調活動　115
共培養標本　96
局所神経回路　156
巨大ニューロン　7
筋腱複合体　278

Critic　252
空間座標系　283
空間選択性　28
空間的位置情報　277
空間的一致性　116,120
空間の内部表現　277
空間文脈構造　111
組合せ爆発の問題　6
グルタミン酸　74
グローバルな特徴　197,204
訓練誤差　37
訓練用データ　38

経験 Bayes　41
形式ニューロンモデル　125
ゲイズフィードバック　284

go/no-go 課題　22
go/no-go ニューロン　23
コインシデンスディテクタ　135
光学的記録法　103
高次運動野　66
高次運動領野　228
高次視覚野　144
後天説　90
恒等写像　198
後頭頂連合野　232
行動の意味　21,22
興奮性　243
興奮性シナプス後電位　75
交連性求心線　97
黒質線条体ドーパミン系　250
固執傾向　31
コーディング　55
コバリアンス学習　59,71,101
コバリアンス可塑性　71
コラム　155
コラム構造　144,152,164
コラム配列　164
コリログラム　12
コロラリ放電仮説　21

混同行列　200
混同率　196

サ　行

差異コリログラム　12
最小記述長原理　41
最適化原理　260
最適刺激　146
細胞系譜解析　92
細胞集成体　7
最尤推定量　39
作業(作動)記憶　10
作業記憶仮説　21,31
サッカード　277
座標変換　267
サブプレートニューロン　99
サブモダリティー　27
参照記憶　10
2/3 乗則　272

θ リズム　112
C キナーゼ　84
CA 1　11
CA 3　11
G 蛋白　80
GABAa 抑制　103
Georgopoulos の方法　207
視覚運動変換　263
視覚単純弁別課題　15
視覚的物体認識　144
視覚二次野　24
視覚の結び付け問題　269
視覚モジュール　30
時間振幅波形弁別器　11
時間相関パターン　112
時間的加重　75
時間的文脈　10
時間履歴　115,119
時空間学習則　120
軸索側枝　167
軸索端末　158
時系列パターン　55

索　引

刺激選択性　145, 152
刺激の大きさ変化　149, 151
刺激の回転　149
次元削減　196
自己意識　272
自己受容器　278
自己相関　183
自己組織化　71, 101
視床-体性感覚野切片標本　104
耳石器官　279
事前分布　48
視知覚　170
視聴覚複合弁別課題　15
シナプス　5
シナプス効率　33
自発性運動　233
自発発火　5
しゃへい　218
集団的かつ協調的符号化　6
集中実現　223
主観的輪郭　218
縮小推定量　49
主溝　24, 27
主成分分析　142, 201, 204
受容野　149
順逆変換　194
順行性結合　158
順変換　141
順モデル　262
条件性弁別課題　33
条件づき変分問題　217
条件づけ　256
条件づけ学習　254
上側頭溝　187
小脳　77
小脳フィードバック誤差学習モデル　265
情報圧縮　210
情報表現　3, 55
　──の変換　67
シリアル仮説　236
神経回路　213
神経回路モデル　54

神経細胞集団のダイナミクス　108
ジーンターゲッティング　76
心理的距離　196

striosomes　245
スキル学習　242
砂時計型ニューラルネット　198
スパースコーディング　8, 61, 62
スパースコーディング仮説　1
スパース表現説　1

正則化項　41
正則化理論　48, 217
セルアセンブリ　7
漸近解析　50
線形ニューロン　38
宣言的記憶　10, 73
先行効果　220
前向性健忘　74
潜時　28
選択性指数　174
選択的注意課題　25
前庭代償　82
先天説　90
前頭眼窩回　187
前頭眼野　239
前頭前野　21, 27, 232
前頭頂連合野　232
前頭葉症候群　31
前補足運動野　229, 236

相互相関解析法　12
層状構造　90
層特異的神経結合　91
双方向性計算理論　260
双方向性結合　210
側頭極　171
側頭葉　171
側頭連合野　66

タ　行

対応決定問題　217
帯状回　234
苔状線維　77
帯状皮質運動野　229
体性感覚野　103
ダイナミカルセルアセンブリー　136
ダイナミクス　56
ダイナミック変換実験下　267
大脳基底核　67, 242
大脳辺縁系　233
多義性　217
多次元尺度構成法　196, 202
多シナプス性電流　96
多層パーセプトロン　37
脱抑制　244
単一ニューロン仮説　142, 178
単一ニューロン活動　4
単一ニューロン主義　4
単シナプス性電流　96
単純型細胞　200

遅延非見本合わせ課題　171
知覚　190
知覚情報表現　18
注意の障害　31
柱状構造　90
聴覚単純弁別課題　15
聴覚(側頭)皮質　11
長期増強　73, 74, 111
長期抑圧　73, 77
超精緻知覚　164
直接路　243
陳述記憶　67, 242

追従眼球運動　263

$\delta 2$サブユニット　81
DG　11
DiI　94

索引

TE野 144, 171, 179
temporal difference 252
temporal difference学習則 253
TEO野 144, 155, 179
TG野 171
適応運動学習 242
適応制御 254
手順記憶 247
データ圧縮 210
手続き記憶 67, 73, 242
電位感受性色素 103
電流源密度解析 94

透過率 219
同期 186
動機づけ 250
到達運動 239
頭頂葉 24, 27
頭頂連合野 281
動的細胞集合体 110
動的神経回路 6
動的神経結合 2
透明視 219
同名シナプスLTP 118
特異刺激特徴 146
特徴空間 164, 196
特徴量 196
登上線維 77
途中停止 41

ナ 行

内部空間 266
内部モデル 260
内部モデル仮説 272

ニューラルネット 198
ニューロン群仮説 142, 178
ニューロンの重複 7
認識細胞説 4
認知 174, 178

脳切片標本 94

ハ 行

背外側部 24, 27
背側運動前野 232
ハイパーコラム 200
場所符号化 266
バースト現象 112
発火頻度符合化 266
ハーネシング 131
パラレル仮説 236
バレル構造 103
汎化 2
汎化誤差 37
汎化特性 263
半規管 279
反応選択性 1

PET 33
PHA-L 158
光計測法 160
微小電極 4
非線形システム 124
非線形ダイナミクス 124
非単調入出力特性 58
非同期シナプスの競合 102
非同期的分散表現 55
表面反射率 219

Fisher情報行列 40
V2野 158
V4野 155
VOR 280
フィードバック 31
フィードフォワード制御 261
不応性 127
不完全な選択性 186
複雑型細胞 200
複雑系 124
複雑スパイク 264
複数音源の方位 220
腹側運動前野 232

腹側視覚路 145
物体の表現 221
物体の表現理論 143
部分的かつ適度な重複 8
フーリエ表現素 146
プリズム適応 286
不良設定 45
プルキンエ細胞 77
分散表現 56, 223
文脈依存性 110
文脈構造 110

Bayes統計 41
Hebb則 7
平行線維 77
並列分散処理 7
ヘモグロビン 160
扁桃核 187

方位円柱 100
方位選択性 100
補足運動野 229
補足眼野 238

マ 行

matrix 245
マイクロドライブ 11
膜電位変化 5

水迷路学習 76
ミニコラム 167

メタボトロピック受容体 80

網膜誤差信号 254
網膜座標系 281
網膜部位対応 101
モジュール 155
モジュール構造 247
モデル選択 39

ヤ 行

ユニットの非単調特性 62

要素還元論 125
予期的応答 32
抑制 243
抑制性シナプス後電位 77

ラ 行

ランダムドット 25
ランダムドットパターン 200

力場 262
リーチング 277
両眼視野闘争 217
両眼融合視 217
両眼立体視 143, 214
量作用説 7
両手間転移 292
両耳立体聴 220
領野特異性 98
リン酸化 84

類似度 196

レティナルスリップ 265
連合LTP 115
連合性入力 256
連合的意味 22
連想記憶 65, 126

locally weighted linear regression model 266
ロボット実験 273

Memo

Memo

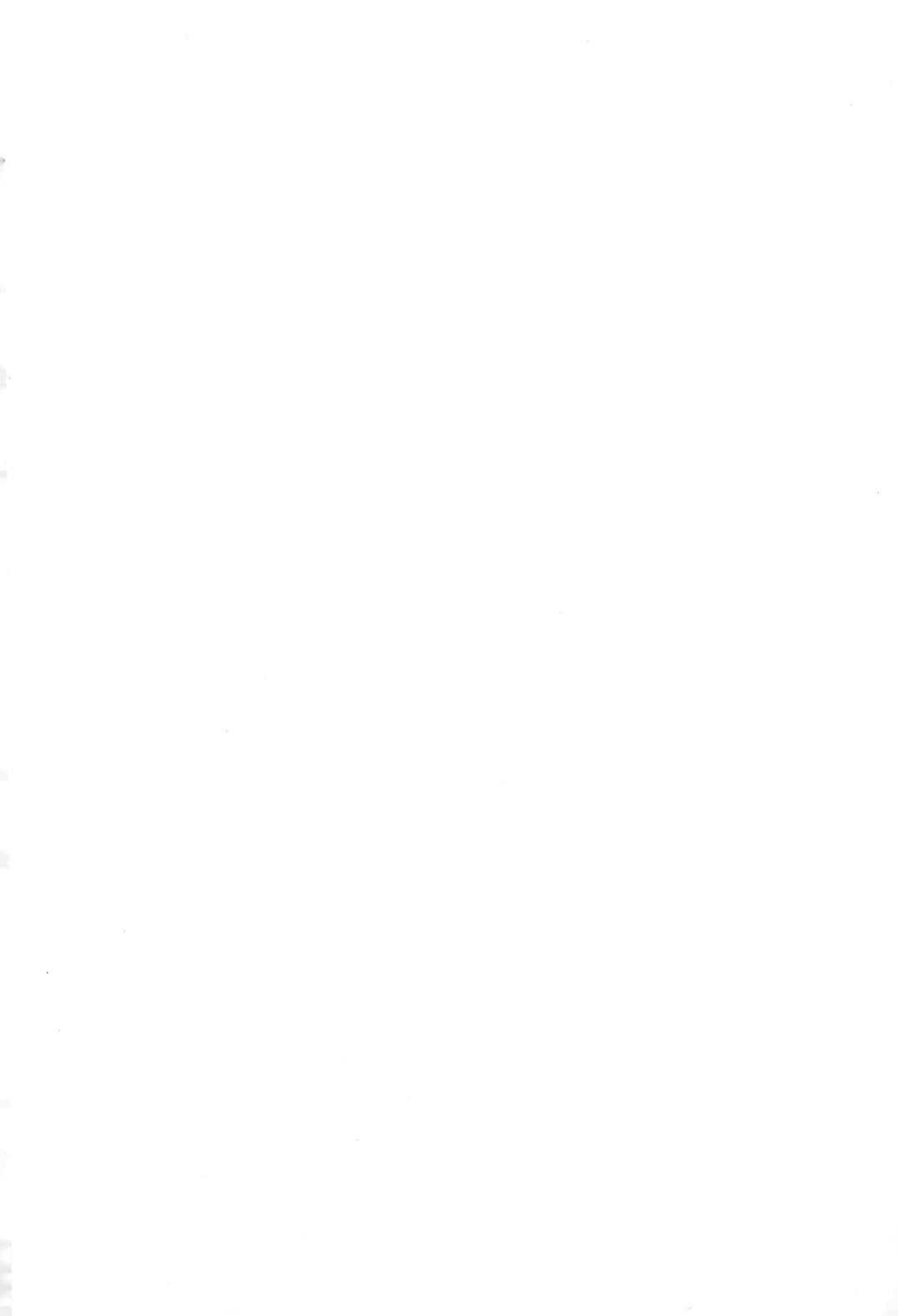